UMA MULHER EXTRAORDINÁRIA

UMA MULHER EXTRAORDINÁRIA

A PARTEIRA QUE CONSTRUIU
UM HOSPITAL E MUDOU O MUNDO

Edna Adan Ismail
com Wendy Holden
e participação de Lee Cassanelli

Tradução: Claudio Carina

GLOBOLIVROS

Copyright © 2021 by Editora Globo S.A. para a presente edição

Copyright © 2019 by Edna Adan Ismail e Wendy Holden

Todos os direitos reservados. Nenhuma parte desta edição pode ser utilizada ou reproduzida — em qualquer meio ou forma, seja mecânico ou eletrônico, fotocópia, gravação etc. — nem apropriada ou estocada em sistema de banco de dados sem a expressa autorização da editora.

Texto fixado conforme as regras do Acordo Ortográfico da Língua Portuguesa (Decreto Legislativo nº 54, de 1995).

Editora responsável: Amanda Orlando
Assistente editorial: Isis Batista
Preparação: Denise Schittine
Revisão: Carolina Rodrigues, Mariana Donner e Aline Canejo
Diagramação: Equatorium Design
Capa: Renata Zucchini

CIP-BRASIL. CATALOGAÇÃO NA PUBLICAÇÃO
SINDICATO NACIONAL DOS EDITORES DE LIVROS, RJ

I81m

Ismail, Edna Adan, 1937-
    Uma mulher extraordinária : a parteira que construiu um hospital e mudou o mundo / Edna Adan Ismail, Wendy Holden ; participação Lee Cassanelli ; tradução Cláudio Carina. - 1. ed. - Rio de Janeiro : Globo Livros, 2021.
    304 p.

    Tradução de: A woman of firsts : the true history of midwife who built a hospitaland changed the world
    ISBN 9786586047493

    1. Ismail, Edna Adan, 1937-. 2. Parteiras - Somália - Biografia. 3. Ministras - Somália - Biografia. I. Holden, Wendy. II. Cassanelli, Lee. III. Carina, Cláudio. III. Título.

21-70168   CDD: 926.182
                                                     CDU: 929:614.253.5

Meri Gleice Rodrigues de Souza - Bibliotecária - CRB-7/6439
05/04/2021   07/04/2021

1ª edição, 2021

Direitos exclusivos de edição em língua portuguesa para o Brasil adquiridos por Editora Globo S.A.
Rua Marquês de Pombal, 25 — 20230-240 — Rio de Janeiro — RJ
www.globolivros.com.br

Este livro é dedicado ao meu pai, Adan Ismail, e a todos aqueles que, como ele, dedicaram a vida a cuidar dos outros com humanidade, compaixão e bondade.

Estas memórias são baseadas nas minhas lembranças de acontecimentos que podem não ser como outros os relatam. Quando as conversas não puderam ser recordadas com precisão, eu as recriei o melhor que pude. Quaisquer erros são por minha conta.

As fronteiras da Somalilândia

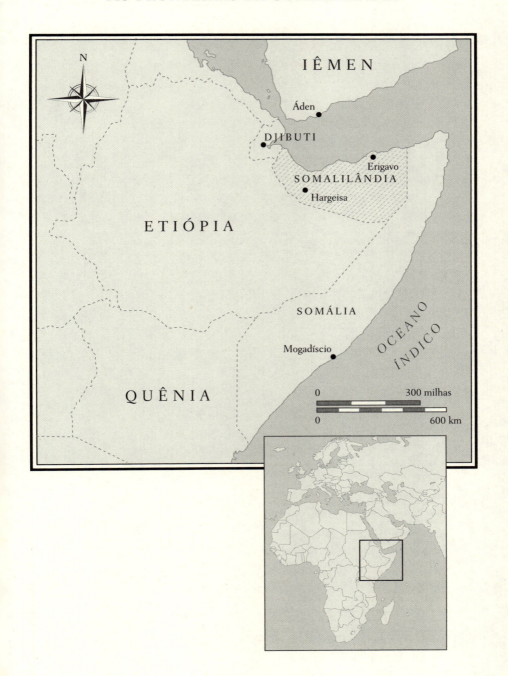

Prólogo

Mogadíscio, Somália, 1975

— Venha comigo — falei para o diretor militar do Hospital Medina segundos depois de invadir seu escritório sem avisar. — Eu preciso que você mate um bebê.

Sentado à mesa, com o cordão dourado e as divisas nas dragonas do uniforme, o coronel olhou para mim horrorizado.

— O quê?

Ao avistar uma arma em cima da mesa, peguei-a e acenei para ele:

— Essa é a sua pistola? Posso supor que está carregada?

— Está, Edna. — Ele vacilou, o tenente sacou sua arma e deu um passo à frente para protegê-lo. — M-mas...

— Então pegue essa arma e venha comigo até a maternidade para matar um bebê prematuro — falei. — Não é para isso que você porta uma arma...? Para matar pessoas?

— Não estou entendendo — respondeu o coronel, com as mãos voltadas para cima.

Apoiei-me na mesa e mirei diretamente nos olhos dele.

— Então eu vou explicar. Estou há três dias sem dormir. Cuidando de um bebê prematuro na única incubadora que tenho, presente de um generoso paciente. Estou alimentando essa criancinha com uma pipeta. Ela é uma lutadora e está tentando continuar viva, mas o oxigênio da incubadora está acabando. Mandei uma enfermeira falar com você duas vezes hoje para pedir um cilindro de reposição. Meia hora atrás, o cilindro foi devolvido vazio com um recado dizendo que estamos usando muito oxigênio e deixando o hospital no vermelho.

Fiz uma pausa enquanto ele se remexia na cadeira.

— Quando o oxigênio acabar, daqui a menos de uma hora, aquele bebê com menos de um quilo vai começar a ofegar agonizante até o último alento e eu vou ficar assistindo a isso impotente ao lado da mãe dele. — continuei. — Se você está realmente querendo matar esse bebê, devo insistir que venha comigo e acabe logo com isso. Depois você pode mostrar ao mundo todo o quanto é corajoso.

A expressão do coronel se crispou. Ele não se mexeu nem falou nada. Furiosa, peguei o documento que ele estava lendo e escrevi no verso a seguinte promessa: "Se não receber oxigênio nos próximos quinze minutos, e em todas as outras vezes que pedir depois disso, eu, Edna Adan Ismail, declaro que não assumirei mais a responsabilidade pelos pacientes sob meus cuidados neste hospital". Assinei e datei a declaração e, antes que alguém pudesse me impedir, peguei um frasco de supercola e despejei um bocado no pedaço de papel e o grudei com firmeza na porta ao sair.

Ainda transtornada, voltei o mais rápido que pude no meu pequeno Fiat para a maternidade, que ficava do outro lado do grande complexo do hospital. O lugar tinha sido construído pelos italianos quando meu ex-marido, Mohamed Egal, era primeiro-ministro. Eu participei da cerimônia da inauguração como primeira-dama. Ainda havia fotos minhas penduradas nas paredes. Mas, desde 1972, sou uma mera funcionária — chefe da maternidade. Até hoje, quando estava prestes a pedir demissão por causa de um bebê prematuro.

Àquela altura eu não pensava muito nas consequências. Estava cansada demais para me preocupar. Esvaziei minha mesa e saí. Afinal de contas, o que mais o regime poderia fazer comigo? Eles já tinham ficado com minha casa e meus pertences; tinham acabado com meu casamento; tinham me prendido, me assediado e interrogado a mim e ao meu marido. Tinham até matado meu adorado guepardo. Minha única preocupação era com a menina de três dias de idade lutando pela vida numa incubadora.

Corri até a ala onde a mãe do bebê esperava ansiosamente por notícias.

— Eles vão mandar mais oxigênio? — perguntou ela, com as mãos numa atitude suplicante.

Dei de ombros.

— Sinceramente, não sei, mas vamos nos preparar para levar seu bebê ao Hospital Martini, só por precaução. Os médicos de lá não vão deixar sua filha morrer.

Antes que pudéssemos desligar a máquina e enrolar o bebê em uma máquina de oxigênio portátil, um soldado sem fôlego apareceu trazendo o cilindro que eu havia requisitado.

— O diretor me mandou aqui — explicou, enxugando o suor da testa enquanto punha o pesado cilindro no chão.

— Já estava na hora — falei, apontando o local para onde devia rolar o cilindro e ligá-lo à máquina. — Pode dizer a ele para nunca, nunca mais me recusar uma coisa dessas. Esse oxigênio não é para mim, é para um bebezinho doente, e eu nunca mais quero discutir por causa disso.

O soldado concordou em levar minha mensagem, mas continuou por perto, encabulado.

— O que foi?

— O diretor me pediu pra dizer uma última coisa — acrescentou, parecendo prestes a sair correndo. — Ele disse para você prometer que, da próxima vez, não vai usar supercola.

Virando o rosto para não mostrar que eu estava sorrindo, aquiesci e fiz sinal para ele ir embora.

Erigavo, Somalilândia Britânica, 1950

Foi há 25 anos, no Ano da Poeira Vermelha, conhecida como *Siigacaase*, que meu caminho para a enfermagem se abriu de verdade pela primeira vez. Mais uma vez as chuvas de abril da nossa região da África não caíram e os ventos do deserto tinham ressecado a terra, transformando-a numa poeira fuliginosa quente e sufocante. Estávamos bem acostumados com a estação seca, ou *jiilal*, todos os anos, de dezembro a março; era um período de sede e sofrimento. Porém, naquela que foi nossa pior seca em anos, mais de 70% do gado havia morrido, e nosso povo nômade não tinha um tostão e passava fome.

Eu ia fazer treze anos naquele outono, mas, mesmo tão nova, vi por mim mesma o que a fome e a desnutrição causavam ao corpo humano. Sendo a filha mais velha de Adan Ismail — o médico somali mais antigo do país e chamado Pai da Saúde —, eu o acompanhei todos os dias daquele longo e quente verão até o hospital com quarenta leitos onde ele trabalhava incansavelmente para tratar as pessoas e tentar salvar vidas. Seguia-o horas a fio em suas visitas, recebendo instruções para alimentar uma criança fraca ou verificar se o soro de um paciente idoso havia sido trocado. Cortava velhos lençóis para fazer ataduras, lavava seringas e esterilizava instrumentos que já estavam havia muito tempo sem fio. Embora a cidade de Erigavo fosse a capital da região de Sanaag e parte do Protetorado da Somalilândia Britânica, o lugar ficava — como meu pai dizia — "muito longe da panela", fato que se traduzia em suprimentos limitados e pouco apoio das autoridades sediadas em Hargeisa.

Como encarregado dos serviços de saúde de toda a região, muitas vezes meu pai precisava sair da cidade e percorrer longas distâncias sozinho na ambulância do outrora Exército Britânico de Bedford para atender famílias desamparadas nos campos de refugiados. Quando precisava se ausentar, ele não tinha escolha a não ser confiar o funcionamento do hospital a auxiliares semianalfabetos, dos quais só alguns eram qualificados. Temendo pelos pacientes, ele me pedia para supervisioná-los até seu retorno. Eu ainda era criança, mas os hospitais onde ele trabalhava sempre foram meu parquinho e eu sabia o que fazer. Sempre que estava fora, ele me deixava pequenas anotações dizendo o que fazer para eu não esquecer. "Não se esqueça de tirar o cateter daquele paciente amanhã, Shukri", dizia, usando o nome com que só ele me chamava. Ou recomendava: "Os pontos daquela mãe precisam ser retirados na segunda-feira... E não se esqueça de trocar as ataduras daquela criança com queimaduras na Ala 3".

Conhecido por todos como Adan Dhakhtar, meu pai recebeu treinamento como médico-assistente com os britânicos na Colônia da Coroa de Áden, antes da Segunda Guerra Mundial, e depois na Inglaterra. Sua esperança era se formar para ser médico, mas alguém como ele jamais conseguiria um diploma, pois levaria muito tempo e custaria muito dinheiro aos contribuintes britânicos. Por isso ele foi mandado de volta ao seu país para assumir todas as responsabilidades de um médico (ganhando apenas uma fração do salário) em uma série de cargos em várias cidades, que em geral duravam apenas dois anos, antes de ser transferido para uma nova casa e um novo hospital para tratar de outros pacientes. Em cada nova cidade, esperava-se que ele fizesse tudo isso sete dias por semana, administrando todo um complexo hospitalar numa função definida como "médico auxiliar".

Muito mais respeitado e versátil que qualquer médico britânico, meu pai tratava todos os pacientes que precisassem dele — sem se importar se eram pobres, sujos, malcheirosos ou com o quanto estavam doentes — com o máximo de dignidade e respeito. Lembro-me de uma vez ter sido recrutada por ele para segurar uma bacia perto do rosto de um velho com cara de falcão com um abscesso na mandíbula. O paciente era idoso e sujo, e meu nojo do pus lancetado pelo meu pai deve ter transparecido na minha expressão, pois, assim que o idoso foi limpo e saiu da sala, meu pai fechou a porta e se virou para mim.

— Nunca mais faça essa cara feia para um paciente meu! — falou, com os olhos brilhando. — Se não consegue ser mais respeitosa, fique longe deste hospital.

A reprimenda me marcou por toda a vida e foi minha primeira lição importante de enfermagem. Foi então que me apaixonei pela medicina. Aquele nômade velho e sujo era mais precioso para o Doutor Adan que eu, sua filha mais velha. Até hoje, quando vejo alguma coisa malcheirosa, nojenta ou purgando, faço questão de mergulhar as duas mãos. É minha maneira de ensinar às minhas alunas que uma enfermeira tem de fazer tudo o que for preciso e tratar todos com respeito e carinho.

Meu pai trabalhava sete dias por semana, 365 dias por ano, e adorava cada minuto. Adan Ismail era o meu herói. E ainda é. Eu nunca serei tão compassiva quanto ele. Nunca serei tão delicada e generosa quanto ele era com seu tempo, suas emoções e seu carinho. Meu pai era um homem muito bom. Sofria todos os dias com a crônica falta de fundos e suprimentos, muitos dos quais ele acabava pagando do próprio bolso. Mesmo assim, vestia o uniforme todos os dias e trabalhava com um sorriso no rosto. Minha mãe costumava chamá-lo de "o homem das mãos furadas", porque o dinheiro passava através delas, geralmente usado com seu hospital ou seus pacientes. Todos os dias ele dizia: "Se eu tivesse mais remédios" ou "Como eu gostaria de ter um esterilizador melhor". Ele teria comprado essas coisas com o maior prazer, mas elas não estavam disponíveis na nossa parte esquecida da África. Ele vivia me pedindo para lavar uma tesoura ou algum outro instrumento, por não haver o suficiente e pela qualidade ser muito ruim.

— Não esses — dizia delicadamente. — Esses não cortam bem. Pegue aqueles ali.

Eu gostaria de poder comprar uma grande bandeja de tesouras afiadas, uma caixa de bisturis novos reluzentes ou um fórceps que funcionasse melhor.

Ver meu pai lidar com esses desafios todos os dias plantou uma semente fértil na minha cabeça: um pensamento fantástico para qualquer garotinha, mas principalmente para uma crescendo num país em desenvolvimento. Não consigo me lembrar do momento exato em que decidi que um dia iria construir um hospital para ele, mas sei que tinha uma noção muito clara sobre como seria administrado. Minha única imagem da parte externa era que seria grande e branca, mas nunca desenhei uma maquete nem fiz uma planta. Meu sonho tinha muito mais a ver com ser o lugar certo — um novo centro médico perfeito que deixasse meu pai orgulhoso. Na minha cabeça seria muito bem equipado, com os instrumentos e a equipe bem treinada de que ele precisava. Um lugar no qual ele ficaria encantado em trabalhar. E onde eu me sentiria feliz em trabalhar com ele.

Em 1950, minha fantasia era pouco mais que o desejo de uma criança de agradar seu querido pai. Estava longe de ser realista num país muçulmano que sequer permitia a escolarização feminina. Não havia educação para meninas, pois não era desejável que nos atrevêssemos a ter opiniões ou — pior ainda — que as expressássemos. De qualquer forma, fazia pouco sentido quando o esperado era que todas as mulheres somalis fossem esposas e mães obedientes, vinculadas por tradições sociais arcaicas e por práticas tradicionais prejudiciais. Meu pai nunca me viu desse jeito. Eu era sua adorada Shukri, sua primeira filha e, entre cinco filhos, um dos três que sobreviveu. Ele me chamava de "menina dos olhos" e me incentivou a ler em inglês desde pequena. Foi ele quem deu um jeito de me fazer estudar numa escola da Somalilândia Francesa, convencido de que eu deveria ter as mesmas oportunidades que ele quando criança. Assim como eu, sonhava que um dia eu estudaria enfermagem e o ajudaria a prestar o tipo de assistência médica que ele desejava oferecer para as pessoas que amava. Meu pai queria que eu fosse o melhor que pudesse ser.

Se realizasse esse desejo, que presente melhor eu poderia dar a ele do que seu próprio hospital? Como conseguiria fazer isso, eu ainda não sabia. Não fazia ideia de quanto dinheiro precisaria. Nenhum de nós sabia que, em breve, nosso país seria devastado pela turbulência política e por uma guerra civil. Nunca poderíamos ter previsto o sofrimento. Aos doze anos, eu só sabia que um dia o nome do meu pai seria visto por todos na fachada de um grande hospital branco construído em sua homenagem. Nem contei a ele meu plano secreto. Mas a ideia brotou na minha cabeça jovem, muito clara, infalível e luminosa. Alojou-se no meu subconsciente como uma planta com gavinhas fortes e ali permaneceu por mais de cinquenta anos, até eu finalmente ter tempo e recursos para fazer algo a respeito. Esta é a história de como fiz isso acontecer, desafiando probabilidades intransponíveis.

1

Hargeisa, Protetorado da Somalilândia Britânica, 1937

SETE DIAS DEPOIS QUE EU NASCI, às 21 horas do dia 8 de setembro de 1937, após um parto longo e difícil, meu pai me deu o nome de Shukri, que significa "obrigado". Isso por eu ter sido considerada um milagre, depois de dois anos de infertilidade da minha mãe.

A única razão pela qual eu sei a data do meu nascimento é por ter vindo ao mundo num hospital em Hargeisa, diferentemente da maioria dos nascidos na Somalilândia. Nós não registrávamos os aniversários da mesma forma que os ocidentais, pois não tínhamos uma língua escrita, poucas pessoas sabiam ler e ninguém sabia o que era um calendário. Muitos da minha idade não sabem quando nasceram e dizem simplesmente "no tempo das inundações severas", ou "no mês antes da longa seca". A idade era contada pelas estações das chuvas, que são duas; portanto, dizia-se que uma criança que tivesse visto duas chuvas tinha dois anos, quando na verdade só tinha um.

Fui um bebê grande e saudável, embora tivesse duas cicatrizes na cabeça, causadas pelo fórceps usado pelo obstetra inglês que fez o meu parto. Talvez o milagre da minha sobrevivência num país onde a mortalidade infantil ainda seja a quarta mais alta do mundo seja a razão pela qual tenha me tornado uma criança tão obstinada e uma adulta teimosa — o que muitos confirmam. Com 94 bebês mortos para cada mil nascimentos na Somalilândia (em comparação a quatro ou cinco no Reino Unido e nos EUA), o costume é que os recém-nascidos não tenham nomes até completarem uma semana de vida, por medo de os pais se apegarem muito emocionalmente.

Na minha cerimônia de nomeação, em 15 de setembro, minha mãe, Marian, uma somali criada como católica, me chamou de Edna em homenagem a uma amiga grega que insistiu em que eu tivesse o nome dela se fosse menina. Foi um nome que meu pai nunca usou. Meu nascimento encerrou o que minha mãe temia ser uma maldição para ela desde que se casara com meu pai, dois anos antes. Muita gente que gostava de meu pai desaprovou o casamento, achando que ele deveria ter escolhido uma esposa muçulmana. Essa visão só se manteve até minha mãe ter um filho, pois em nossa cultura o normal é as esposas concebem imediatamente. Se isso não acontece, em geral atribui-se o fato a "mau-olhado" ou a algum outro espírito maligno, e Alá é invocado. Mas, quando minha mãe afinal engravidou de mim, considerou-se que o mau-olhado dera uma piscada.

Meu pai tinha mais de 1,80 metro de altura e era carismático, generoso, fluente em várias línguas e o melhor médico e comunicador que conheci. Para ele, ensinar as pessoas sobre cuidados com a saúde não era só um dever, mas também um prazer, e ele se dedicava de corpo e alma à formação de qualquer um que conhecesse. Uma de suas expressões favoritas era: "Se você não consegue fazer com o coração, suas mãos nunca vão aprender".

O pai dele, Ismail Guleed, era quase uma lenda na Somalilândia. Comerciante bem-sucedido, de cabelos prateados e oriundo do nobre clã Arap Isaaq de guerreiros nômades e pastores de camelos, era conhecido como Ismail *Gaado Cadde*, que significa "Peito Branco", uma referência aos pelos brancos do seu peito que escapavam da túnica. No meu país, a riqueza é medida em camelos — uma fêmea e sua prole podem custar mil libras na moeda atual —, e meu avô exportava grandes manadas de camelos. Rico e independente, contratou os tradicionais barcos *dhow* para transportar mercadorias destinadas à Etiópia e manter seu lucrativo contrato de fornecimento de gado, lenha e manteiga líquida para a guarnição britânica da Colônia de Áden, a sessenta quilômetros do golfo de Áden — a porta de entrada para o mar Vermelho.

Meu avô Ismail, naturalmente, esperava que seus dois filhos — meu tio Mohamed e meu pai, Adan, nascido em 1906 — o ajudassem a administrar seus negócios. Ele se mudou para Áden com a esposa, Baada, quando os filhos chegaram à idade escolar, especificamente para estudarem na St. Joseph's, uma escola missionária católica romana e o único lugar na região em que poderiam aprender a ler e escrever em inglês. Mal sabia que meu tio Mohamed embarcaria aos dezesseis anos num navio com destino ao oceano Índico para se tornar marinheiro mercante pelo resto da vida, enquanto meu pai optaria pela medicina. Infelizmente, meu avô morreu com pouco mais de sessenta anos, e eu nunca o conheci. Após sua morte, papai tentou manter os negócios da família em andamento, mas ficou muito difícil administrar tudo aquilo junto com as obrigações médicas.

Eu queria muito ter perguntado ao meu pai o que o fez decidir estudar medicina, pois era realmente uma vocação, algo a que ele dedicou toda a sua vida. Talvez tenha havido algum incidente que o inspirou. Até onde sei, nunca esteve doente, mas tinha várias cicatrizes nas pernas de quando jogava hóquei e futebol, então talvez tenha sido assim que encontrou o milagre da medicina.

Minhas primeiras lembranças de infância são dos rostos das minhas avós, imagens fugidias dos seus radiantes sorrisos. Talvez essas mulheres tenham sido a maior influência na minha família mais próxima, embora os homens do nosso grande clã sempre tenham exercido maior controle. Assim como qualquer outra garota somali, eu tive uma infância normal, com exceção do dia em que desapareci quando ainda era bebê. Minha mãe me deixou dormindo na cama dela, cercada por travesseiros empilhados para eu não cair, e foi para a cozinha ao ar livre nos fundos da nossa casa para preparar o almoço — provavelmente pão de *sabaya* com um pouco de curry ou arroz com feijão. Nossa casa térrea tinha dois quartos e uma sala de estar/jantar. Não havia banheiro com descarga, só uma latrina debaixo de uma cobertura no quintal, e minha mãe, a cozinheira e uma empregada aqueciam a água num fogão de pedra a lenha e cozinhavam as carnes na brasa, em galões de óleo cheios de carvão.

Quando minha mãe foi me ver um pouco mais tarde, percebeu que eu tinha desaparecido, e os travesseiros estavam no mesmo lugar. Perplexa, achou que meu pai deveria ter voltado do hospital para casa e saído comigo. Quando não conseguiu nos encontrar no quintal, achou que ele tinha me levado para o hospital sem dizer nada. Em um país com epidemias regulares de varíola e outras doenças, ela sentia um medo terrível de uma criança saudável ser levada a um lugar cheio de pessoas doentes, como a maioria das mulheres somalis de sua geração. Ficou tão furiosa que correu para o hospital, mas encontrou meu pai sozinho. Ele ficou surpreso, pois ela nunca o procurava no trabalho, a não ser em caso de emergência médica. Imediatamente mamãe começou a chorar e dizer que eu tinha sido roubada. Os dois voltaram correndo para casa e, junto com os empregados, nossos vizinhos e depois a polícia, procuraram freneticamente por mim e por vestígios do meu "sequestrador". Em meio a toda aquela confusão, ninguém pensou em olhar embaixo da mesa da sala de jantar, onde eu tinha me enfiado e me coberto com a toalha de mesa para continuar minha soneca. Quando fui encontrada, minha mãe nunca superou o constrangimento, e meu pai costumava me dizer que eu tinha sorte de não passar a ser acorrentada à cama depois disso.

Eu tinha só dois anos quando os italianos declararam guerra aos Aliados, em junho de 1940, e quando invadiram em agosto a Somalilândia Britânica e a Etiópia. Não me lembro dos eventos da Segunda Guerra Mundial nem do impacto sobre a nossa família. Também não me lembro dos acontecimentos anteriores, quando o segundo filho da minha mãe, minha irmãzinha sem nome, morreu alguns minutos após o nascimento, depois de outro angustiante parto a fórceps. Minha mãe estava fraca e ainda se recuperando quando os britânicos anunciaram que todas as esposas e filhos de funcionários públicos deveriam ser evacuados para uma pequena vila de pescadores no golfo de Áden. Depois disso, embarcaríamos para Áden num destróier da Marinha britânica.

Minha avó Clara, mãe da minha mãe, supervisionou tudo. Como só podíamos levar um mínimo de bagagem, ela guardou o dinheiro, joias e as coisas mais preciosas da família numa bolsa amarrada na cintura. Na vila de pescadores, fomos alojadas em cabanas diferentes para aguardar o sinal quando o navio de guerra chegasse na calada da noite. Minha mãe, minha avó e eu estávamos tremendo numa dessas cabanas com várias outras pessoas quando um bando de ladrões entrou brandindo facas e exigindo objetos de valor. Imediatamente Clara apagou o lampião de querosene, mergulhando a cabana na escuridão. As mulheres começaram a gritar, o que alertou os moradores locais, que chegaram no momento em que os ladrões fugiam. Muitos disseram depois que, se não fosse pela minha avó, eles teriam perdido tudo o que possuíam.

Quando chegamos a Áden, Clara assumiu o comando, vendendo nossos pertences para alugar uma casa confortável. Ela e minha mãe não faziam ideia do que tinha acontecido com meu pai e meu avô, que ficaram para trás para servir aos Aliados. Demorou meses para sabermos que eles tinham sido capturados e presos pelos italianos e apinhados em celas num campo de prisioneiros de guerra improvisado em Hargeisa. Depois meu pai falou sobre suas experiências e me disse que eles foram maltratados e tinham pouca água e comida e nenhum banheiro. A cela deles era quente e superlotada, sem lugar para sentar.

— Se um dia você tiver que ir para uma prisão, leve um chapéu, Shukri — aconselhou. — Para urinar nós subíamos nas costas uns dos outros e fazíamos xixi pela janela, mas o único receptáculo que tínhamos para necessidades maiores era o chapéu de um dos prisioneiros!

Hargeisa foi tomada pelos italianos em 5 de agosto de 1940, apesar das várias investidas da RAF — a Força Área Real Britânica —, que lançaram mais de sessenta toneladas de bombas na Somalilândia. O resto do país caiu duas semanas depois, com a perda de 38 soldados aliados e mais de duzentos feridos. Levou mais alguns meses até o início da operação de recaptura, lançada no início de 1941. Hargeisa foi libertada — bem como meu pai e meu avô — e a famosa Brigada de Camelos da Somalilândia (uma unidade do Exército britânico sediada na Somalilândia) retomou suas operações militares. Os italianos foram expulsos e ficamos livres para voltar para casa.

Quando voltamos, meus pais descobriram que a nossa casa, de propriedade do governo, ainda estava de pé, mas tinha sido saqueada, e que os saqueadores tinham causado mais danos que os bombardeios. O Hospital de Hargeisa, construído pelas Forças Armadas Britânicas durante a Segunda

Guerra e que no começo era basicamente composto de tendas, também foi parcialmente danificado, de modo que meu pai ficou morando em alojamentos até minha mãe resolver as coisas em casa. Muitos amigos e parentes foram mortos ou feridos. O único acontecimento que iluminou nossa vida foi o nascimento do meu irmão, no fim de 1941. Farah nasceu prematuro e era mais de quatro anos mais novo que eu, mas se tornou minha alegria e o orgulho da nossa família.

Depois de sobreviver aos italianos, minhas primeiras lembranças são de Berbera, uma grande cidade costeira em que moramos até os meus seis anos, onde tudo cheirava à maresia. Um personagem importante nessas lembranças era um homem conhecido como Mohamed Hindi, ou Mohamed, o Indiano, que tinha uma *dukaan*, ou loja de artigos diversos, numa esquina não muito longe de onde morávamos. A loja vendia todos os tipos de alimentos.

Como as mulheres somalis não saíam muito de casa, meu pai fazia a maior parte das compras e costumava me levar com ele para me distrair. Assim que me via, Mohamed abria um enorme sorriso:

— Ah! Um biscoito para a filha do doutor! — E me dava um biscoito recheado tirado de um balcão cheio de doces. Nunca comi nada tão gostoso, nem antes nem depois, apesar de ter comido desses biscoitos em todos os países que visitei. Até hoje ainda estou procurando o sabor divino daqueles antigos biscoitos ingleses recheados de creme.

Meu segundo grande prazer naquela loja de esquina era poder mexer o sorvete enquanto meu pai fazia as compras da semana: açúcar, arroz, farinha, carne enlatada, latas de feijão, manteiga e geleia. Mohamed fazia o sorvete num recipiente enorme cheio de pedras de gelo, misturando ovos, leite, açúcar e cardamomo, que precisavam ser batidos à moda antiga. Se eu tivesse sorte, ele também me deixava lamber a colher.

Lembro-me com detalhes daquela loja numa casa de madeira, com o teto de zinco alto e os produtos em conserva empilhados até as vigas. Ela ficava na parte da cidade onde moravam os europeus, e o lojista atendia às necessidades deles com mercadorias estrangeiras. Para mim, parecia que ele vendia todos os produtos do mundo empilhados ao acaso, mas ele sempre sabia exatamente onde estava cada coisa. Eu adorava aquele indiano sorridente e bondoso e gostava muito de ser mimada, para grande consternação da minha mãe, Marian. Acho que ela passou a vida decepcionada comigo. Desde o dia em que entrei embaixo da mesa da sala de jantar até os meus anos mais controversos, ela sempre me considerou problemática. Desde o começo fui uma criança rebelde, dedicada ao meu pai e a predileta das duas avós. Minha *hooyo* (mãe) queria que eu ficasse em casa e fizesse tarefas domésticas como descascar batatas, cortar cebolas ou ajudar a lavar os lençóis. Eu odiava essas tarefas e preferia brincar descalça do lado de fora com meus bichinhos de estimação, procurar animais silvestres, subir numa árvore ou brincar de luta com os meninos do bairro. O único trabalho de que gostava era descer até o poço perto do rio com o empregado da casa para encher os barris de água, algo que ele fazia pelo menos duas vezes por dia. Na volta, sempre que precisava parar de rolar os barris cheios na subida para descansar do calor, eu tinha que encaixar uma pedra grande debaixo do barril para ele não sair rolando. Para mim, parecia um trabalho importante e valioso.

Uma vez encontrei uma cobra na caixa d'água da nossa casa e passei um tempão tentando tirá-la com um graveto, até tomar uma bronca da minha mãe, apavorada com a ideia de eu ser picada. Minha mãe sempre insistia no fato de que eu precisava aprender como uma garota somaliana deveria se comportar. Ela me comprava vestidos lindos que acabavam ficando arruinados e fazia o possível para domar meu cabelo crespo com um pente de dentes largos até eu gritar ou tentava fazer tranças que logo se desmanchavam. Sempre que era obrigada a ficar com ela, eu mostrava tão pouca aptidão para cozinhar ou costurar que logo era liberada da minha tarefa. Eu ficava sentada na varanda, emburrada, olhado para fora e calculando quanto faltava para o *eedhaan*, o tradicional chamado à oração ao amanhecer, ao meio-dia, no meio da tarde, ao entardecer e à noite. Quando me sentia muito entediada, folheava os preciosos livros em inglês dos meus pais, imaginando o que significariam aqueles símbolos estranhos, só para ser acusada de ter arruinado as páginas com meus dedos sujos quando eu não tinha nada que ficar olhando aquilo, por ser uma "garota analfabeta".

Do que eu mais gostava era quando meu pai chegava do trabalho no fim do dia e se sentava para comer conosco à luz de um lampião de querosene, com as mariposas gigantes batendo ruidosamente nas telas contra mosquitos. Ele me ensinou que o fogo devia ser aceso nas noites frias junto com incenso, para encher a casa com o perfume celestial que se imaginava trazer a cura espiritual e afugentar os maus espíritos. Infelizmente, meu pai trabalhava tanto que parecia nunca ter tempo para ficar em casa, sempre correndo para o hospital à menor emergência depois de um beijo e um abraço. Era um homem extraordinariamente afetuoso, numa sociedade em que os homens não deveriam demonstrar seus sentimentos, o que poderia ser visto como um sinal de fraqueza. Meu pai amava muito minha mãe e aguentava muita coisa dela. Filha mais nova e mimada de duas irmãs criadas em Áden por pais somalis de uma pequena comunidade católica, em muitos aspectos minha mãe era mais inglesa que a rainha e vivia imaginando uma vida melhor. Sua irmã, Cecilia, se casou com um empresário bem-sucedido da Somalilândia Francesa, e o casal se mudou para lá para criar uma família. Por ter se casado com um muçulmano e ficado na Somalilândia, minha mãe se vinculou a uma vida que ditava que ela tivesse poucas coisas importantes para ocupar seus dias. Eu sei que ela amava muito meu pai e que não deve ter sido fácil ser casada com um viciado em trabalho que era transferido de uma cidade para outra a cada dois anos, mas ela estava quase sempre deprimida e nunca parava de se queixar.

Desde bem nova comecei a perceber que meninos e meninas eram diferentes, e com isso quero dizer que meninas só brincavam em pequenos grupos dentro de casa ou no quintal até os oito anos, e que as mais velhas raramente eram vistas fora de casa. O esperado era que continuassem aprendendo a ser boas esposas. Isso não era para mim; por isso eu não tinha escolha a não ser brincar sozinha, até meu pai construir um grande balanço de corda no nosso quintal, o único no bairro, onde os meninos da vizinhança passaram a se reunir. Eu adorava andar com esses amigos, filhos de funcionários do governo. Um deles era Hassan Abdillahi Walanwal Kayd, dois ou três anos mais velho que eu, mais alto e mais bonito que os outros, com quem eu gostava de ficar junto. Mal sabia, na época, que nossos caminhos colidiriam durante grande parte da minha vida.

Infelizmente, quase todos os meninos tinham vergonha de serem vistos brincando com uma garota, e eles me afugentavam sempre que eu tentava participar. A única exceção era quando se tratava de procurar comida. Perto de nossa casa havia um pequeno jardim em volta do túmulo de uma pessoa proeminente, com uma grande e imponente *gob*. *Gob* significa "nobre", mas essas árvores não são apenas majestosas; elas também dão sombra, alimento, abrigo e madeira. Suas bagas amarelas são como pequenas cerejas, e eu e os meninos subíamos no muro para atirar pedras e derrubar aquelas deliciosas frutas.

Vizinhos e parentes costumavam vir falar com minha mãe que tinham, mais uma vez, me visto correndo descalça pelas ruas arenosas. "Como você permite isso, Marian?", reclamavam. "Não é apropriado. Uma menina não deve ficar correndo na rua brincando com meninos." Mas minha mãe não conseguia me controlar, e meu pai não pretendia fazer isso. Mamãe simplesmente vivia ralhando comigo: "Onde você esteve, Edna?". Ou: "Aonde você está indo agora? Vai brincar com os meninos de novo, não é? Ah... Bem! Pelo menos calce os sapatos!". Eu odiava usar sapatos, e um dos meus argumentos contrários era que aranhas e escorpiões podiam se enfiar lá dentro, então era mais seguro ficar descalça. Isso significava que meus pés estavam sempre sujos e esfolados (assim como meus joelhos), e uma de minhas rotinas diárias era pedir à minha mãe ou a uma empregada para tirar espinhos de acácia da sola dos meus pés.

As garotas do bairro que ouviam as mães reclamarem do meu comportamento inadequado logo ecoavam suas críticas, insultando-me ao me chamar de *wiilo*, que significa "moleca". Minha resposta era reagir a elas, o que só me trazia mais problemas. Quando não podia brincar com os meninos, eu saía em busca de animais nos arbustos espinhosos, voltando para casa só para comer um pouco de mamão ou algum *tiin*, ou figo-da-índia, no quintal ou para tomar água. A natureza sempre me fascinou, e eu conhecia cada lagartixa, esquilo, sapo, coelho ou besouro que viviam ao redor da nossa casa. Nos dias quentes e lânguidos da estação da seca eu gostava de sentar à sombra de uma árvore, inalando o perfume de jasmim e ouvindo o canto dos *yaryaros*. Quando o clima ficava mais ameno eu perseguia os minitornados, conhecidos como "demônios da areia", que dançavam pela nossa rua. Sempre era alertada para não me afastar muito da casa, por causa das hienas que apareciam à noite em busca de comida.

Meus pais nunca me deram dinheiro, mas me compravam brinquedos, em geral bonecas loiras de olhos azuis, que por algum tempo me divertiram. Também tive um camelo de madeira com rodas, feito por um amável carpinteiro inglês. Mas logo me cansei desses brinquedos, pois não se mexiam nem interagiam como meu gato ou como Orggi, meu cabrito de estimação, nem como as criaturas silvestres do quintal. Algo que me entretinha por horas era fazer copos com garrafas vazias e lanterninhas com as antigas latas de cigarro Player's, abrindo um buraco na tampa e enfiando um pavio embebido em querosene. Depois da guerra ficou difícil encontrar vários produtos domésticos no mercado. Por isso, aprendemos a improvisar. As lanternas eram fáceis de fazer, mas os pavios tinham um cheiro ainda pior do que os das lâmpadas de parafina comuns e representavam risco de incêndio. Além disso, a fumaça preta manchava as paredes brancas da minha mãe. Eu preferia esse tipo de atividade a descascar cebolas ou batatas ou espanar os tapetes.

Sempre quis ter um irmão e fiquei emocionada quando Farah nasceu, mas me senti arrasada quando percebi que era muito pequeno para eu brincar com ele. Então minha mãe engravidou de novo. Só muito tempo depois, olhando para trás, consegui entender por que ela preferiu ter essa criança em casa com uma parteira tradicional, e não na segurança de um hospital administrado pelo marido. Apesar de sua educação cosmopolita, durante os nove anos que esteve casada com meu pai ela se transformou numa dona de casa somali arquetípica, que ouvia os conselhos das amigas e se identificava com seus temores.

— Não conte ao seu marido quando você entrar em trabalho de parto — advertiam elas. — Ele vai levar você ao hospital e enfiar coisas dentro de você. Os médicos britânicos já mataram uma filha sua e deixaram uma cicatriz no rosto da Edna. Fale conosco. A gente traz a parteira e ela ajuda a fazer o parto naturalmente, em casa.

Na manhã em que a bolsa da minha mãe rompeu, ela não disse uma palavra ao meu pai enquanto ele terminava suas abluções matinais, às seis da manhã, fazendo a barba e penteando os cabelos para trás. Como chefe da família, ele sempre teve prioridade no banheiro. Já sentindo as dores do parto, ela preparou o café da manhã, panquecas de *laxoox* com farinha de sorgo, que nós mergulhávamos em *ghee*, mel ou geleia. Esperou que ele se vestisse como sempre: camisa branca, meias brancas e sapatos engraxados, sabendo que sairia logo para chegar pontualmente às sete da manhã ao trabalho. Na verdade o hospital era apenas uma série de barracas do Exército em torno de dois prédios de tijolos, um dos quais era o centro cirúrgico. Sempre que podia, eu acompanhava meu pai pela rua arenosa até o portão do hospital, muito orgulhosa do homem meticulosamente vestido segurando minha mão, que gozava de tanto respeito na nossa comunidade. A única coisa que me deixava tentada a sair do lado dele era ver os meninos das redondezas passando por algum lugar. Então, eu dava um beijo de despedida e saía correndo, deixando meu pai rindo sozinho.

Em casa naquela manhã, quando as dores de parto se intensificaram, minha mãe falou com as amigas, como fora instruída, e elas chamaram uma *umulisso*, uma senhora de idade conhecida como "parteira tradicional", sem nenhum treinamento ou qualificação em enfermagem. Os empregados me mantiveram afastada enquanto eu ouvia horrorizada minha mãe chorando e gemendo por horas, imaginando que diabos estavam fazendo com ela. Finalmente a "parteira" trouxe à luz um bebê saudável, mas depois o deixou escorregar e cair de cabeça, matando-o na hora. Eu só tinha seis anos, mas nunca vou esquecer os gritos da minha mãe. As mulheres tentaram acalmá-la enquanto a parteira envolvia o bebê perfeito no pequeno cobertor que se tornaria sua mortalha.

— Ele é tão bonito! — exclamei ao entrar no quarto e ver no berço o pequeno corpo, não muito maior que minha boneca. — Posso ficar com ele?

Alguém me tirou do quarto e mandou uma empregada correr até o hospital para dar a notícia ao meu pai. A mensagem que ele recebeu foi: "Volte para casa para enterrar o seu filho". Segundo a fé muçulmana, um morto deve ser enterrado até 24 horas depois da morte. Como meu pai não sabia nada sobre o parto, imediatamente achou que Farah tinha morrido em algum acidente, já meio que esperando encontrar seu corpo mutilado. Enquanto voltava correndo para casa, mil possibilidades se passaram pela sua cabeça, e ele ficou muito aliviado quando — numa casa cheia de mulheres chorando — viu Farah vivo e saudável. Mas logo ficou arrasado ao saber que o filho que não sabia que tinha nascido havia morrido pelo descuido de uma mulher inexperiente.

Na minha idade, fiquei chocada com a ideia de levarem meu irmãozinho para ser enterrado e fiz uma cena na casa.

— Por que vocês estão levando o meu irmão? Não façam isso! Eu quero ficar com ele! — gritei, até minha avó Baada me afastar e o enterro prosseguir como planejado.

Baada, minha avó paterna, era a bondade em pessoa, e aprendi muito com ela. Era uma mulher eloquente, que me ensinou minhas primeiras palavras e os nomes das plantas, além de canções, poemas e histórias. Ela sempre morou perto da nossa casa e nos visitava todas as manhãs, levando-me guloseimas escondidas da minha mãe. Só de olhar para o rosto dela eu já sabia que estava me trazendo alguma coisa — provavelmente doces de caramelo com torrões de açúcar e nozes. Ela também me ensinou a ser curiosa, sempre me oferecendo uma escolha entre algo que eu sabia e algo que eu não sabia o que era. Quase sempre eu optava pelo que não conhecia. Ainda faço isso até hoje.

Minha mãe não gostava nem um pouco daquilo e quase sempre desconfiava quando ela me dava alguma coisa, mas eu não ligava. Eu adorava minha avó. Nós duas conspirávamos sem minha mãe saber. Era o nosso pequeno segredo. O que eu ainda não sabia era quantos outros segredos havia na sociedade feminina somali, sendo que o mais sombrio continuava escondido de mim.

2

Borama, Somalilândia Britânica, 1945

UMA DAS LEMBRANÇAS MAIS FELIZES da minha infância é a de beber leite recém-tirado da vaca nas nossas longas férias de verão em Borama, perto da fronteira com a Etiópia, onde moravam minha avó Clara e meu avô Yusuf. Lembro-me de ir com a empregada ordenhar o néctar quente e espumoso das vacas do meu avô e tomar tanto quanto quisesse. Tenho certeza de que meu pai teria desaprovado. Ele sempre insistia — como agora eu também insisto — que o leite destinado a seus filhos tinha que ser fervido antes, para evitar contaminações. Até hoje, porém, e mesmo depois de todos os meus anos de experiência como enfermeira e profissional de saúde pública, às vezes eu tomo um pouco de leite de camela sem ferver.

A razão por que passávamos tanto tempo em Borama, na província noroeste de Awdal, era que meu avô tinha sido transferido para lá pelos britânicos quando os italianos saíram da Somalilândia. Por ter sido treinado como sinaleiro e operador de rádio, Yusuf serviu aos britânicos nas duas guerras e recebeu uma medalha por seus "serviços meritórios à Coroa". Por isso ele se tornou agente-geral dos correios da Somalilândia. Apesar de nosso país ter sido libertado, a guerra continuava em outros lugares, e sua experiência em logística era necessária para auxiliar a Campanha da África Oriental. Ele logo se apaixonou pelos prados verdejantes de Borama, rodeados por montanhas lilases, e resolveu comprar uma fazenda e algumas vacas leiteiras para morar com Clara.

Minha mãe nos deixava com nossos avós durante dois meses todos os verões, para poder visitar amigos em Áden ou sua irmã Cecilia na cidade de Djibuti, na Somália Francesa. Ela pode ter se tornado uma boa muçulmana e adotado todas as suas tradições e rituais, mas sentia muita falta do país e do estilo de vida de sua infância em Áden. Ficar longe de nós todos os anos devia ser uma pausa bem-vinda no incômodo que me tornei. Não que eu fosse menos problemática para meus avós. Borama era uma cidade de veraneio, e crianças de toda a Somalilândia e da cidade de Djibuti iam para lá nos meses de verão. Às vezes eu saía com as garotas, mas ainda gostava mais da companhia dos garotos. Quando uma vez a turma local não me deixou jogar futebol com eles, eu retaliei. Peguei a bola de pano e corri para casa com ela. Tranquei-me no banheiro e ameacei jogar a bola no poço se eles não me deixassem jogar. Minha mãe ainda estava lá e teve de intervir. Depois de muito insistir, ela me fez abrir a porta e devolver a bola. A partir daí, sempre que me aproximava do jogo, um dos garotos segurava a bola nas mãos, com medo de que eu a pegasse de novo.

Um dia esses meninos vieram falar comigo e, num gesto incomum de amizade, me perguntaram se eu queria jogar com eles. Era bom demais para ser verdade, e eu aproveitei a chance. Alguns minutos depois do jogo começar, num terreno baldio, eles me disseram que iam colher melancias numa plantação ali perto e que, se eu ajudasse na empreitada, a gente voltaria ao jogo mais cedo. Claro que eu concordei, esperando afinal ser aceita. Eu os acompanhei inocentemente por uma abertura numa cerca e me ofereci para carregar a maior das melancias, usando minha saia como uma sacola, pois era pesada demais para levar nos braços. Enquanto voltava, cambaleando sob o peso de uma fruta que pesava quase tanto quanto eu, de repente o fazendeiro me agarrou pela barra do vestido.

Os meninos sumiram, deixando-me para enfrentar o irado fazendeiro, que me levou para a casa dos meus avós carregando a melancia como prova da minha culpa. Tentei explicar, jurei que não tinha roubado nada, mas meus avós quase morreram de vergonha. Quando o fazendeiro reclamou que as crianças invadiam todos os dias a plantação para pegar melancias, eles não tiveram opção a não ser compensá-lo pela perda de sabe Deus quantas melancias que ele alegou que eu havia pegado. A decepção no rosto dos meus avós foi pior que qualquer castigo que eles pudessem me dar. Tive que ouvi-los me dizendo várias vezes que não conseguiam entender por que eu roubava quando tudo o que eu quisesse comer estava disponível na nossa mesa.

Apesar dessa lição salutar, sendo a mais velha da turma de amigos do bairro e irmã mais velha de Farah, eu era sempre a culpada por todas as nossas aventuras. Isso incluiu o dia em que nós comemos algumas frutinhas venenosas sem saber e todos voltamos para casa de lábios inchados. Eu levei a culpa por não cuidar bem dos outros, e a partir daí só podíamos comer o que colhêssemos depois de levar para casa para que os adultos examinassem e autorizassem ou confiscassem.

Depois, houve o dia em que um grupo de nove de nós entrou na floresta e ficou totalmente perdido. Rapaz, eu nunca tinha passado por algo assim. Apesar de tomarmos um café da manhã reforçado, sempre sobrava espaço para as deliciosas frutas silvestres. Enquanto colhíamos cada vez mais frutas, fomos nos aproximando do caminho das caravanas de burros trilhado para pegar água nos poços nos arredores da cidade. Os condutores dos burros logo nos identificaram como garotos da cidade, pela maneira como nos vestíamos, e ficaram surpresos ao nos encontrar ainda na floresta quando fizeram o caminho de volta, muitas horas depois.

Vendo alguns dos mais novos chorando e outros morrendo de sede e cansaço, eles pararam para perguntar o que estávamos fazendo lá no fim da tarde.

— Quem trouxe vocês aqui? Por que não estão em casa? — perguntaram, claramente preocupados.

Respondi que, apesar de saber onde o sol nascia e onde se punha, na floresta não dava para dizer, e nenhum de nós tinha ideia de como voltar para a cidade. Com a noite caindo e sabendo que hienas ou leões poderiam começar a nos perseguir, os condutores dos burros pegaram as crianças mais novas e as puseram em seus animais, dizendo aos mais velhos que andassem depressa, que não se separassem e ficassem perto da caravana. Saímos caminhando pela trilha poeirenta, usada por gerações de nômades, passando por colônias de babuínos barulhentos até finalmente chegarmos à cidade pouco antes do pôr do sol. Encontramos a cidade inteira em pânico; e os pais, angustiados porque nos procuraram por toda parte, me repreenderam.

— Como você pôde ser tão burra e ir tão longe?

Sendo a criança mais velha, recebi as críticas mais severas, mas a pior punição foi nossos vizinhos dizerem aos filhos para nunca mais seguirem a "Edna maluca" se eu tentasse levá-los para além das árvores que eles definiram como os limites da floresta.

Apesar desses contratempos ocasionais, Farah e eu adorávamos Borama, porque ficava longe do calor da cidade e principalmente por podermos tomar quanto leite recém-ordenhado quiséssemos. Minha avó fazia uma manteiga deliciosa, fervendo o leite e batendo a nata como Mohamed, o Indiano, fazia sorvete. Quando não estava cozinhando ou cuidando de nós, Clara trabalhava no hospital local como intérprete para a equipe médica inglesa. Eu me sentia radiante quando ia junto com ela, com seu longo vestido somali, ansiosa para ouvir os gritos quando nos aproximávamos: *"Ayeeyo timido!"* (A vovó chegou!). Ficava observando quando ela se sentava com os pacientes para traduzir para a equipe. Era um trabalho meticuloso, mas ela era carinhosa, bondosa e gentil. Como eu poderia não me envolver com a medicina com exemplos tão especiais?

Acho que sua única tristeza era a maneira como meu avô a tratava. Ela sempre se mostrava dócil na sua presença, mas mesmo assim ele a maltratava. "Por que a comida está fria?", reclamava. Ou: "Onde está o meu paletó, mulher?". Minha mãe puxou mais a ele do que a Clara. Se eu tivesse um problema, sempre ia falar com minha avó, que era minha amiga e aliada.

Vir de uma família de duas religiões diferentes foi uma experiência interessante para uma criança. Meu pai era muito religioso, e a cada chamada para a oração parava o que estivesse fazendo para se ajoelhar em seu tapetinho. Também ia à mesquita toda sexta-feira, e nossa família respeitava o Ramadã e o Eid.[*]

---

[*] O Ramadã é nono mês do calendário do islã, período no qual o povo muçulmano pratica o jejum. O *Eid-al-Fitr* é a festa que marca o fim do jejum do Ramadã. (N. E.)

Meus avós — e às vezes minha mãe — iam à missa, cantavam louvores e recebiam a bênção do padre, e também comemorávamos o Natal e a Páscoa, mostrando respeito por todos. Nas festas islâmicas o cozinheiro, Ali, abatia um cabrito, e as pessoas iam à nossa casa para quebrar o jejum. Meu pai sempre foi extremamente generoso com os que tinham menos que nós e, em geral, convidava seis ou sete famílias pobres para levar as sobras de carne, tâmaras e pão — e muitos passaram a contar com essa comida.

Um dia, enquanto esperávamos os convidados para o almoço, encontrei Ali prestes a trinchar meu cabrito de estimação, Orggi, que ele já tinha prendido e matado. Fiquei histérica e, quando tentei detê-lo, ele me disse que meu amigo ia ser assado para o banquete. Acabei sendo tirada da cena, esperneando e gritando, mas continuei berrando até meu pai chegar em casa.

— Eles mataram meu amigo e vão servir aos convidados! — choraminguei.

Só Deus sabe o que ele pensou. Apesar das tentativas de me consolar, eu não conseguia entender como meu pai pôde deixar que fizessem tal coisa com meu companheiro de folguedos. Nunca consegui superar isso.

Mesmo trabalhando todos os dias até tarde, meu pai era procurado pelas pessoas na hora em que elas precisavam, então frequentemente alguém batia na nossa porta com algum problema. Não importava que ele estivesse com fome e prestes a levar uma colherada à boca: se alguém o chamasse, ele se levantava da cadeira e ia atender a pessoa. Minha mãe odiava isso. Costumava dizer que o hospital era a primeira esposa do meu pai e que ele passava mais tempo lá do que conosco. "Para onde você está indo de novo? Por que se dar ao trabalho de voltar para casa?", dizia ela. Ou perguntava: "Por que você precisa ir? Não tem ninguém mais pra cuidar disso?". Ela considerava os pacientes que iam à nossa casa como invasores de privacidade, queixando-se amargamente que aquele lugar era a nossa casa, não um hospital. "Além do mais, e se um deles trouxer alguma doença para nossa casa?", lamentava, exasperada.

Meu pai nunca discutia com ela e tentava explicar que as pessoas não podiam escolher quando ficavam doentes, se de dia ou à noite. Era apaixonado pelo trabalho e adorava se sentir necessário. Com o rosto e o coração abertos, sorridente e feliz, ele nunca se negava ou dizia a qualquer um deles:

"Agora estou muito ocupado. Volte amanhã". Simplesmente ouvia os seus problemas. Meu pai era igualmente generoso com dinheiro. Havia tantas pessoas em sua lista de doações mensais que ele deve ter perdido a conta. Pessoas que eu pensava serem parentes acabavam se revelando órfãs de um amigo da escola ou a esposa de um colega de time de futebol que passava por momentos difíceis e tinha as contas pagas pelo meu pai.

Todo mundo achava que ele era tremendamente rico, o que só provocava mais ofensas de algumas crianças do meu bairro, que diziam: "Por que você quer brincar com a gente, sua riquinha?". Lembro-me de voltar para casa e perguntar à minha mãe o significado daquelas ofensas. Ela me explicou que não éramos tão pobres quanto muitos outros, acrescentando um pouco amargamente que seríamos ainda mais ricos se meu pai não fosse tão generoso com nosso dinheiro.

Com a mesma magnanimidade, meu pai resolveu ajudar a melhorar a educação de alguns meninos locais e dos nossos primos mais novos e contratou um professor para ir à nossa casa todas as tardes, menos às sextas-feiras. Esses meninos já frequentavam a escola local — proibida para meninas —, mas o ensino era fraco, e meu pai queria expandir os seus horizontes. Ele comprou quadro-negro, giz e livros didáticos e montou tudo na nossa varanda, onde os alunos ficavam agachados no chão de cimento com os livros nos joelhos. Muitos deles eram os meninos com quem eu andava, inclusive Hassan Kayd. Assim, sempre que eles paravam de chutar uma velha bola de tênis empoeirada para ir às aulas na minha casa, eu ia junto. Agora, acho que essa sempre foi a intenção do meu pai.

Algo para me fazer optar entre continuar brincando na rua ou me sentir curiosa para saber o que os meninos faziam. Ele sabia que eu tinha uma mente curiosa e esperava que isso me pusesse na direção certa. Então, a partir dos seis ou sete anos, eu ficava na beira da varanda ouvindo e escrevendo o alfabeto, aprendendo inglês, tentando fazer contas e descobrindo um pouco mais sobre o mundo. O professor nunca me disse que eu não poderia estar lá, mas se eu tentasse responder a alguma pergunta ele me calava e pedia para não interferir. Eu sabia o meu lugar; só estava lá porque era a casa do meu pai, mas não podia participar — mesmo sabendo mais as respostas que os outros. Minha mãe também não se incomodava com isso, pois resultava em algumas horas de paz e me fazia ficar em casa e não na rua.

Essas lições foram uma revelação para mim. Em uma região colonial onde as pessoas falavam e escreviam em árabe, inglês, italiano ou francês, os somalis ainda não tinham um idioma escrito; só oral. Parecia uma magia poder juntar letras do alfabeto inglês para formar uma palavra e, depois, juntar palavras para formar uma frase. Entusiasmada, eu pegava um livro na estante do meu pai e folheava as páginas procurando um "t" ou um "s" até — ah, meu Deus — achei! Todos os dias traziam uma nova descoberta, e lembro-me do momento em que soletrei a palavra *gato* e de ter ficado muito empolgada porque eu tinha um gato. A leitura fez o milagre de formar algo significativo na minha cabeça. Eu sempre falei um pouco de inglês, mas agora conseguia decifrar os mistérios do alfabeto e a linguagem secreta falada pelos meus pais.

Às vezes minha mãe pedia ao meu pai: "Você pode me deixar algum M-O-N-E-Y antes de sair?". E agora eu finalmente conseguia entender o que ela estava pedindo. Entusiasmada com meus conhecimentos recentes, comecei a ler as revistas da minha mãe — *Illustrated London News*, *Woman* e *Woman's Own* —, que ela lia com o maior cuidado antes de passá-las intactas à mulher seguinte cujo nome estava escrito na capa. Eu adorava aquelas revistas dos anos 1940, com fotos da moda ocidental, chapéus e roupas coloridas. Os estilos de vida que retratavam pareciam estar a milhões de quilômetros da minha Somalilândia quente e poeirenta.

Depois disso eu queria ler tudo o que pudesse. Continuo assim até hoje. Meu cérebro tinha fome de conhecimento e informação, e eu precisava saciar essa fome. Quando uma vez me viram olhando atentamente para as páginas de um livro, meus pais perguntaram o que eu estava fazendo.

— Estou lendo, é claro — respondi.

— Vamos ver o que você está lendo — disse meu pai, achando que só estava fingindo, mas ficou surpreso ao constatar que eu estava *lendo* e aprendendo a pronunciar novas palavras.

Aí teve início uma discussão na família sobre o que fazer com uma garota que estava aprendendo a ler num país onde não havia escolas para meninas. Meus pais tinham estudado e reconheceram meu desejo. Depois de muita discussão, decidiram me mandar para uma escola missionária. Acho que minha mãe esperava que a disciplina me fizesse bem, enquanto meu pai esperava que isso abrisse as portas para o ensino superior e talvez para a enfermagem. Mal sabia ele.

A cidade de Djibuti ficava a quatrocentos quilômetros de Hargeisa, mas foi a escolha natural para a minha educação em vez de Áden, pois eu poderia ficar hospedada com minha tia Cecilia. O empresário com quem ela era casada tinha morrido num acidente automobilístico alguns anos antes, deixando-a grávida do seu quarto filho. Quando o carregamento que ele estava transportando para a Etiópia foi saqueado depois do acidente, ela também perdeu o que as mercadorias poderiam render. Viúva e sem um tostão, ela nunca mais se casou e criou todos os filhos sozinha — Rita, Sonny, Tony e Madeleine, que eram mais velhos que eu, mas sempre nos visitavam.

Só fiquei sabendo que iria começar a estudar quando meus pais me perguntaram se eu gostaria de ir para casa dos meus primos depois das férias de verão daquele ano. Deve ter sido em 1945, e, apesar de a guerra ainda assolar outras regiões, nosso canto da África estava seguro.

— É mesmo? — perguntei, surpresa.

— Sim — confirmou meu pai. — Bem, isso se você quiser ir à escola. Você não quer?

Esse grande momento aconteceu quando eu tinha oito anos e acabou sendo o acontecimento mais importante de toda a minha vida. Começar a estudar numa escola de verdade foi um divisor de águas. Eu nunca tinha saído da Somalilândia e me sentia maravilhada com tudo o que via. Para se sustentar, tia Cecilia trabalhava como costureira e professora numa escola de técnicas domésticas. Ela me hospedou para ganhar um dinheiro extra, e depois fizeram o mesmo com o meu irmão Farah. Ela também abrigou minha prima Gracie e seu irmão Maurice — os filhos de um tio cuja esposa tinha morrido no parto —, e todos morávamos num apartamento sempre animado por músicas, conversas e muito barulho. Minha tia era uma mulher muito talentosa e foi outro exemplo importante para mim. Tinha a energia de vinte cavalos, e sua determinação ajudou a moldar minha personalidade.

Cecilia organizava a nossa vida como uma operação militar. Falando só em inglês e francês, para eu aprender logo meus dois novos idiomas, ela me punha junto com as crianças mais velhas para fazer tarefas como engraxar nossos sapatos e arrumar nossas camas. Depois das aulas, todos nos sentávamos à grande mesa da sala para fazer a lição de casa e à noite aprendíamos a fazer crochê ou tricotar à luz de lampiões Tilley. Se quiséssemos que ela fizesse algo para vestirmos, tínhamos de fazer a bainha, pregar os botões e dobrar tudo com o maior cuidado — senão não teríamos a roupa. Minha mãe nunca me ensinou essas coisas, e no começo eu não sabia de nada, mas logo peguei o jeito.

Meu primeiro dia na École de la Nativité, dirigida por freiras franciscanas que usavam hábitos brancos, foi uma grande surpresa, principalmente porque a escola tinha muitas crianças brancas, a maioria meninos. Eu só havia visto uma ou duas pessoas brancas antes — homens que às vezes trabalhavam com meu pai —, mas acho que nunca tinha visto uma criança branca. Devia haver mais de cem alunos na escola: franceses, somalis, americanos, italianos, gregos, judeus, armênios, etíopes e alguns árabes do Iêmen. Eu era a única garota da Somalilândia. Meninos e meninas tinham aulas juntos na mesma classe, fato que deixou meus parentes na Somalilândia ainda mais preocupados, por considerarem um escândalo essa falta de segregação. Já alvo dessas críticas, minha mãe só pôde suspirar e mais uma vez culpar meu pai. Como ela deve ter desejado uma filha "normal", que ficasse em casa, aprendesse a cozinhar e se casasse com um jovem para gerar uma saudável prole de netos.

Havia muito o que aprender na École, e meu cérebro era como uma esponja, absorvendo tudo. Minha prima Madeleine, quatro anos mais velha (e minha heroína de infância), frequentava a mesma escola; então eu não tive que passar por isso sozinha. A coisa mais difícil de lidar foi que, de um dia para o outro, meu mundo se tornou francês. Eu aprendi sobre Napoleão, Joana d'Arc, os três Luíses e Carlos Magno num idioma que me era estranho. Estudava a geografia da França, recitava as orações do catecismo francês e aprendi mais sobre o islã. Aprendi a respeitar todos os seres, todas as fés. Depois de um começo vacilante, me saí tão bem que fiquei um ano adiantada na minha classe, e depois mais um.

A vida em Djibuti abriu um mundo totalmente novo para mim. Mal conseguia esperar para começar o dia e aprender algo novo; queria experimentar tudo o que a vida tinha a oferecer. Estava sempre agitada, cheia de energia e com poucas inibições, se é que tinha alguma. As freiras, chamadas de irmãs (ou *soeurs* em francês), eram todas muito diferentes. Reencontrei uma delas em 1991, Marie Thérèse, que ensinava matemática e se tornou madre superiora, e perguntei se ela se lembrava de mim. Ela fez uma careta:

— Claro, Edna... Você era *toujours turbulente!**

Mal sabia ela o quanto eu me tornaria turbulenta.

---

* Sempre turbulenta. (N. E.)

3

Hargeisa, Somalilândia Britânica, 1946

O VERÃO DE 1946 MARCOU minha primeira volta para casa depois de morar um ano na Somalilândia Francesa. Eu ainda tinha só oito anos e mal sabia que esse seria o ano em que minha vida mudaria para sempre. Foi bom estar em casa, pois eu sentia muita falta das minhas avós e do meu pai. Mal podia esperar para contar tudo o que tinha me acontecido ao meu pai e falar sobre o que havia aprendido na escola.

O mais estranho de voltar para casa foi o fato de ter ganhado uma nova perspectiva. O tempo que passei em um ambiente francês coeducativo e basicamente secular me mostrou que as meninas podiam participar da vida tão integralmente quanto os meninos; por isso, voltar a um lugar que impunha tantas restrições ao meu gênero foi ainda mais difícil de aceitar. Nenhuma das meninas da região que eu conhecia era vista fora de casa, e só os meninos pareciam ter alguma liberdade — ou distrações. Os camelos tinham mais liberdade que nós.

Como eu estava crescendo, percebi mais uma coisa incomum nas meninas do nosso bairro. Havia um evento misterioso que as fazia desaparecer por mais ou menos um mês, e depois elas voltavam diferentes — muito mais submissas e menos participativas do que antes. Pensei que talvez elas estivessem doentes e demoravam para se recuperar ou que as mães tivessem recomendado que se comportassem de maneira mais adulta. Normalmente eu estava tão ocupada brincando com os meninos que não pensava muito sobre a razão de uma garota se comportar de forma tão estranha.

A circuncisão para meninos era uma coisa aceita na nossa sociedade, embora eu tivesse pouco ou nenhum conhecimento sobre isso. Muitas vezes víamos garotos andando com cuidado, mantendo o tecido de suas *lunghis*[*] longe da virilha. Como eu não sabia nada sobre a anatomia humana, sobre menstruação ou coisas do tipo, nunca associei o que havia acontecido a seus órgãos genitais. De qualquer forma, não falar sobre esses assuntos era uma regra tácita na nossa sociedade. Nós, meninas, éramos especialmente ignorantes e cegas. Por isso, apesar de ser uma criança curiosa, eu não sabia nada sobre os ritos e rituais tradicionais, pois tudo isso era um grande segredo.

Naquele verão, um dia eu estava sozinha em casa com minha mãe. Meu irmão estava em Borama visitando nossos avós, e meu pai tinha saído da cidade para passar alguns dias com os nômades. Os nômades eram um povo que quase nunca viam um médico na vida, que tratavam seus problemas de saúde da melhor forma que podiam, com receitas de herbolários tradicionais, jogadores de búzios e curandeiros espirituais. Os doentes também eram vítimas de "farmacêuticos" charlatães que lhes vendiam qualquer coisa, de pílulas para tirar o mau-olhado até injeções que poderiam ser fatais. Meu pai sempre voltava dessas viagens com uma expressão de cansaço.

Naquela manhã em particular, depois de meu pai sair, acordei e vi uma movimentação incomum na nossa casa. Por alguma razão, várias mulheres — primas, vizinhas e parentes que eu chamava de "tias" — apareceram para falar com minha mãe e com minha avó, Baada. Muitas falavam baixo ou cochichavam, e claramente a conversa não era para os meus ouvidos.

— Por que você não vai brincar lá fora? — disse minha mãe quando me pegou tentando ouvir.

Apesar de ficar surpresa, fiquei mais que feliz em obedecer.

Naquela manhã em particular, uma das amigas da minha mãe apareceu lá em casa com uma mulher idosa estranha, que eu nunca tinha visto antes,

---

[*] Espécie de sarongue originário do subcontinente indiano, a *lunghi* é usada em regiões nas quais o calor e a umidade criam um clima desagradável para usar calças. (N. E.)

e uma ovelha recém-saída da engorda. Essas ovelhas só eram levadas para casa em dias de festa, e até onde eu sabia não era um dia de festa; por isso fiquei ainda mais confusa. Mais estranho ainda, minha mãe me disse para tomar um banho; e por isso imaginei que deveria vestir minhas melhores roupas.

— Não, não. Vista uma camisola limpa — recomendou.

"Que estranho", pensei. Igualmente estranho, minha cama estava afastada para um canto do quarto e havia uma esteira no chão. Alguém tinha posto um banquinho no corredor, e quando saí do banheiro encontrei um grupo de mulheres de pé esperando por mim. Sorri timidamente para elas, conjecturando sobre o que estaria acontecendo, e só então percebi, com uma pontada de fome, que ninguém tinha preparado nada para eu comer naquela manhã.

Assim que sentei no banquinho, seguindo as instruções, as amigas da minha mãe agarraram meus braços, enquanto outras levantaram a minha camisola e seguraram minhas pernas abertas. Uma mulher me segurou pela perna esquerda; e outra, pela perna direita, enquanto uma terceira me pegou pelo pescoço e me segurou pelos ombros. Numa operação bem planejada, que dependia de rapidez e surpresa, vi uma faca brilhando na luz da manhã que entrava pela janela e gritei quando a velha se agachou diante de mim e começou a cortar entre as minhas pernas.

Mais de sete décadas depois eu ainda me lembro da dor e revivo esse momento toda vez que penso a respeito. Senti a faca cortando a carne sensível das minhas partes íntimas e a viscosidade do meu sangue enquanto eu gritava e me debatia. Minha mãe e minha avó ficaram vendo minha provação, mas nenhuma delas veio em meu socorro. Ficaram ali paradas, ululando alegremente ao testemunhar o que chamamos de MGF, mutilação genital feminina — uma circuncisão bárbara e ritualística muito mais comum que vacinação no meu país —, criada para funcionar como um cinto de castidade de pele humana até a noite do meu casamento.

Devo ter desmaiado, pois me lembro de acordar física e emocionalmente exaurida, sem energia nenhuma. Ouvi um som horrível e ofegante saindo da minha garganta. A noção seguinte que tive foi que a velha costurava minha ferida com espinhos de acácia e um barbante que parecia um cadarço. A dor era insuportável. No que parecia um pesadelo, minhas pernas foram amarradas até as coxas e os quadris. As mulheres me levantaram no tapete descartável que absorvia meu sangue, estendido no chão do meu quarto para esse propósito. Tudo foi muito cuidadosamente planejado. A velha borrifou uma mistura de ervas, açúcar e uma gema de ovo cru na minha ferida aberta para formar uma espécie de crosta.

— O ovo vai tornar você fértil — falou com um sorriso desdentado. — E o açúcar vai deixar você doce.

Agora que sou enfermeira, não consigo deixar de pensar que a mistura era um meio perfeito para o desenvolvimento de bactérias, aplicada numa ferida aberta por uma mulher com as mãos sujas, com uma faca suja, usando trapos sujos. Foi uma coisa horrorosa na época, e ainda é horrorosa de lembrar.

Fiquei deitada no chão, sangrando e chorando de choque e dor, surpresa por ninguém ali se mostrar solidário. Não havia para quem chorar ou reclamar, inclusive minhas parentes de sangue. Pelo contrário, elas estavam felizes, festivas. A ovelha foi abatida no quintal e foi preparado um grande almoço, com muitas das nossas vizinhas convidadas para compartilhar a refeição especial em minha homenagem. A filha de Adan Ismail havia sido "purificada". E a família foi convidada a participar da festa de purificação e celebrar a ocasião. As mulheres que eu mais amava no mundo e que sempre achei que me protegeriam escolheram a dedo o dia da minha *gudniin*, ou circuncisão, quando sabiam que meu pai estaria fora da cidade. Ficaram assistindo enquanto eu passava por aquele ritual horrível sem anestesia. Elas me viram chutando. Elas ouviram meus gritos. Pagaram para que a carnificina fosse executada por alguém sem qualquer treinamento ou conhecimento médico.

Elas nunca me alertaram sobre o que estava prestes a acontecer, no que agora entendo ser uma conspiração de silêncio entre as somalis e outras mulheres que data de séculos atrás. Em vez de se horrorizarem com a brutalidade que havia sido feita comigo, elas se sentiram felizes e aliviadas por isso.

Como uma criança de oito anos, eu não conseguia entender.

Como uma mulher com mais de oitenta anos, ainda não consigo aceitar.

***

A lembrança seguinte que tenho foi de ouvir a voz do meu pai. Deve ter sido muito mais tarde naquela noite, quando ele voltou da floresta.

— Papai! Meu pai! — gritei, incapaz de me mexer por causa da dor, enquanto ele corria para me ver.

Segurando um lampião Tilley, ele olhou para mim e caiu de joelhos, sua figura curvada projetando uma enorme sombra na parede.

— O que elas fizeram com você, Shukri? O que elas fizeram com você?

Minha avó o repreendeu da porta, dizendo que aquilo não tinha nada a ver com ele e que não deveria interferir. As mulheres acreditavam genuinamente que, se eu fosse vista por um homem, isso poderia "contaminar" a minha purificação e impedir a ferida de cicatrizar, que a pele não fecharia e seria necessário um novo procedimento. Ignorando a própria mãe, meu pai desabou na esteira e me embalou em seus braços, deixando-me chorar até não haver mais lágrimas.

— *Aabo wey i qasheen!* — choraminguei. — Pai, elas me machucaram! Elas me cortaram!

Acho que vi lágrimas nos olhos do meu pai também. Pela primeira vez desde a minha incisão, eu tinha um aliado — alguém se mostrando solidário e que parecia estar sentindo quase tanta dor quanto eu.

Minha mãe entrou correndo.

— Deixa ela em paz, Adan! Não toque nela para não infeccionar. Você vai romper os pontos! — gritou.

Eu nunca tinha visto meu pai tão furioso.

— Como você pôde fazer isso? — disse com raiva. — Por que você tinha que fazer isso?

Pela expressão em seu rosto, acho que minha mãe de repente se sentiu muito envergonhada. Minha avó replicou que elas só tinham feito o que tinham de fazer. Lembro que ela usou a expressão "a coisa certa". Houve uma discussão terrível entre os três na sala ao lado; eu nunca tinha visto nada igual, algo que ficou para sempre associado àquele dia. Ouvir aquela briga e ver como meu pai estava furioso com o que havia acontecido comigo me deu um pouco de coragem e me fez perceber que aquilo não estava certo. Se meu pai tinha ficado irritado, o que fora feito comigo devia estar errado.

Em silêncio e com o maxilar contraído, ele voltou ao meu quarto com um copo de água, alguns analgésicos e uns panos para me limpar. Minha avó ficou dizendo para ele não me dar nada para beber, pois me faria urinar antes de a ferida fechar. A tradição o impedia de me examinar, esterilizar os cortes ou me fazer curativos cirúrgicos. Ele ficou furioso durante semanas e continuou a me apoiar o melhor que pôde de longe, mas nós dois sabíamos que era tarde demais para mudar o que havia sido feito.

Demorou muitos anos para eu descobrir exatamente o que o procedimento envolvia. A velha, que tinha o título espúrio de "assistente tradicional de parto", tinha amputado meu clitóris e os pequenos lábios com a faca e em seguida juntado as laterais dos meus lábios, removendo toda a pele até o períneo enquanto eu sangrava profusamente. Sem luvas cirúrgicas, ela ligou as bordas dobradas da minha vulva, ou grandes lábios, em carne viva, cobrindo minha vagina com uma espécie de capuz. Isso acabaria se juntando para formar uma camada resistente de tecido cicatrizado que obstruiria quase totalmente a abertura. O termo médico para isso é *infibulação*, e o que aquelas mulheres consideravam como uma "garota adequadamente infibulada" era a vagina não poder ser penetrada por nada mais largo que a cabeça de um palito de fósforo desde aquele dia até a noite do casamento. Isso significava que, sempre que eu urinasse e menstruasse, a urina e o sangue tinham de pingar de um orifício de aproximadamente 1,5 mm de largura.

Claro que eu não sabia nada disso quando criança. Simplesmente fiquei trancada e isolada no meu quarto, prisioneira da minha mãe e da minha avó, em agonia quando a ferida começou a fechar ao redor dos espinhos. O que mais machucava, no entanto, era a sensação avassaladora da traição. Isso mudou minha relação com elas para sempre. O costume ditava que eu continuasse deitada no chão por uma semana quase sem beber água até a ferida cicatrizar. Só comia um pouco de arroz branco com leite azedo ou iogurte, para me manter constipada por vários dias. Mas chegou o momento em que precisei esvaziar a bexiga; portanto, embora não confiasse mais na minha mãe, não tive escolha a não ser pedir sua ajuda. Ela e minha avó me carregaram até o banheiro e me deitaram no chão.

— Vamos lá. Pode urinar — disseram, como se fosse tão simples assim.

Dá para imaginar? Fiquei deitada no chão de cimento sujo e frio, as pernas amarradas para a ferida não abrir, mas a urina não descia. As duas despejaram água fria nos meus pés para me dar vontade, o que acabou funcionando, mas com uma dor lancinante. Gritei e tentei interromper o fluxo.

— Não para. Você precisa continuar — falaram.

Eu não acreditava. Parecia uma nova forma de tortura. Elas continuaram jogando água fria nos meus pés para me fazer recomeçar, e eu queria esvaziar totalmente a bexiga para nunca mais ter de suportar aquela dor. Àquela altura eu também não queria nunca mais beber nada, apesar de estar com muita sede, porque agora sabia da nova agonia provocada por uma bexiga cheia. Pouco sabia que, quanto mais concentrada a urina, maior a dor ao urinar. Por isso, beber mais água diminuiria a dor, mas ninguém me disse nada.

Assim como milhões de meninas somalis antes e depois de mim, passei um dia depois do outro no meu quartinho, separada do mundo e da humanidade. Todos os dias ouvia mulheres da vizinhança dizendo à minha mãe: "Parabéns, Marian, sua filha foi purificada". O que elas estavam purificando numa garota de oito anos, eu não faço ideia. Com o tempo, me acostumei a me virar de lado devagar para urinar, mesmo que ainda doesse horrivelmente. Depois de sete dias, as mulheres desamarraram as minhas pernas e as abriram devagar, causando novas dores. Removeram os espinhos para ver se a ferida tinha fechado, e graças aos deuses estava cicatrizada — provavelmente graças aos remédios do meu do pai. Em seguida, amarraram minhas pernas de novo para a ferida não abrir. Depois me fizeram levantar, ainda amarrada, e me ajudaram a dar um pequeno passo de cada vez. Senti-me muito zonza — tinha perdido muito sangue e estava deitada havia uma semana. Uma coisa de que ainda me lembro claramente é o cheiro horrível de suor, de urina e de sangue seco que emanava de mim, pois eu não me lavava havia dez dias. Era isso que elas chamavam de purificação?

As mulheres que cuidavam de mim continuavam dizendo: "*Inan baad tahay*, Edna", que significa "Agora você é uma jovem mulher". Eu não era mais uma *aruur*, uma criança. Com isso elas queriam dizer que eu estava pronta e preparada para ser considerada em casamento, ainda que na nossa cultura as meninas em geral não costumem se casar antes dos quinze anos (embora haja exceções). Agora uma virgem "purificada", eu seria educada para ser tímida e obediente, respeitosa e domesticada — uma perfeita esposa somali.

Afinal a ferida fechou um pouco mais e eu conseguia me lavar com muito cuidado. Elas me deixaram sentar, tiraram as ataduras das minhas pernas e me ajudaram a tomar banho. Disseram que eu estava curada. Psicologicamente, eu estava longe disso. Só então entendi por que as outras garotas do bairro tinham desaparecido por três ou quatro semanas e reaparecido pálidas e silenciosas. Assim como elas devem ter ficado, eu me sentia aterrorizada com a possibilidade de a ferida reabrir. Sentia-me totalmente sozinha, não queria ver ninguém nem sair.

— Cuidado, não se esforce muito porque, se a ferida abrir, nós vamos ter que fazer de novo — lembravam as mulheres do bairro quando finalmente me aventurei a sair. Pode apostar que eu passei a tomar muito cuidado depois disso.

A moleca Edna, aquela criança despreocupada e rebelde, não existia mais. Em seu lugar havia uma garotinha assustada, instruída a não falar sobre o que havia acontecido, o que só me deixava ainda mais distante. Enquanto meus amigos de ambos os sexos brincavam e cantavam, riam e faziam piadas, eu me sentia muito diferente. Toda vez que andava, espirrava ou tossia, lembrava-me do aviso que me enchia de pavor: "Nós vamos ter que fazer de novo".

Minha avó, Clara, sempre foi um apoio e uma aliada para mim, e eu tinha vontade de vê-la para me aninhar em seu abraço, mas ela estava em Borama. Quando foi nos fazer uma visita, minha ferida estava curada e eu já tinha sido doutrinada a jamais falar sobre o que havia acontecido comigo. Mais tarde, acabei entendendo que Clara também teria considerado minha mutilação absolutamente normal. A partir daquele dia, passei a olhar para todas as mulheres da minha família com certa desconfiança e até desprezo. Elas tinham conspirado contra mim, mentido e me desfigurado para sempre. Como eu poderia perdoá-las?

Nunca escrevi com detalhes ou falei sobre minha experiência com a circuncisão feminina antes. Não é fácil, mas chegou o momento, pois esse trauma da mutilação precisa parar. Todas as mulheres somalis precisam viver com essa lembrança e também com suas consequências físicas. Isso fica com você pela vida toda.

Claro que a ferida cicatriza e, aos poucos, você aprende a se comportar normalmente de novo. No fim, até o medo de acontecer algo e a ferida abrir diminui. Mas leva anos para voltar a confiar nas pessoas ou para se acostumar com a nova maneira de viver e urinar. Muitas adolescentes sofrem de infecções e dores frequentes. Algumas até precisam de cirurgia quando começam a menstruar por causa de bloqueios, e isso tem de ser feito de uma maneira específica e exige um certificado para provar que a virgindade da menina continua intacta e que ela e sua família não serão desonradas.

Eu sabia que o que fizeram comigo estava errado, mas não tinha ideia sobre o que fazer a respeito. Quase todas as mulheres que eu conhecia tinham passado pela mesma experiência, e praticamente todas as meninas mais novas que eu iriam passar por isso. Levei décadas para reunir coragem para fazer perguntas sobre essa prática, e muito anos mais para tomar a resolução de me manifestar contra.

Quis saber onde e como tudo começou e fiquei surpresa ao descobrir que esse ritual pagão antecede o islã e o cristianismo, remontando ao século v a.C. e ao tempo dos faraós. Em alguns países ainda é chamada de "circuncisão faraônica".

O rio Nilo é a força vital do Egito, e diz a história que o deus do rio era considerado o mais poderoso e precisava ser apaziguado. As virgens mais bonitas eram escolhidas para ser sacrificadas e jogadas no rio para se afogar. Era considerado uma honra para a família de uma menina ser favorecida pelo faraó para garantir a sobrevivência de seu povo, e, caso recusassem, o castigo era severo. Se o rio secasse ou inundasse as plantações, presumia-se que a garota escolhida não era uma verdadeira virgem, o que de alguma forma tinha deixado o deus irritado. Para garantir que todos os futuros "presentes" fossem apropriados, as meninas eram circuncidadas e suturadas e levadas aos templos para ficar sob a guarda de eunucos até a hora de serem mortas. Com o tempo, a prática foi adotada como uma cerimônia de iniciação pela maioria dos povos que viviam ao longo do Nilo Azul, que nasce na Etiópia e corre para o norte, em direção ao Egito e ao mar Mediterrâneo, juntando-se ao Nilo Branco, no Burundi. O costume atravessou o cinturão equatorial, passando pela tribo dos núbios e chegando aos etíopes, aos sudaneses, aos somalis e a dezesseis outros países da África e também a alguns da Ásia. A circuncisão feminina é, em grande parte, um acidente geográfico.

Mais tarde, mercadores de escravos adotaram seu uso para impedir que seus "artigos" femininos engravidassem (e as virgens também valiam mais dinheiro), e os pastores nômades também aceitaram a tradição como uma forma de controle populacional ou para "proteger" suas mulheres de estupro. Ainda é amplamente praticada por muçulmanos africanos, assim como por não muçulmanos, a oeste do mar Vermelho e do mar Arábico, em partes do sul do Quênia e da Tanzânia. Em alguns casos, é o ferreiro local quem faz o corte, e não uma parteira. Países do outro lado desses dois mares não fazem nada disso ou apenas derramam uma gota de sangue simbólica. Na verdade, não se trata de uma obrigação religiosa exigida por qualquer fé, mas basicamente uma tradição cultural de uma época em que as pessoas acreditavam em deuses dos rios.

Graças à ignorância e ao medo, a circuncisão feminina é agora uma prática generalizada, ainda realizada a cada ano em cerca de 3 milhões de meninas entre cinco e dez anos. No meu país, estima-se que a forma mais grave, como a praticada em mim, afete 76% da população feminina, uma tendência menor que os 100% da minha juventude e dos 98% de duas décadas atrás. Por causa da migração, a prática também está surgindo entre as comunidades de refugiados na Europa e na América do Norte, e os hospitais britânicos atualmente tratam de cerca de 9 mil casos por ano.

Por enquanto, gostaria enviar pensamentos reconfortantes para a menina aterrorizada de oito anos que eu era, tão confusa e traumatizada pela coisa hedionda feita com ela que até hoje ainda chora pela crueldade desse ato.

Quando voltei a Djibuti, no fim daquele verão, pude perceber pelo olhar de minha tia Cecilia que ela sabia o que havia sido feito comigo. Não que ela tivesse dito alguma coisa — nem mesmo um "sinto muito". Como eu estava aprendendo rapidamente, não dizer nada sobre MGF é considerado uma sabedoria entre o meu povo.

Anos se passaram antes de eu perceber que minha mãe e minha tia, como meninas somalis de uma família altamente respeitada, também tinham sido mutiladas, mas foram poupadas da infibulação mais radical como a minha, e que, na Somalilândia Francesa, Cecilia estava livre da pressão social e cultural de ter de "purificar" as filhas Rita, Madeleine e Gracie, todas intocadas. Eu fui a primeira filha da minha geração afetada. Minha irmã Asha nasceu em 1948 enquanto eu estava na escola, e tive esperança de que fosse poupada. Mas ela não teve essa sorte.

Agora sei que muitas vezes as famílias fazem isso por se sentirem envergonhadas com amigos e parentes alertando que suas filhas ficarão solteironas, pois "nenhum marido vai querer isso". Foi o que aconteceu com minha mãe, que se casou jovem e se mudou para um ambiente muito diferente do da sua infância. Ela queria desesperadamente se adaptar e ser vista como uma boa esposa muçulmana que fez a coisa certa por mim. Como filha mais velha do Doutor Adan, eu tinha que seguir um padrão moral impecável.

A pressão para se conformar não vem só dos adultos. As crianças aprendem o jargão e costumam dizer a uma garota "não cortada": "Fique longe de mim. Minha mãe disse que mim você ainda tem sua vergonha. Você não é *halal*". Mesmo sem saber o que o procedimento envolve, as meninas imploram para serem "purificadas" para ficarem iguais às suas amigas. É um mistério para elas, mas uma resposta natural de inocentes que também querem se encaixar. E, como em todos os países onde a circuncisão feminina é praticada, não depende da religião, pois acontece com todas as meninas, sejam cristãs, muçulmanas ou pagãs. Há pouca chance de escapar.

4

Djibuti, Somalilândia Francesa, 1947

VOLTAR À MINHA VIDA PARALELA em um lugar longe de casa fez parte do processo de cura, e me envolvi com a minha escola com novo fervor. Estive lá de 1946 a 1952 e adorei cada minuto, apesar de saber, com uma ponta de amargura, que quando voltasse à Somalilândia eu teria que parar de estudar.

Meu irmão Farah, que eu mal conhecia, mas que aos oito anos foi morar comigo na casa da tia Cecilia, tornou-se meu companheiro diário, de mãos dadas comigo todas as manhãs esperando o ônibus da escola. Ele se adaptou bem à nossa nova vida na Somalilândia Francesa, e com o tempo nos tornamos muito próximos.

Ainda voltávamos para casa todo verão, ficando algum tempo com meus pais e depois passando as férias com meus avós no interior. Assim que terminavam as aulas, eu e Farah partíamos de Djibuti para onde quer que meu pai estivesse trabalhando, numa viagem de três ou quatro dias. Em geral ele estava muito ocupado para nos buscar e mandava um parente, que às vezes também pegava outras crianças. Para nós, era a maior aventura: passávamos por árvores com cabras mordiscando gravetos, manadas de camelos e caravanas de burros em várias paisagens diferentes. Uma das viagens para casa demorou nove dias, por causa das fortes chuvas. Uma tia distante tinha nos arranjado lugares num caminhão que levava mercadorias para vender e ficou atolado na lama. Não havia telefone nem outros veículos na estrada; por isso todos tiveram que ajudar a desatolar o caminhão. Nossa família sabia que estávamos a caminho, mas, quando não chegamos no tempo esperado, eles ficaram muito preocupados. A única comida que tínhamos eram cebolas, sal, tamarindo e batata-doce, que assamos. Foi nessa viagem que aprendi que a casca da acácia pode ser fervida para fazer um chá chamado *asal*. Como fazia frio à noite, tomávamos o chá para nos aquecer. O *asal* também é bom para limpar ferimentos e esterilizar recipientes — um fato que registrei para uso posterior.

Eu e meu irmão não nos incomodamos de ficar atolados no meio do nada, porque tudo parecia uma aventura. O caminhão estava transportando muitas pessoas interessantes, de diferentes tribos, todas na carroceria cheia de mercadorias. Minha tia pagou um pouco mais para dormirmos na cabine à noite, por causa dos animais selvagens, mas eu e Farah queríamos ficar na carroceria, onde nossos companheiros de viagem se seguravam em cordas nas laterais, recitando poemas e cantando. Havia discussões e batalhas, havia amor, ciúmes e amizade. Tudo da vida estava lá.

Ansiosos para ficarmos com eles, eu e Farah cedíamos os nossos lugares para alguma idosa ou mãe com um filho pequeno. Minha tia elogiou nossa gentileza, sem nunca saber que só fazíamos isso para trocar de lugar e ficar ao ar livre sob as estrelas, sentir o cheiro de suor e fumaça de tabaco e nos emocionar com as histórias.

A vida para uma criança na África era uma grande aventura.

Sempre gostei de me reencontrar com meu pai, que às vezes tirava uma folga para nos levar para casa. Lembro que numa dessas vezes ele me deixou segurar no volante enquanto eu viajava no seu colo. Minha mãe gritava no banco de trás: "Não deixa a Edna dirigir, Adan. Ela vai matar todos nós!". Meu pai ria e prometia ir devagar, deixando-me conduzir o carro por quilômetros naquelas estradas esburacadas e despertando minha paixão por dirigir, que perdurou por toda a minha vida.

Foi nos primeiros verões depois da minha provação que comecei a ir com meu pai todos os dias ao hospital em Erigavo, a capital do Nordeste, onde ele morou e trabalhou num rodízio de dois anos. Eu o acompanhava até a porta, como fazia quando era pequena, mas agora entrava com ele, conversando e querendo ajudar. Sempre me senti muito mais feliz enrolando ataduras ou lavando os instrumentos médicos do meu pai do que descascando batatas para minha mãe. E, depois de várias catástrofes na cozinha, finalmente ela aceitou que talvez fosse melhor que eu não a ajudasse. Se tivéssemos visita e eu perguntasse se ela queria que eu fizesse alguma coisa, sua resposta seria: "Não, não! Hoje nós temos convidados", o que me dizia algo a respeito da sua opinião sobre minhas habilidades domésticas. Acho que minha mãe sempre achou que eu era uma boa filha para o meu pai, mas não para ela. Às vezes me dizia, irritada: "Você é igual ao seu pai!". Ela não fazia ideia de que era o melhor elogio que alguém poderia me fazer.

Quando papai voltava do trabalho para jantar, eu era a primeira a recebê-lo, e às vezes me oferecia para fazer algo de que ele gostava. Só Deus sabe como ficava o sabor, mas ele sempre fingia que estava delicioso e fazia uma grande festa comigo. A única coisa de que ele gostava, principalmente durante o Ramadã, era *labania*, um creme feito de arroz. Isso era eu quem fazia — um processo que durava um dia inteiro, pois na época não existia creme em pó. Primeiro eu deixava os grãos de arroz de molho até incharem; depois tinha que peneirar tudo e deixar numa bandeja para secar ao sol. Em seguida eu precisava mexer e peneirar várias vezes até virar pó e adicionar água aos poucos para não encaroçar. Enquanto cozinhava, eu adicionava cardamomo, açúcar e leite, despejava em pequenos pires e os deixava no peitoril da janela para solidificar, pois nós não tínhamos geladeira. Meu pai experimentava, sorria e dizia: "Hummm, está muuuito bom, Shukri! Só minha filha poderia ter feito isso. Foi você que fez? Eu sabia que tinha sido você!". Ele me fazia sentir como se eu fosse dona de um milhão de camelos.

Eu tinha doze anos na época do Ano da Poeira Vermelha, a pior seca em anos no nosso país, quando me tornei indispensável para meu pai no hospital de Erigavo. Não só ele aceitou minha ajuda, como também passou a confiar em mim, principalmente quando a seca e a fome exigiram muito do seu trabalho.

Há muito mais gente para tratar em tempos difíceis, não só os que estão morrendo de fome e sede. Carcaças de animais espalham-se pelas estradas e atraem moscas, que disseminam mais doenças. A fome compromete o sistema imunológico, o que diminui a resistência a doenças como a tuberculose. Cabelos escuros embranquecem devido à perda de pigmentação, a pele enruga e os tornozelos incham. As crianças sofrem de desnutrição calórica proteica, também conhecida como *kwashiorkor*, ou retenção de líquidos na barriga por causa do inchaço do baço e do fígado. As equipes militares de ajuda organizadas pela Grã-Bretanha e o Exército da Somália montaram enormes acampamentos no deserto para abrigar entre 30 e 40 mil pessoas carentes. Meu pai e os enfermeiros do Exército viajavam de um lado para outro para levar os mais doentes ao hospital para tratamento. Eles precisavam principalmente de água e comida — um pouco de cada vez, para não morrerem de diarreia. Nós os alimentamos com uma espécie de mingau ou arroz branco cozido e leite diluído. Se as veias não tivessem entrado em colapso, ministrávamos gotas de uma solução salina. Se as veias não aguentassem, aplicávamos injeções subcutâneas diariamente até o corpo conseguir absorvê-las.

Todas as manhãs meu pai me pedia para ajudar em alguma coisa. "Você vem comigo hoje?", pedia. "Estou com muitos pacientes para tratar e preciso da sua ajuda para fazer curativos." Ou: "Faça seu desjejum mais cedo amanhã. Eu preciso da sua ajuda num procedimento. Então se vista rápido e me encontre no quintal". Ele sabia que podia confiar em mim para lavar direito um instrumento cirúrgico ou para não deixar que fosse roubado. Éramos tão carentes de suprimentos que pedíamos para as famílias dos pacientes trazerem seus lençóis, os em uso e os antigos que não tivessem mais utilidade, que eu cortava para fazer ataduras. Eu ficava numa sala lateral com pilhas de lençóis listrados de todas as cores, rasgando e cortando nos tamanhos que meu pai precisasse. Todos os pacientes ambulatoriais também lavavam seus curativos e os traziam de volta para podermos fervê-los novamente e juntar com os novos. As ataduras especiais mandadas pela Inglaterra ficavam reservadas para cirurgias.

O hospital de um andar onde meu pai trabalhava tinha uma ala masculina, uma ala feminina, uma ala clínica, uma ala cirúrgica, um ambulatório e uma maternidade. Havia espaço para quarenta pacientes. Os bebês dormiam com as mães, pois não havia berçários e ninguém nem sabia o que era uma incubadora. Boa parte da equipe era analfabeta e pouco consciente, mas o prédio caiado de branco era limpo, embora meio depauperado, pois ainda era inspecionado pelos britânicos uma vez por ano.

Papai se esforçava muito realizando partos, fazendo pequenas cirurgias e reidratando pacientes. Muitas vezes ficava restringido pelo costume no nosso país de que qualquer cirurgia ou procedimento para salvar uma mulher tinha que ser previamente aprovado pelo parente de sexo masculino mais próximo ou por quem fosse financeiramente responsável por ela. Conseguir essa aprovação de famílias nômades espalhadas em lugares remotos era muito difícil; às vezes impossível. Era também muito prejudicado pela falta de suprimentos, pois o que os britânicos forneciam nunca era suficiente, e em tempos de crise a demanda aumentava. Estava sempre mandando telegramas pedindo soro ou agulhas, mais parafina, pavios e lampiões. Desesperado, às vezes vestia suas melhores roupas e ia pessoalmente ao comissário distrital para pedir o que precisava.

Eu só tinha permissão para ajudar meu pai na enfermaria do ambulatório, nunca perto da sala de parto. Uma menina somali não podia saber nada sobre os segredos do corpo feminino. Se meu pai estivesse fora visitando os nômades, eu tinha permissão para entrar em outras alas para supervisionar os pacientes que mais o preocupavam, ajudar os auxiliares e seguir as inúmeras instruções da sua lista.

Minha mãe sempre se opunha:

— Por que você tem que ir ao hospital de novo, Edna? O que você sabe sobre os doentes? Você vai acabar matando alguém! — vociferava.

— Eu não vou matar ninguém. Só vou cuidar para que a equipe esteja fazendo o que precisa ser feito.

— E como você sabe o que eles precisam fazer?

— Eu sigo o que papai me escreve num pedaço de papel que ele deixa comigo.

Nunca lhe ocorreu que ela também poderia me ajudar ou arrumar um emprego. Era uma mulher inteligente e bem formada, criada em outro país, falava diversas línguas e poderia facilmente trabalhar como intérprete ou tradutora. Mas preferia ficar em casa e ser influenciada pelas amigas somalis sobre como uma esposa deveria se comportar.

***

Quando concluí meus estudos em Djibuti, depois de seis anos, voltei para casa na Somalilândia, orgulhosa pelo meu *Certificat d'Études Primaires*. Eu tinha me saído muito bem, mas aos catorze anos só podia conjecturar sobre o que me esperava a seguir. A educação formal em Djibuti não ia além da escola primária, então não havia motivo para eu ficar mais, e algumas razões urgentes exigiam que eu voltasse para casa.

A maioria das meninas somalis se casa entre os quinze e os dezoito anos, e, se continuarem solteiras muito tempo depois disso, elas não só são consideradas solteiras como também desafortunadas. Os casamentos costumam ser arranjados entre as famílias; não ocorrem por amor. As influências tribais ainda são importantes, e as meninas se casam na própria tribo ou com alguém de alguma tribo compatível para estabelecer novas alianças. Eu era uma adolescente ingênua, não pensava em casamento e não sabia nada sobre sexo. Qualquer coisa relacionada às minhas partes íntimas me parecia abominável depois do meu corte, e eu não conseguia aceitar a ideia de qualquer tipo de intimidade. Gostava de ir aos casamentos dos meus primos e de outros membros da família, com suas várias cerimônias, danças e festas, mas me intrigava a ideia de que os homens somalis podiam ter até quatro esposas, por ter sido criada numa família monogâmica, o que era incomum.

Em vez de meninos, meu objetivo era me aperfeiçoar nos idiomas que eu falava. Apesar de ser fluente em francês, naquela época meu inglês era ruim, principalmente minha pronúncia. Então meu pai contratou um professor para me ensinar a maneira correta de dizer as coisas, que me fez estudar dicção e ler em voz alta. Equipada com essa habilidade e com o incentivo de meu pai, aceitei correndo a oferta de trabalhar por seis meses como intérprete para uma médica britânica chamada dra. Ashe, na Clínica Ruth Fisher, em Hargeisa. Era uma clínica só para mulheres, construída pela esposa do governador, em 1945, e com uma equipe feminina, para incentivar as mulheres somalis — proibidas de consultar um médico — a irem ao hospital se estivessem doentes ou grávidas.

A dra. Ashe era obstetra, casada com um colega médico, e sempre foi muito boa comigo. Fui contratada no ambulatório para servir de intérprete para mulheres e crianças doentes no período da manhã. Eu não conhecia os termos médicos dos diversos problemas clínicos, nem os pacientes, mas eu descrevia os sintomas e a médica dizia: "Ah, sim, isso me parece celulite infecciosa". Ou: "Acho que você pode estar com eczema". Em todos os casos, se fosse necessária uma cirurgia, as pacientes do sexo feminino precisavam obter permissão do homem chefe da família, que muitas vezes atrasava e complicava os tratamentos. Então eu tinha que ajudar com isso também. Muitas vezes a dra. Ashe era chamada para algum parto difícil, e eu também era convocada. Normalmente eu tinha que ficar longe, mas foi assim que presenciei meus primeiros nascimentos, e não havia tempo para me sentir chocada com aquilo. O que mais me impressionou foi o quanto a dra. Ashe era respeitosa e profissional, e como se empenhava para manter a mãe e o bebê vivos. Foi trabalhando ao lado dela que fiquei sabendo que os dois principais assassinos de mulheres grávidas no meu país são a pobreza e a ignorância. Uma mulher pobre e nômade podia ter começado a ter filhos na floresta ainda adolescente e já estar no vigésimo filho aos trinta e poucos anos, sem nunca ter tido um atendimento médico ou justiça social adequada. Se começasse a sangrar durante uma gravidez, o mais provável era que morresse, a menos que seus parentes conseguissem levá-la a um hospital.

Um dia eu estava trabalhando com a dra. Ashe quando trouxeram uma mulher que não conhecíamos que tivera problemas para dar à luz em casa — o que era um caso comum. Ela deu à luz o bebê, mas sofreu uma hemorragia grave que deixou um rastro de sangue pegajoso na sala de espera. A dra. Ashe não perdeu a calma, mas disse que precisávamos levá-la com urgência ao centro cirúrgico do Hospital de Hargeisa. Apesar das transfusões e de outras medidas, a jovem mãe morreu. A doutora ficou muito irritada, mas, mantendo a postura respeitosa, me agradeceu por ajudar a tentar salvar a vida da mãe. Ela fez eu me sentir importante naquela equação, aguçando minha vontade de trabalhar na área da saúde.

Quando o primeiro internato para meninas foi inaugurado, em fevereiro de 1953, na cidade de Burao, a quase duzentos quilômetros de distância, a dra. Ashe me surpreendeu ao recomendar ao meu pai que me mandasse para lá como aluna e monitora.

— Edna não devia perder tempo trabalhando como intérprete — explicou. — Ela tem capacidade de fazer algo melhor. Pode morar no alojamento das professoras e continuar sua educação secundária.

Havia duas professoras britânicas na escola de Burao que não falavam somali e uma professora somali que falava inglês, mas não muito bem. Elas precisavam de alguém que se comunicasse nos dois idiomas; por isso fui selecionada como uma das duas alunas e monitoras designadas naquele ano. O acordo era que a equipe me desse aulas particulares depois do horário escolar. Era a única opção disponível se eu quisesse ir mais longe.

Morei quase dois anos em Burao, trabalhando como intérprete pela manhã e frequentando as aulas com as primeiras 27 alunas da nova escola. Também comecei a ganhar meu primeiro salário, que chegava a trinta xelins da África Oriental por mês, mais casa e comida. Eu me sentia rica. Todas as tardes, eu tinha três ou quatro horas de aulas de matemática, inglês e biologia de nível superior — todas as disciplinas em que eu precisaria passar para um dia me tornar assistente médica de meu pai. Precisei tomar essas lições sozinha, pois era considerado impróprio ficar junto com os meninos do ensino médio para os quais o meu professor também dava aula.

As autoridades britânicas estabeleceram um esquema de bolsas de estudo que selecionava os melhores alunos do protetorado para cursar o ensino médio e obter uma formação profissional em outros países. Muitos adolescentes já tinham sido enviados para Áden, Sudão, Quênia e Reino Unido para estudar diversos assuntos, de engenharia a política, entre eles vários membros da minha tribo e um menino do meu bairro, Hassan Kayd, que tinha estudado na prestigiada academia militar de Sandhurst, na Grã-Bretanha. Todos os anos, um representante do Gabinete Colonial Britânico vinha à Somalilândia para entrevistar e avaliar potenciais candidatos a uma bolsa de estudos, e em 1953 os professores de Burao incluíram meu nome na lista — a primeira garota da Somalilândia a se candidatar.

A chegada da representante britânica, miss Udell, nunca esquecerei o nome dela, foi um grande acontecimento no nosso sistema educacional. Fizeram até uma contagem regressiva para a chegada dela. Foi como a visita de um membro da realeza, e os professores nos prepararam bem com exames simulados e entrevistas encenadas. Primeiro ela avaliou os exames da

Escola Secundária Sheikh e entrevistou os garotos que tiveram as melhores notas; depois foi a Burao para avaliar um pequeno número de garotos para os exames da bolsa de estudos — eu entre eles. Com dezesseis anos, mais ou menos um metro e meio de altura e pesando cinquenta quilos, eu era a única menina. Havia um supervisor para os meninos e um supervisor só para mim, em uma sala separada. O Gabinete Colonial deve ter ponderado sobre a decisão de miss Udell de me deixar fazer o exame e questionado se eu representava um bom retorno para os contribuintes britânicos.

Para minha surpresa, passei com louvor. Meu pai ficou muito orgulhoso de mim quando eu contei, mas havia outros problemas além do meu gênero. Eu ainda estava estudando para tirar meu certificado do ensino médio, tinha um forte sotaque francês e precisava melhorar meu inglês. Além disso, era muito pequena e magra para a minha idade, apesar de ser capaz de comer uma montanha. Miss Udell considerou todos esses fatores e decidiu que, apesar de ter passado e ter boas notas gerais, eu era jovem demais para ser mandada para o exterior.

— Até o ano que vem, Edna — disse ela com um sorriso encorajador.

No ano seguinte, quando ela voltou à Somalilândia, eu já tinha crescido um pouco e vivenciado mais um ano de aprendizado e ensino. Passei no exame mais uma vez e mal pude acreditar quando ela me disse que eu havia ganhado uma bolsa para estudar na Inglaterra. Tive que preencher vários formulários, mas, quando vi a pergunta que me pedia para indicar meu curso preferido, respondi "enfermagem" sem hesitar nem por um momento.

Houve mais um obstáculo a ser superado antes de eu poder ir para Londres. As autoridades precisavam encontrar outra garota para ser minha companheira de estudos. A candidata mais qualificada da região era Jessica Joseph Raymond, de um internato missionário em Áden, que também queria ser enfermeira. O pai dela era meio indiano, e a mãe, meio galesa. Jessica era uma jovem encantadora; uma somali realmente cosmopolita e a companheira ideal para alguém como eu, que nunca tinha viajado para além de Djibuti.

5

JESSICA E EU VOAMOS para a Inglaterra em outubro de 1954. Eu tinha dezessete anos, ela era três meses mais nova. Parti para minha grande aventura deixando tudo o que conhecia para trás. Eu nunca tinha viajado de avião, por isso fiquei empolgada com nosso percurso no DC-3 via Áden, Cartum, Cairo e Atenas, com outros oito jovens somalis também selecionados para uma bolsa de estudos.

Desde o momento em que chegamos ao aeroporto de Heathrow e fomos recebidos por representantes do consulado britânico e do Gabinete Colonial, todos fomos muito bem tratados. Os meninos somalis se mostraram muito solícitos conosco, mas ansiosos para que eu e Jessica fôssemos mandadas a outro lugar para não morarmos com eles. Tradicionalmente, os bolsistas ficavam hospedados numa pensão com alunos mais velhos há mais tempo no Reino Unido, que podiam ajudá-los a se adaptar. O fato de eu e Jessica sermos meninas era uma novidade, e eles não sabiam o que fazer conosco; por isso fomos alojadas numa casa de família. Nossa nova casa ficava em Balham, no sul de Londres, e pertencia a uma família chamada Rodgers. O pai trabalhava como carteiro, e o casal alugava os quartos do segundo andar. Eu e Jessica dividíamos um quarto, e havia um inquilino no outro. Os Rodgers foram muito acolhedores e nos apresentaram seus filhos, Gillian, Jacqueline e Roger, que eram quase da nossa idade e foram muito simpáticos com aquelas duas garotas estranhas que vieram morar com eles.

A primeira coisa que me surpreendeu na Inglaterra foi o clima frio e úmido. Eu tinha lido Dickens e as irmãs Brontë, por isso já esperava a chuva e a neblina do outono, mas não aquele frio úmido. Meu vocabulário em inglês logo aumentou com palavras como *neblina* e *geada*, *neve* e *granizo*. Também escurecia muito mais cedo que na Somalilândia, onde o sol nasce e se põe mais ou menos na mesma hora o ano todo. Não tínhamos televisão na Somalilândia, mas íamos ao cinema; então tínhamos uma ideia geral de como era Londres. A grande cidade era muito maior do que eu imaginava, com muitos automóveis. O que mais me chocou foram as escadas rolantes e os elevadores, que eu nunca tinha visto e tive medo de usar no início.

Talvez a experiência inicial mais memorável em Londres tenha sido ter tanto dinheiro só para mim. O Gabinete Colonial nos pagava um subsídio de 33 libras por mês para cobrir nosso aluguel, café da manhã e jantar, fornecidos pela sra. Rodgers. Podíamos almoçar na faculdade e guardar o restante do dinheiro para passagens de ônibus, de trem e outras despesas. Eles também deram cinquenta libras a cada uma para comprar roupas adequadas para o inverno britânico. Cinquenta libras eram uma pequena fortuna. Mal podíamos acreditar na nossa sorte. Um amigo da família de Jessica se ofereceu para nos levar para fazer compras, o que nos deixou animadas até ele nos levar à Woolworths e a lojas de roupas do Exército e da Marinha, onde insistia para comprarmos sapatos, capas de chuva e chapéus idênticos. Concordamos relutantemente, mas guardamos algum dinheiro e, no dia seguinte, saímos sozinhas para ir ao West End.

Oxford Street foi como um El Dorado para nós; ficamos muito impressionadas com a beleza, o brilho e a maciez de todas aquelas roupas. Gastamos quase tudo que restava da nossa mesada em blusas pouco práticas para usar e roupas bobas cheias de babados totalmente inapropriadas. A única experiência assustadora do nosso grande dia foi pegar o metrô. Eu já tinha visto trens em Djibuti, mas nunca havia entrado em nenhum. Não sabia que eles podiam entrar no subsolo, e isso me deixou morrendo de medo de o teto desabar ou acontecer uma inundação. Até hoje prefiro andar de ônibus em vez de metrô.

Em poucos dias fiquei sem dinheiro para pagar as passagens de trem ou de ônibus, mas sabia que não podia pedir nada aos Rodgers. Jessica tinha uma tia em Cardiff que a ajudou, mas eu não tinha ninguém; então fui a uma agência dos correios e mandei um telegrama para o meu pai.

> *Querido papai.* PT. *Preciso urgentemente de dinheiro para passagem de ônibus.* PT. *Por favor mande dinheiro.* PT. *Shukri.*

A resposta chegou com uma rapidez surpreendente.

> *Não desperdice seu dinheiro mandando telegramas.* PT. *Vire-se com o que você recebe.* PT.

Na época eu fiquei furiosa. Meu pai era um homem rico para os padrões da Somália. Estava construindo a própria casa — foi o primeiro somali a ter permissão para comprar um terreno na exclusiva área residencial europeia. Mas se recusava a mandar uns trocados para me ajudar na passagem de ônibus. Agora sei que era a coisa mais certa que ele podia ter feito, e graças a Adan Ismail sempre vivi de acordo com minhas posses. Constrangida, tive que pedir dinheiro emprestado e andar a pé em vez de pegar o ônibus até receber o subsídio do mês seguinte. Foi quando comecei a economizar: a melhor lição que aprendi com meu pai.

Como eu ainda não tinha dezoito anos, não pude me inscrever de imediato num programa de enfermagem, apesar de me achar preparada para isso, o que não era verdade. Minha bolsa incluía dois anos de estudos preparatórios que me permitiram concluir o ensino médio e um programa de pré-enfermagem na Escola Politécnica de Borough, em Elephant & Castle, no sul de Londres. Eu e Jessica começamos juntas na "poli", onde eu era a única garota negra da classe (por ser mestiça, Jessica tinha a pele muito mais clara que a minha).

Apesar de me destacar fisicamente, não me senti diferente e logo fiz amizades. Era popular entre os professores e adorava estudar, menos economia doméstica, matéria em que precisávamos preparar pãezinhos e um assado no domingo — coisas que nunca faria na Somalilândia. Se ao menos eles me pedissem para fazer creme de arroz! Assim como em Djibuti, meu maior desafio era o idioma. Jessica falava inglês bem melhor do que eu, pois tinha feito o curso básico, mas logo peguei o jeito.

A maioria absoluta dos estudantes era branca, de forma que eu era procurada como modelo pelos estudantes de arte para praticar pigmentação e tons de pele. Um dos professores da politécnica também lecionava num estúdio em St. John's Wood e me pagava uma libra por sessão, mais minha passagem de ônibus para ir até lá uma vez por semana. Os alunos só desenhavam as minhas mãos, aprendendo a misturar as cores para obter meu tom específico de marrom. Pode ter sido incomum para a época, mas honestamente não me lembro de ter sentido nenhum racismo em Londres. Eu era mais uma curiosidade que uma ameaça, como no dia em que estava no ônibus e uma mulher se sentou à minha frente com o filho. A criança não conseguia tirar os olhos do meu cabelo.

— Posso ganhar uma boneca preta no Natal? — perguntou afinal à mãe.

Eu não falei nada, mas a mulher ficou nitidamente envergonhada, ainda mais quando eu disse alguma coisa ao bilheteiro e a criança emendou:

— E que também fale desse jeito?

Diante da expressão horrorizada da mãe, eu sorri.

— E eu também sei cantar!

Os olhos da criança quase saltaram das órbitas, mas acho que isso deixou todo mundo à vontade.

Mais tarde, quando já trabalhava como enfermeira, as senhoras de idade pareciam especialmente fascinadas comigo, mas sempre foram educadas. Esfregavam minha mão nos lençóis brancos, para ver se minha cor apagava, ou faziam perguntas sobre a vida na África.

— Diga uma coisa, querida, vocês têm casas na África? — perguntou uma aposentada depois de me agradecer por ajudá-la.

Disfarcei minha surpresa e respondi que sim, que tínhamos. Era uma pergunta que me faziam com muita frequência, e acabei arranjando uma resposta que costumava evitar novas perguntas: "Por que teríamos casa se temos árvores para nos pendurar?". Talvez a pergunta mais estranha de todas fosse: "É verdade que os africanos têm rabo?". Fiquei tão chocada que respondi: "Sim, mas o meu foi cortado". Ao ver uma enfermeira nigeriana trabalhando do outro lado da ala, eu sugeri: "Por que você não pergunta se ela ainda tem o dela?".

Além da família Rodgers, eu e Jessica também estávamos sob a supervisão benigna de um tutor do Gabinete Colonial, o coronel William Vernon

Crook, recém-aposentado de seu cargo de diretor do Departamento de Assuntos da África Oriental e de Áden. O coronel, que tinha uma filha da nossa idade e uma irmã solteira chamada Mouse, acolheu a mim e a Jessica sob sua asa. Ele tinha um chalé à beira do Tâmisa, onde mantinha um barco, e ele e a família nos levaram em cruzeiros pelo rio até Kew Gardens para ver as plantas tropicais. Ele nos apresentou à horticultura e nos levou ao Festival de Flores de Chelsea, um evento anual com a presença da rainha, que se não fosse por ele nunca teríamos conhecido. Não sei se as premiadas rosas do coronel chegaram a Chelsea, mas aquele simpático senhor com um bigode em forma de guidom de bicicleta me inspirou um amor pelo cultivo de plantas que continua até hoje.

Por volta dessa época eu arranjei um emprego de meio período para falar sobre a vida no Reino Unido para a BBC, que tinha uma estação transmissora em Berbera com um programa diário em somali com notícias e eventos na África Oriental. O programa sempre exigia novos assuntos e recrutava novos colaboradores, para evitar repetições. Alguém numa festa me perguntou se eu gostaria de contribuir, pois eles estavam querendo vozes femininas para um público feminino. Eu disse que não sabia como, mas eles me apresentaram a uma mulher que me ensinou a falar devagar ao microfone, respirar direito e nunca mexer nos papéis que lia. Um produtor e um editor me orientavam e minhas resenhas sobre eventos culturais britânicos não eram ao vivo, para eles poderem corrigir meus muitos erros.

Para minha grande alegria, ganhei ingressos para a exposição *Ideal Home*, no Olympia, para o balé no teatro Sadler's Wells e para concertos no Royal Festival Hall, para falar sobre eles ao meu povo. Também fazia as narrações femininas para alguns programas regulares de entretenimento, como o *1001 Nights*. Um dos meus colegas era um cadete do Exército da Somália chamado Abdullahi Said Abby, um jovem simpático que estava em treinamento em Londres e eu sempre encontrava em recepções. A BBC me pagava cinco guinéus por cada roteiro escrito para mim, e um extra se eu mesma escrevesse o roteiro. Era muito dinheiro para uma estudante naqueles dias. Se eu gravasse dois ou três programas ao mesmo tempo, levaria para casa quinze guinéus, quando uma estudante de enfermagem recebia somente oito guinéus por mês. Trabalhar na BBC me ajudou a pagar aulas numa autoescola (algo que não me deixariam fazer em casa) e me permitiu passar férias em Amsterdã, em Paris e no Tirol austríaco com amigos.

A maior emoção no meu trabalho para a BBC foi quando meu pai me ouviu pelo rádio e escreveu imediatamente para expressar sua surpresa e seu orgulho. "Como você arranja tempo no meio dos seus estudos?", perguntou. Minha mãe, que só escrevia no fim das muitas cartas dele um "Com amor, mamãe", não fez nenhum comentário.

Os departamentos e as salas de aula na Politécnica de Borough eram enormes, e eu tive que me acostumar a estar rodeada por centenas de adolescentes que estudavam em vários cursos preparatórios, de odontologia a medicina, de engenharia a hotelaria. Esses dois anos foram uma grande experiência e me obrigaram a desenvolver melhores hábitos de estudo. Durante esse período eu me preparei para o exame preliminar de enfermagem e também concluí o equivalente ao primeiro ano letivo da Escola de Enfermagem. Isso me eximiu de um semestre no programa de enfermagem quando fui admitida.

Um dia por semana éramos levadas para uma experiência prática no Hospital para Crianças Victorian Belgrave, perto do estádio de críquete Oval, em Kennington, no sul de Londres. Em enfermarias enormes e eficientes, diferentes de tudo o que vira na Somalilândia, eu trabalhava ao lado das enfermeiras dando banho em bebês, dando de mamar e trocando fraldas, lendo para as crianças mais velhas e ajudando com os medicamentos. Fazia parte do nosso trabalho tirar os pacientes mais saudáveis do leito e levá-los à janela ou à sacada de grade de ferro para tomar um pouco de ar fresco. Eram cuidados básicos e descomplicados, que nos isentavam de responsabilidade caso fizéssemos algo perigoso. Eu tinha realizado trabalhos de enfermagem muito mais práticos para o meu pai e me sentia ansiosa para fazer mais, porém ainda não tinha idade nem experiência para isso.

Mas meus primeiros anos em Londres não foram só de trabalho — longe disso. Eu e Jessica às vezes fazíamos travessuras. No último sábado de cada mês havia bailes estudantis, conhecidos como *hops*. Como estávamos nos anos 1950, a música era principalmente o swing e o jazz, com cantores como Doris Day, Rosemary Clooney, Perry Como, Frank Sinatra e Dean Martin. Apesar de ter ouvido os discos da minha mãe quando era pequena, foi em Londres que realmente descobri a música. Comprei meu primeiro toca-discos, um Grundig de segunda mão, e passava um tempão fuçando os álbuns de Ella Fitzgerald e de Louis Armstrong em lojas de discos. Cheguei até a ficar na fila para ver Harry Belafonte se apresentar no Hammersmith Palais. Algumas de nós também aprendemos a dançar para nos exibirmos nos *hops*. A partir daí, dançar se tornou meu passatempo favorito. Com minha cintura fina acentuada por uma anágua de tule e meu cabelo preso num coque apertado, aprendi a dançar tango, swing, foxtrote e rumba.

O departamento de música fornecia os músicos para esses eventos, e os estudantes de hotelaria preparavam a comida e vendiam as bebidas, de modo que toda a faculdade se envolvia. Dançar dá muita sede, e uma noite eu e Jessica gastamos tanto com suco de laranja que ficamos sem dinheiro para voltar para casa de metrô. Começamos a andar, mas não tínhamos ideia de para que lado ir. Os Rodgers tinham nos dito que, se algum dia tivéssemos algum problema, deveríamos procurar um policial; por isso saímos andando à procura de um *bobby*, até encontrarmos uma dupla patrulhando. Sempre levávamos um pedaço de papel com o nosso endereço — Ramsden Road, nº 137 — que mostramos a eles e explicamos que estávamos perdidas.

— Meu Deus, vocês estão muito longe de casa! — exclamou um deles.
— Só um momento.

O policial foi até uma cabine telefônica, ligou para a delegacia e, antes que percebêssemos, uma viatura chegou para pegar as duas garotas "perdidas" — que na verdade não estavam perdidas — e levá-las até Balham. Chegamos por volta da uma da manhã. Um policial tocou a campainha (acordando a casa toda) e nos entregou aos Rodgers.

— Nós encontramos essas duas crianças abandonadas — disse.

O sr. Rodgers agradeceu a gentileza, e todos fomos dormir. Muito descaradamente, depois disso fizemos mais uma tentativa de usar a Polícia Metropolitana como uma espécie de serviço de táxi particular. Chegamos a transformar isso numa brincadeira, andando quilômetros em busca de diferentes policiais para nos levar para casa. Mas a notícia acabou se espalhando.

— Agora já chega — disseram os pobres policiais, por fim.

Depois do meu primeiro Natal em Londres, participei de um baile de Ano-Novo para estudantes estrangeiros e suas famílias anfitriãs, organizado pelo Conselho Britânico. O evento foi animado por uma grande banda e muita dança. Não me lembro do local, mas me lembro bem do homem bonito que veio me tirar para dançar.

— De onde você é? — perguntou enquanto dançávamos.
— Da Somalilândia — respondi.
Ele parou de dançar e olhou para mim.
Dei risada.
— Por quê? Você não sabe onde fica a Somalilândia?
Ele meneou a cabeça, incrédulo.
— Sei, sim. Eu também sou da Somalilândia.
Foi minha vez de ficar chocada.
— Não! Então... Qu-quem é você? — gaguejei. Eu achava que conhecia todos os estudantes da Somalilândia, mas lá estava um somali que nunca tinha visto.
— Bem, quem é você? — rebateu.
— Eu sou Edna Adan Ismail — falei, sabendo que a menção do nome do meu pai sempre impressionava alguém do meu país. Funcionou. Ele mal podia acreditar e disse que era um parente próximo da minha mãe. O nome dele era Mohamed, o filho de 26 anos de Haji Ibrahim Egal, cuja família eu conhecia. Passei a noite toda dançando com ele depois disso, e quando nos despedimos eu dei a ele meu endereço e meu número de telefone.

No dia seguinte, o primeiro buquê que recebi na vida foi entregue na Ramsden Road. O enorme ramalhete de rosas, vindo de um homem bonito e mais velho, causou uma impressão e tanto numa garota ingênua de dezessete anos. O cartão dizia:

Obrigado pela noite maravilhosa. Você percebe que nós fizemos história — provavelmente os primeiros somalis a dançarem juntos na Inglaterra?

Mohamed.

A sra. Rodgers arranjou um vaso para pôr minhas flores, e durante várias semanas elas enfeitaram a nossa sala de estar. Eu não era uma pessoa muito romântica, e nunca tinha saído com nenhum garoto a não ser em grupo. Era muito apaixonada pelo meu trabalho para ter tempo para romances, e de qualquer forma a tradição somali era de não se "envolver com essas coisas" até se casar. Não que eu pudesse fazer isso — minha circuncisão facilitava essa decisão —, e qualquer garoto que violasse a filha de Adan Dhakhtar Ismail e tirasse minha virgindade seria considerado um estuprador, com terríveis repercussões para sua família. Haveria vinganças e rebeliões, pois esse era um código de ética que não podia ser desobedecido.

Alguns dias depois, Mohamed me convidou para jantar e eu aceitei. Para minha surpresa, ele chegou em um carro esportivo conversível. Foi a primeira impressão que tive de seu gosto por coisas caras e vistosas; mas aí me lembrei de que o pai dele era um dos homens mais ricos da Somalilândia. Todos os vizinhos espiaram pela janela, e eu quase podia ver as cortinas se mexendo quando subi no MG vermelho. Tivemos uma noite adorável, e depois disso ele me levou para jantar algumas vezes, mas então simplesmente desapareceu. Nunca mais tive notícias dele. A sra. Rodgers perguntava: "O que aconteceu com aquele jovem simpático que mandou flores?". Eu não tinha o que responder, pois não sabia o que havia acontecido com ele. Nós não brigamos, não discutimos. Ele simplesmente sumiu. Demorou quase um ano para ficar sabendo que o pai dele havia sofrido um AVC e que ele tinha voltado para a Somalilândia às pressas. Como único filho sobrevivente de uma mãe que engravidou dezoito vezes e perdeu o outro filho por uma picada de cobra, era dever de Mohamed estar ao seu lado. Haji Ibrahim Egal morreu seis meses depois, e Mohamed assumiu o comando dos negócios da família, esquecendo-se de escrever para uma garota para quem havia mandado flores em Londres.

Depois de um ano com os Rodgers, eu e Jessica nos despedimos com muito carinho e nos mudamos para uma pensão dirigida por freiras na rua The Boltons, nº 24, perto da Old Brompton Road, em Kensington. O lugar hospedava principalmente meninas ricas do exterior que eram estudantes de arte. Era um belo edifício de estuque branco com quartos individuais e uma sala de jantar comum. Ficava numa parte muito elegante da cidade, perto da estação e com um serviço de ônibus mais regular. Nós adorávamos morar lá, e quando não estávamos trabalhando íamos ao cinema ou saíamos para dançar com amigos. Lembro que um dos filmes de que mais gostei chamava-se *O mundo de Suzie Wong*, estrelado pelo galã de Hollywood William Holden. Uma vez por semana tínhamos reuniões sociais em que cada uma era convidada para falar sobre as nossas culturas. Eu e Jessica aprendemos tudo sobre Irlanda, Gâmbia, China, Índia, Portugal e Finlândia com as outras garotas antes de chegar nossa vez de envergar o vestido nômade tradicional da Somália — seis metros de tecido branco sem costura usado mais ou menos como um sári e enfeitado com contas de âmbar — e cantar músicas somalis. Foi uma ótima maneira de quebrar o gelo.

  Era muito divertido morar no centro cosmopolita de Londres. Fui muito bem recebida e curti muito minha nova liberdade. Porém, apesar das festas e das brincadeiras, continuei sendo uma aluna aplicada e passei em todos os meus exames — inclusive de anatomia e fisiologia — com boas notas. Na verdade eu me saí tão bem que meus professores disseram que poderia pensar em mudar de enfermagem para medicina, mas fiquei indecisa e resolvi me aconselhar com meu pai na próxima vez que voltasse para casa. Os anos anteriores tinham resultado em mudanças muito importantes, mas eu ainda tinha dezoito anos, vivia num mundo muito diferente e estava prestes a começar meus estudos de enfermagem. Não era mais uma garotinha assustada, confusa pelos mistérios da vida e segurando a mão do meu pai. Era uma jovem mulher fazendo o que queria, à beira da carreira que havia escolhido. Eu tinha uma vida boa.

No verão de 1956, voltei para casa pela primeira vez em dois anos. Era um dos compromissos do Gabinete Colonial, e muito aguardado por todos nós que havíamos ficado tanto tempo fora.

  Tudo me pareceu menor do que eu lembrava, mas era bom estar de volta. Senti muita saudade do curry picante e da pimenta-malagueta. A comida de Londres parecia muito suave em comparação com a nossa culinária, de influência indiana. Também senti saudade do meu irmão, Farah, e da minha irmã mais nova, Asha, então com oito anos. Gostaria de que minha avó Clara ainda estivesse viva para poder ir a Borama e tomar leite de vaca, mas o rebanho tinha sido vendido havia muito tempo e ela morrera de câncer no útero antes de eu partir para a Grã-Bretanha. Acima de tudo, eu queria ver meu pai. Na época ele já tinha terminado de construir sua casa — uma das primeiras em Hargeisa a ter eletricidade e telefone (conectado a uma central) — e tinha até um automóvel. Pela primeira vez em sua vida profissional, ele não dependia mais do governo britânico para acomodação ou transporte. Meus pais estavam orgulhosos de mim, ou pelo menos meu pai. Minha mãe nunca falou muito e tenho certeza de que preferia que eu desistisse do meu sonho, voltasse para casa e me assentasse. O comentário que ela mais repetia era: "Eu me casei com um marido louco, e ele me deu uma filha louca".

Fiquei encantada ao saber que minha prima Gracie, de Djibuti, iria passar o verão conosco. Ela era só oito meses mais nova que eu e tínhamos sido colegas na escola, e adorei reencontrá-la e saber todas as notícias da tia Cecilia e do resto da família. Tendo tido uma liberdade ilimitada na Grã--Bretanha, me tornei mais independente que antes, e eu e Gracie saíamos sozinhas, despreocupadas e sem acompanhantes, como se morássemos em Londres ou em Djibuti. Tomei o cuidado de não incomodar minha mãe, pois sabia que meu comportamento iria causar estranheza entre seus amigos e familiares, mas também sabia o quanto era importante continuar fiel a mim mesma. Na verdade, eu quase nunca ficava em casa, por conta de todos os convites que recebia, muitos de britânicos por causa do status de meu pai, mas também porque as autoridades queriam ter certeza de que não tinham desperdiçado seu dinheiro me mandando para o exterior. Sentiram-se aliviados ao ver uma jovem que se vestia como eles e que falava seu idioma e contentes em saber que eu estava me saindo bem.

No entanto, a reação das mulheres somalis não poderia ter sido menos animadora. Todas expressaram sua opinião, e os primos, vizinhos, amigas e tias de minha mãe estavam sempre me lembrando de que, como mulher, eu não precisava aprender a ser nada na vida. O resto da minha família se mostrou preocupado principalmente com a honra da tribo e foi logo me alertando que eu estava comprometendo a mim e ao resto do clã. "Se você continuar trabalhando e vivendo como uma ocidental, nunca será considerada digna de um casamento", diziam. "Isso vai refletir mal nas mulheres da nossa família, principalmente na sua mãe, que vai ser severamente julgada por não ter preparado você para se casar e ter uma vida doméstica."

Eu estava tão comprometida com meus estudos que nada que alguém pudesse dizer poderia me abalar. No que me dizia respeito, minha única decisão era escolher entre enfermagem e medicina. Esse dilema surgiu após a conclusão do meu primeiro ano do curso de pré-enfermagem, quando o coronel Crook me chamou para conversar.

— Olha, Edna, você está tendo boas notas, seus professores a respeitam e todos estão muito felizes com seu progresso. Dado o seu desempenho, convém saber que nós poderíamos mudar sua bolsa de estudos de enfermagem para medicina — disse, depois de examinar minuciosamente cópias de todas as minhas notas e relatórios dos supervisores.

Minha nossa, eu era uma adolescente e meu cérebro ainda estava crescendo! Considerei seriamente a proposta, mas disse a mim mesma: "Medicina? Isso vai me tomar mais uns seis ou sete anos. Meu Deus, eu vou ser uma velha quando me formar! É muito tempo. Vou continuar com a enfermagem".

O coronel Crook me aconselhou a pensar a respeito, e desconfio de que esperava que eu discutisse isso com meu pai quando fosse para casa. Meu instinto me dizia que meu pai responderia: "Medicina, é claro", e eu não queria sofrer essa pressão. Por isso, no fim, nem cheguei a perguntar nada para ele.

— Então, o que vai ser, enfermagem ou medicina? — perguntou o coronel Crook quando retornei a Londres.

— Enfermagem — respondi, decidida.

— Tem certeza? Você falou sobre isso com a sua família?

— Eu não preciso discutir isso com ninguém. A vida é minha, e é esta a minha decisão. É o que quero fazer.

6

Londres, Inglaterra, 1956

OS ANOS MAIS FELIZES da minha juventude foram os que passei estudando enfermagem. Desde que me entendo por gente, sempre sonhei em vestir um uniforme e uma touca e me tornar a assistente eficiente e bem treinada de que meu pai tanto precisava, num hospital digno do nome dele. Finalmente a primeira parte do meu sonho estava se tornando realidade.

Quando chegou a hora de me candidatar à escola de enfermagem, escolhi o Hospital West London, em Hammersmith, e fui aceita para um curso de três anos, com uma série de rodízios por toda Londres e pelos arredores da capital. Saí da The Boltons e fui morar na muito menos sofisticada Casa das Enfermeiras Abercorn, na Hammersmith Road, um prédio inaugurado no fim da Primeira Guerra Mundial. Estava esperando havia tanto tempo para começar meus estudos que me sentia pronta para qualquer coisa. Sabia que o curso seria difícil e que levaria muitos anos para me tornar uma enfermeira experiente, mas era o que eu queria, mais do que qualquer coisa no mundo. Sou uma acumuladora por natureza, e gosto especialmente de acumular conhecimento. Durante toda a minha vida absorvi novas informações, novas palavras, novas experiências, e essa — eu estava confiante — seria uma das mais grandiosas de todas.

Uma coisa que não eu esperava era que, antes de começar o curso, teria que passar por um exame médico. Parte do exame envolvia uma análise de urina. Os resultados indicaram que eu tinha uma contagem de glóbulos brancos anormalmente alta, o que poderia ser um sinal de alguma infecção ou contaminação. Para saber com certeza que eu não sofria de uma doença renal, eles pediram uma amostra de urina coletada por um cateter estéril. Em pânico, e sabendo que por causa da minha infibulação eu não poderia fornecer essa amostra da maneira normal, eu me recusei. A enfermeira responsável logo supôs que eu tivesse uma doença sexualmente transmissível ou alguma outra infecção.

— Se você não fizer esse exame, não vai poder estudar enfermagem — disse bruscamente.

Fiquei mortificada, sem saber o que fazer. Eu nunca tinha falado com ninguém a respeito da minha incisão nem sabia na época que outras mulheres também haviam passado pelo processo. Por conta disso, eu estava a um exame de urina de ser rejeitada no curso pelo qual tinha esperado toda a minha vida — a primeira vez que me vi diante das consequências do que fora feito comigo. Percebendo o quanto fiquei perturbada, uma enfermeira júnior me levou até um canto.

— Diga a verdade, Edna. Você tem alguma infecção? — falou.

Fiz que não com a cabeça, enxugando minhas lágrimas.

— Está recusando o cateter por ter alguma obstrução? — perguntou delicadamente.

Olhei para ela, chocada. Como ela sabia? Só consegui deduzir que ela já tinha visto aquele problema antes.

Concordei com a cabeça.

Ela deu um tapinha na minha mão.

— Não vou pedir para você me mostrar. Vou acreditar na sua palavra.

De alguma forma ela conseguiu que meu exame médico prosseguisse com uma amostra de urina, uma radiografia e um exame de sangue, e sou eternamente grata a essa mulher. Eu não sabia na época, mas depois descobri que, por causa da cobertura de pele da uretra em garotas que foram cortadas, a urina ricocheteia na barreira artificial e volta à vagina, descascando células mortas. Isso significa que, em geral, a urina contém mais glóbulos brancos, o que pode ser sinal de uma infecção. Essa estagnação do fluxo menstrual, da urina e das secreções normais dissemina infecções e pode interferir na fertilidade. Felizmente meu exame deu negativo, e eu pude continuar meus estudos de enfermagem.

Assim que me matriculei, meu nome criou meu próximo problema, pois fui incorretamente registrada como enfermeira Adan, em vez de enfermeira Ismail, o que me levou a fazer dupla com a enfermeira Adams, que era terrivelmente propensa a acidentes. Quando eles corrigiram o erro administrativo, passei a fazer dupla com a enfermeira Harrison, a aluna mais brilhante de todas nós. Tive que trabalhar muito para competir com alguém com tanto talento, mas ela foi uma das que mais me motivaram a me aperfeiçoar.

Não que tudo tenha sido fácil. Como qualquer novata, cometi minha parcela de erros, principalmente quando se tratava de entender as nuances da língua inglesa. Para começar, entrei num rodízio de seis semanas entre os setores para ter um gostinho de tudo, desde ortopedia a pacientes ambulatoriais. Nos meus primeiros dias numa ala cirúrgica, meu supervisor me pediu um *especial* em um homem que tinha acabado de remover o apêndice e estava voltando da anestesia. Era o termo usado para dedicar um cuidado especial a um paciente.

As cortinas do leito estavam fechadas, e quando me aproximei pude ver que ele estava muito zonzo e desorientado. Naquela época os pacientes inalavam muito clorofórmio e éter nas cirurgias, o que os deixava enjoados e agitados. Foi o meu primeiro caso de semiconsciência, e fiquei muito nervosa.

— Ah, enfermeira, minhas tripas! O que você fez com as minhas tripas? — perguntou o homem, com um forte sotaque *cockney*, assim que me viu.

Eu não fazia ideia do que ele estava falando, pois não sabia o significado da palavra *tripas*. Imaginei que fosse algo de valor, como um anel de casamento, os óculos ou talvez a dentadura — o tipo de coisa que os pacientes sempre procuram. Tentei tranquilizá-lo dizendo que as tripas dele estavam guardadas e comecei a olhar em volta para ver onde poderiam estar. Não havia nada de óbvio no leito ou na mesa de cabeceira; então abri o armário para ver se conseguia encontrar o que ele queria. Nesse momento, a supervisora voltou e me viu vasculhando os pertences pessoais de um paciente delirante.

— Que diabos você está fazendo, enfermeira? — perguntou.

— Estou procurando as tripas dele — respondi com a maior seriedade. — O paciente está muito preocupado com isso, e eu estava procurando para ele.

Nunca vou esquecer a expressão dela. Desde aquele dia fiquei conhecida naquela ala não como enfermeira Ismail ou enfermeira Somali, mas como enfermeira Tripas. Demorou muito tempo para o episódio ser esquecido.

Em outra ocasião, um paciente me pediu para ir buscar o caviar que um amigo havia trazido para ele, guardado na geladeira da sala dos funcionários. Eu não tinha ideia do que era caviar e fui procurar, mas não encontrei nada. Disse que não estava lá e ele fez uma cena. Só mais tarde percebi que aquela coisa preta e fedida que eu tinha jogado fora naquela manhã achando que estava estragada era o caríssimo Beluga de dar água na boca que todo mundo estava procurando.

Meu caso mais assustador aconteceu quando eu estava no turno da noite na ala cirúrgica do último andar do Hospital West London. Era uma ala com cerca de vinte leitos, e eu me sentei ao balcão da enfermeira no outro extremo, com uma luminária dirigida para os meus livros para não incomodar os pacientes. Um deles havia feito recentemente uma prostatectomia e estava num leito perto da janela. O dreno da bexiga tinha grampos de metal que batiam no frasco ou na lateral da cama, emitindo um som estridente sempre que ele se mexia. Eu ainda estivesse no meu turno quando ouvi o barulho familiar e desconfiei de que ele estivesse se virando. Apontei a luminária na direção dele para verificar, mas não vi nada de mais; por isso aumentei a luz para dar uma última olhada.

Para meu horror, vi que ele tinha saído da cama e aberto a janela e que estava com um pé no peitoril, como se fosse pular. Corri o mais rápido que pude e agarrei o paciente pelo pé, mas ele era um homem grande, e eu sabia que não conseguiria aguentar seu peso. Gritei por socorro, e outro paciente pulou da cama e me ajudou a puxá-lo para dentro.

— Eu não vou demorar, enfermeira. Volto num minuto — continuou dizendo, delirante.

Ele não fazia ideia de que estava no último andar e que teria morrido. E eu seria fuzilada ao amanhecer. Felizmente, a vida como estudante de enfermagem nem sempre era tão problemática e no geral era animada e divertida. Eu me envolvi totalmente nas experiências de todos os novos setores em que atendi, fazendo anotações mentais quando via algum aspecto que admirasse — como um sistema de esterilização eficiente — ou que desaprovasse, como pouca iluminação ou um layout pouco funcional. Estava determinada a fazer com que o hospital que um dia construiria para meu pai tivesse apenas o melhor.

Pouco depois me inscrevi para um estágio numa clínica para tratamento de doenças sexualmente transmissíveis. Era algo que meu pai tinha estudado, e uma coisa muito importante na Somalilândia, onde ele costumava tratar muita gente com gonorreia e sífilis. Tive uma ótima professora em West London chamada miss Markham, que se tornou uma de minhas mentoras. Quando pedi para fazer um estágio na clínica de DST, ela me olhou com curiosidade e perguntou por quê. A maioria das pessoas não se apresentava voluntariamente para essa experiência, e acho que ela deve ter se perguntado se eu tinha alguma DST.

— Eu preciso saber como cuidar desse tipo de paciente no meu país — respondi sem hesitar. — Meu pai trata pessoas com gonorreia e sífilis com bastante frequência.

Eu ainda era jovem, mas precisava pensar no futuro e imaginar com o que estaria lidando quando começasse a trabalhar ao lado do meu pai. Miss Markham entendeu e atendeu meu pedido.

A clínica de DST era movimentada e ficava aberta do início da manhã até muito tarde da noite. Cada paciente tinha um número; não conhecíamos suas identidades nem seus nomes. Tudo era muito discreto e no anonimato. As pessoas iam tomar penicilina ou outras injeções num cubículo privativo para manter sua privacidade, para que ninguém os visse ou os reconhecesse. Elas costumavam vir antes ou depois do trabalho. Naqueles dias ainda não existia a aids, graças a Deus, mas havia úlceras genitais e vários outros problemas desagradáveis. Ninguém imaginaria que aquelas pessoas inteligentes, de ternos e vestidos elegantes e com empregos regulares tivessem doenças tão angustiantes. Eu sabia muito pouco sobre homossexualidade ou sobre homens que namoravam homens quando cheguei àquela clínica, mas aprendi logo, e isso foi realmente uma grande surpresa.

O estágio em DST foi uma grande experiência para mim e mais um teste para minha resistência. Foram duas semanas de eficiência e discrição, que se mostraram inestimáveis nos anos subsequentes. Aprendi muito na clínica de DST, e uma das coisas mais importantes foi a necessidade de ser meticulosa na esterilização dos instrumentos e sempre usar luvas e máscara, para não contrair nenhuma doença e transmiti-la a outra pessoa.

Quando ganhei minha faixa do segundo ano, meu estágio fora do West London foi um período de três meses no Hospital St. Mark's, na City, especializado em doenças do reto e do cólon. Lá aprendi tudo sobre colostomias e hemorroidas, em pacientes jovens e idosos. Depois, no meu terceiro ano, fui mandada ao Hospital Clare Hall, em South Mimms, Hertfordshire, onde meu pai também havia estudado. Aquele lugar deprimente, com cerca de quinhentos pacientes no meio do nada, foi o de que menos gostei enquanto trabalhei como enfermeira. De um hospital de isolamento, inaugurado em 1800 por uma instituição de caridade para tratar os pobres com varíola, o Clare Hall tornou-se um centro especializado em pacientes com tuberculose e câncer de pulmão terminal.

A tuberculose é um grande problema nos países em desenvolvimento, hoje em dia agravada pela aids. Muitos pacientes com o sistema imunológico comprometido contraem tuberculose, definida como "uma doença oportunista". A taxa de mortalidade nos anos 1950 era excepcionalmente alta — por volta de 40%. O tratamento era um processo longo e tedioso, em que os pacientes tinham que passar pelo menos dezoito meses num sanatório. Acreditava-se que precisassem de ar fresco, por isso eram internados em unidades abertas de atendimento de emergência do pós-guerra ou em clínicas de pronto atendimento e até dormiam lá (enrolados em cobertores) durante o inverno. Havia poucas evidências de que isso ajudasse, mas ninguém sabia ao certo e parecia fazer sentido.

Todas as enfermeiras precisavam ser vacinadas e usar máscara o tempo todo para trabalhar naquele grande edifício, que parecia saído de um romance de Dickens. Situado num terreno imenso com árvores e lagos, era composto por prédios para diferentes categorias de pacientes, cada um localizado de acordo com o estado de recuperação. Os mais infecciosos ficavam a certa distância dos outros, e os que estavam quase prontos para voltar para casa recebiam tarefas para mantê-los ocupados, como transportar livros da biblioteca, ajudar as enfermeiras a enrolar gaze ou fazer bolas de algodão para injeções.

Todos os domingos nós tínhamos de limpar as enfermarias, o que significava esfregar o chão e as paredes. Cada paciente tinha o próprio termômetro, guardado num tubo de ensaio embebido em álcool pendurado perto da cama. Num desses dias, minha tarefa foi lavar e esterilizar todos os termômetros e guardá-los em novos tubos de ensaio com álcool. Simples. Recolhi todos e deixei-os sob água morna corrente numa bacia, como havia aprendido. Mas uma colega entrou e começou a falar comigo. Distraída, deixei a torneira aberta por muito tempo, até a água esquentar demais e trincar os termômetros. Mortificada, coloquei tudo numa bandeja e levei para a enfermeira-chefe para contar o que havia acontecido.

— Bem, quantos você quebrou? — perguntou ela.

— Todos os dezesseis.

— O quê? Como você conseguiu fazer isso? Ninguém nunca quebrou dezesseis termômetros aqui! Você não sabe que água quente quebra termômetros, enfermeira?

— Sim, mas eu não estava prestando atenção. Foi um acidente. Desculpe.

Continuou insistindo no assunto, dizendo que não tolerava acidentes desse tipo na enfermaria dela. Eu deveria ter continuado a me desculpar, mas resolvi me oferecer para pagar os termômetros do meu bolso, o que a fez corar.

— Como se atreve? Você acha que pode cometer um erro e simplesmente consertar com dinheiro? E se você cometer um erro fatal ou com uma dosagem? Como vai pagar por isso?

Disse que não me queria mais na ala dela e me encaminhou para minha chefe-geral, a Matrona, para ser transferida. Apavorada que aquilo pudesse ser o fim da minha carreira, corri para meu quarto para trocar o avental (ninguém se apresentava à Matrona com um avental sujo) e me preparei para admitir o meu erro. Foi avisada de que eu estava a caminho e andei até o escritório dela como se fosse uma prisioneira condenada pelo hospital, achando que todo mundo, do carregador à secretária, me olhava como se eu fosse um monstro. Imaginei que estavam dizendo: "Aquela é a garota que quebrou dezesseis termômetros!". Ninguém tinha cometido tamanho crime em toda a história do Clare Hall.

A Matrona me repreendeu de um jeito que se mostrou ser meu primeiro e último aviso. Meu dia de folga foi cancelado; eu teria que pagar pelo meu erro em tempo e dinheiro e fui alertada para ter mais cuidado no futuro. A partir desse dia eu segurava os termômetros como se fossem borboletas que poderiam se esfacelar nos meus dedos. Até hoje digo aos meus alunos para tomarem cuidado, pois termômetros são muito mais difíceis de serem substituídos na Somalilândia.

A maioria dos nossos pacientes no Clare Hall eram homens, muitos dos quais tinham lutado na guerra. Vinham de todas as classes sociais, e a maioria era formada por fumantes inveterados, como era a norma na época. Muitas vezes tínhamos de confiscar cigarros e fósforos trazidos pelos parentes. Os que estavam morrendo de câncer de pulmão sabiam que não tinham chance de sobreviver, pois não havia radioterapia nem quimioterapia; somente cuidados paliativos. Todos nós sabíamos o que aconteceria com eles, o que tornava tudo ainda mais deprimente.

    A pior parte do trabalho no Clare Hall, no entanto, era o tratamento que tínhamos de administrar aos pacientes com tuberculose, muitos dos quais contraíram o bacilo numa época em que as vacinas não eram tão comuns. A maioria precisava tomar um punhado de comprimidos todos os dias, além de dolorosas injeções intramusculares diárias do antibiótico estreptomicina nas nádegas. Esses homens estavam magros, quase descarnados, e nossas agulhas, muito usadas e fervidas, ficavam rombudas e espetavam os ossos do quadril e os faziam chorar de dor. Surgiam abscessos nos locais das injeções, piorando ainda mais a aplicação seguinte. Eu odiava essa tarefa mais do que qualquer outra, mas não podia me abster. Após meses de tratamento, em geral os homens ficavam deprimidos e desesperançosos. Por mais que eu tentasse conversar e levantar o moral, eles não reagiam. Como se isso já não fosse bastante funesto, o hospital — que diziam ser assombrado pelo fantasma da "dama cinzenta", uma freira apaixonada que se afogou na lagoa — ficava a quilômetros de distância de tudo, e era quase impossível tirar uma folga. Ir até Londres e voltar implicava caminhar por uma estrada escura no meio das plantações e fazer um trajeto complicado de ônibus e metrô. Sempre havia bois ou cavalos bufando e grunhindo atrás dos arbustos altos, principalmente no trajeto noturno da volta, o que era particularmente assustador para uma garota da África, onde qualquer animal podia ser potencialmente letal.

Todas as enfermeiras moravam num bloco residencial. Por alguma razão eu fui a única designada para um quarto no andar térreo, ao lado das enfermeiras e das irmãs da equipe sênior. Minha janela dava para um gramado agradável. Assim que os quartos foram distribuídos, de repente descobri que era muito popular.

— Nós temos um quarto no térreo! — exultou uma das minhas colegas.

— Nós? — perguntei. — Como assim nós? É um quartinho individual, e eu não estou com ninguém.

Elas explicaram que havia uma regra que estabelecia que qualquer uma com um quarto no térreo tinha que deixar as outras passarem por ele depois do toque de recolher à meia-noite, quando a porta da frente era trancada. Como eu quase nunca saía do prédio, isso acabou sendo um incômodo, pois minhas amigas estavam sempre entrando e saindo. Depois de algumas semanas, estipulei que todas voltassem ao mesmo tempo, para não me acordarem a toda hora. Também tirei minha cama de baixo da janela para não pisarem em mim. Noite após noite, elas entravam escondidas, cochichando "Obrigada, Edna", antes de se esgueirarem escada acima.

Uma noite elas me convidaram para ir junto. Passamos uma noite maravilhosa, com um jantar e um filme na Odeon Leicester Square, antes de pegar o metrô até High Barnet para a longa jornada de volta pelas plantações, dando risada por todo o caminho. Chegamos ao hospital depois da meia-noite, mas eu tinha deixado minha janela destrancada. O problema foi que eu não reconheci qual era a minha janela, pois nunca tinha feito aquilo antes. Assim que vi uma janela, deduzi que seria a única e fui a primeira a entrar. As meninas me ajudaram a subir, mas, quando pisei numa cama, eu soube imediatamente que aquele não poderia ser o meu quarto. Antes de conseguir voltar atrás, ouvi uma mulher gritando: "O que é isso? Quem está aí? Ladrão! Ladrão! Estuprador! Estuprador! Socorro! Socorro!". Fui agarrada com firmeza pelo tornozelo e não conseguia me libertar, por mais que tentasse. Enquanto lutava, as meninas lá fora pensaram que eu ia cair e me empurraram para dentro, e percebi que quem estava gritando e chorando era uma das freiras. De alguma forma consegui me livrar de suas garras e sair. Antes de a confusão aumentar, corremos para a janela certa, abrimos a cortina e entramos como ovelhas pulando uma cerca.

Enquanto as garotas fugiam pela escada antes que as luzes se acendessem, a irmã da porta ao lado continuava gritando sobre o ataque do estuprador. Totalmente vestida, entrei embaixo das cobertas e fingi que estava dormindo. A freira da noite passou batendo em todas as portas:

— Tudo bem, enfermeira? Tranquem as portas e janelas. Tem um estuprador por aí.

Quando os seguranças entraram no meu quarto para ver se estávamos bem, eu ainda estava enrolada nas cobertas.

— Apaguem a luz, por favor — murmurei. — Eu estou tentando dormir.

Na manhã seguinte a notícia correu por todo o hospital. Um "grande estuprador musculoso" tentou abusar de uma freira que bravamente o repeliu. Eu e as garotas tivemos que conter o riso. O braço musculoso com o qual ela dizia ter lutado era na verdade meu tornozelo, magro como um rolo de gaze. Desnecessário dizer que depois dessa noite ninguém mais usou minha janela, para frustração de todas.

Uma de minhas colegas, a enfermeira Adams (a desajeitada com quem fiz dupla no começo), teve uma experiência muito pior no Clare Hall. Todas as manhãs nós dávamos aos homens uma caneca, uma tigela e um pouco de água quente para eles se lavarem e fazerem a barba. Fechávamos as cortinas até eles concluírem suas abluções e perguntávamos se haviam terminado para podermos recolher tudo. Um dos pacientes de Adams, um doente terminal de quarenta e poucos anos, não respondeu, e ela abriu a cortina para ver se ele havia terminado. Para seu horror, viu que o paciente tinha cortado os pulsos com a navalha e estava sangrando na bacia. Ela deu um grito, mas o homem falou: "Fique onde está, enfermeira! Não chegue perto de mim!". Quando ela correu para pegar a navalha, ele cortou a própria garganta.

Os poucos pacientes que conseguiam se mover pularam dos leitos e acorreram para ajudá-la. Tiraram a navalha da mão dele para poder cuidar dos ferimentos. Adams segurou-o pelos pulsos e tentou estancar o sangramento, mas ele tinha perdido tanto sangue que já era tarde demais. Já tinha sofrido o suficiente. Quando a polícia chegou, o paciente estava morto; e Adams, em estado de choque. Isso só piorou minha já penosa experiência no Clare, e fiquei muito feliz quando meus três meses terminaram. Escrevi e perguntei ao meu pai sobre o tempo que tinha passado lá, mas ele disse que tivera uma experiência bem diferente, que nada de ruim tinha acontecido. Tive que trabalhar muitos anos em enfermagem para entender que os médicos não veem as coisas da mesma maneira que as enfermeiras. Eles não vivenciam a realidade. Realizam suas rondas e fazem algumas perguntas e só veem o lado clínico: "Quanto está a contagem no sangue?"; "O que disseram os resultados do laboratório?"; "Certo, faça isso ou cuide daquilo". E seguem em frente.

Nós, enfermeiras, estamos na linha de frente, atendemos os pacientes todos os dias. Registramos seus humores, depressões, pequenos contratempos ou melhoras. Sabemos se estão tristes ou preocupados. Vemos como se comportam de maneira diferente nas visitas dos parentes, tentando parecer corajosos. Como enfermeira, você não pode deixar de se envolver com a parte emocional da vida dos seus pacientes. Fica tão envolvida com os problemas diários que quase estabelece uma conspiração silenciosa contra os médicos. O lado emocional é muito importante. Se você não conseguir lidar com isso, não deve trabalhar com enfermagem. No Hospital Clare Hall eu aprendi que ninguém pode ser uma boa enfermeira se não tiver compaixão e um lado humano.

O estágio de que mais gostei foi em cirurgia. Acho que o que mais me atraiu foi a eficiência. O trabalho num centro cirúrgico é rápido e limpo, e tudo acontecia em uma atmosfera decisiva. Havia um começo, um meio e um fim. Você localizava o problema, cortava, consertava, fechava e mandava o paciente de volta à enfermaria. Havia um sentimento de realização muito gratificante, diferente de tudo o que eu tinha experimentado até então.

A enfermeira-chefe responsável por todo o complexo cirúrgico do Hospital West London era uma mulher chamada Theresa Monk, que assinava o nome como T. Monk, e as estudantes deram a ela o apelido de Monja Tigre. Ela se tornou minha heroína, mesmo sem nunca ter entendido direito meu nome. Comandava aquelas salas de cirurgia como se fossem um navio. Nos seus cinquenta e poucos anos, era ágil, experiente e autoritária. Adivinhava as necessidades dos cirurgiões (que também tinham medo dela) e estava no controle de tudo. Era também tão exigente e implacável que as estudantes de enfermagem diziam que ser designada para trabalhar com ela era como cumprir uma pena de prisão. O equipamento tinha que estar perfeito; os instrumentos, absolutamente esterilizados; e o paciente, adequadamente preparado. Muitas meninas passavam noites sem dormir quando tinham de trabalhar com ela numa cirurgia, e algumas ficavam tão nervosas em sua presença que cometiam erros terríveis.

Eu não a achava nada intimidante. Na minha cabeça ela era a melhor supervisora com quem já tinha trabalhado e um grande exemplo de mulher. Com exceção de minha tia Cecilia, era a primeira vez que via isso funcionar numa mulher. A Monja Tigre era tão competente no comando que seu setor era decisivo em questões de vida e morte. Nunca levantava a voz, mas a gente sempre sabia quando ela não gostava de alguma coisa, e mantinha sua equipe pisando em ovos.

— Como você tem coragem de deixar esse instrumento sujo aqui, enfermeira? — repreendia, os olhos fixos numa infeliz enfermeira novata. — Você não podia ter aberto esse fórceps para limpar no meio? Não sabe o perigo que isso representa para um paciente? Se é assim que quer cuidar das coisas, é melhor ir trabalhar num açougue. Nós somos pagas para salvar vidas, não para matar os pacientes.

Meu pai adotava uma maneira muito mais delicada para treinar sua equipe, mas a Monja Tigre tinha algo que eu admirava demais. Havia apenas uma maneira de fazer as coisas: a maneira dela. Tudo o que me dizia para fazer, eu fazia o melhor que podia. Não tinha medo dela e estava sempre querendo trabalhar ao seu lado para aprender alguma coisa. Talvez por isso logo me tornei o bichinho de estimação da professora. Monja Tigre me deixava ajudá-la, e quando via que eu tinha pegado o jeito, ela tirava as luvas:

— Você está indo muito bem, enfermeira, pode continuar. — Afastava-se e me deixava instrumentalizando o cirurgião enquanto ficava de olho em mim à distância. Foi assim que fui treinada e passei a adorar o centro cirúrgico.

A partir de então, comecei a acompanhar as novas postagens da agenda de cirurgias. Se houvesse um aneurisma da aorta de emergência, mesmo que fosse no meu dia de folga, eu pedia para participar, pois sabia que não era algo que pudesse ser visto todos os dias. Havia muito poucas estudantes que perderiam o dia de folga da semana para assistir a uma operação. Acho que a enfermeira Monk gostou do meu entusiasmo, pois começou a me informar quando havia uma esplenectomia, uma nefrectomia (extração de um rim) ou uma operação de tumor cerebral e me deixava ajudar. Ela mostrou confiança e acreditou em mim, o que aumentou em muito o meu moral.

O melhor de tudo foi que eu comecei a fazer parte da equipe cirúrgica. Quando a enfermeira-chefe precisava de alguma coisa ("pegue um categute número 1"), eu sabia onde estava. Se deixasse cair um instrumento, eu pegava outro limpo. Ajudava em operações menores, como amigdalectomias, apendicectomias e cirurgias de hérnia, e ficava maravilhada ao ver a mesa ser preparada por profissionais que se baseavam num diagrama preciso de onde cada instrumento deveria ser colocado. Aprendi que, se você se concentrasse no seu trabalho e gostasse dele tanto quanto eu, realmente não havia como errar.

Até hoje sinto falta do silêncio e da precisão de um centro cirúrgico. A atmosfera é diferente de qualquer outra. Não há tensão, apenas profissionalismo. O que aqueles cirurgiões faziam era um milagre da medicina que me deixava maravilhada. Foi então que fiquei mais tentada a mudar para a medicina, mas a Monja Tigre me ensinou o suficiente. Foi quem me moldou profissionalmente, e graças a ela fiquei em segundo lugar em enfermagem cirúrgica (depois da enfermeira Harrison, é claro). Resolvi que precisaria ter uma Monja Tigre no meu hospital. Puxa, o que meu pai não daria por alguém como ela na Somalilândia!

É claro que nem todas as operações correm bem, que alguns pacientes não podem ser salvos. Mesmo os que acordam da anestesia não sabem realmente o que aconteceu na sala ou o quanto estiveram perto da morte. Como enfermeira, você os acompanha durante o pós-operatório e, se tudo correr bem, vê quando eles voltam para casa. Mas às vezes acontece uma infecção, um ataque cardíaco ou algo dá errado, e eles morrem antes de você conseguir correr até o telefone. Eu estava numa enfermaria no West London quando tive que lidar com meu primeiro cadáver. Só tinha visto um bichinho de estimação morto e o meu irmãozinho, mas quando ainda era muito nova para entender bem. Sabia que morriam pacientes no hospital do meu pai, mas eu não tinha permissão para entrar nas enfermarias, a não ser que alguém me pedisse para chamá-lo. Só então podia entrar e saber que um paciente estava perto da morte por causa do número de membros da família ao redor do leito, mas sempre me afastava antes de ver algo desagradável. Mesmo quando minha mãe começou a sangrar, eu fui levada embora antes do fim.

Agora era muito diferente. Quando um paciente morria sob nossos cuidados, havia rituais que precisávamos cumprir. Supervisionadas por uma enfermeira sênior ou da equipe, lavávamos os mortos em duplas e ajudávamos a tapar todos os orifícios. Enrolávamos os mortos numa mortalha e os deixávamos numa posição digna. Garantíamos a privacidade e consolávamos os parentes. Uma de nós tinha que acompanhar o corpo até o necrotério com os carregadores, levando os prontuários do paciente e a carteira de identidade para entregá-los ao atendente, que o colocava numa gaveta e emitia um memorando para confirmar que o paciente agora se encontrava no cubículo número x. Não era fácil, e às vezes podia ser angustiante. O melhor era se manter ocupada e seguir a enfermeira sênior, que sabia exatamente o que estava fazendo. Eu tinha certeza de que um dia seria a enfermeira sênior; então seguia o exemplo dela. O que mais me impressionava era o silêncio. Ninguém fala; apenas segue em frente. Não se diz mais do que o necessário sobre o cadáver. É preciso ser reverente e respeitosa. Guardar os pertences pessoais do paciente e dobrar as roupas para os parentes.

Ver a morte de uma maneira tão íntima faz com que você se sinta diferente em relação a ela. O corpo é nitidamente uma concha, e não resta nada da pessoa lá dentro. Segundo a lei islâmica, a morte é apenas o fim desta vida terrena e marca o início de uma nova vida após a morte, quando a alma é extraída e interrogada pelos anjos para avaliar sua fé. Os justos vão para o paraíso, enquanto os ímpios vão para o inferno. Eu não sabia muito sobre isso, nem para onde estavam indo meus primeiros pacientes mortos, mas me sinto feliz por ter ajudado a cuidar deles da maneira certa em seus momentos finais nesta terra.

7

Londres, Inglaterra, 1959

Eu me formei no curso básico de enfermagem em novembro de 1959, depois de passar por meus exames estaduais para me tornar uma srn, ou enfermeira registrada. Parecia uma vitória muito pessoal, e meu pai — que se encontrava em Londres na época — estava lá para me parabenizar.

  Depois de um tempo, porém, o trabalho, o inverno e os plantões até tarde da noite me causaram uma tosse que se transformou em pneumonia. Meu pai me visitou no hospital antes de voltar para casa, e algumas semanas depois — como uma licença especial e porque minhas notas eram boas —, o coronel Crook gentilmente providenciou para que eu voltasse à Somalilândia por um mês no Natal. O coronel insistiu em que o clima britânico não seria bom para o meu peito e que eu recuperaria a saúde mais rapidamente no meu país natal, onde a temperatura era de trinta graus. Ele estava certo. Ansiosa por passar algum tempo com meu pai, que estava morando em Burao e tinha recebido recentemente a Medalha do Império Britânico por "Serviços à Coroa", vesti meu uniforme e fui trabalhar em sua clínica de tratamento de tuberculose — feliz por afinal estar formada. Fiz algumas rondas na ala com ele e fiquei emocionada por conseguir demonstrar minha capacidade profissional, confiante em saber o que estava fazendo. Ele viu que eu sabia o que tinha que ser feito e confiou mais em mim com seus pacientes do que minha mãe jamais confiara em mim com suas xícaras de chá favoritas.

Certa ocasião, eu o ajudei a drenar os pulmões de um paciente, inserindo todos os tubos corretamente enquanto o observava acenar com a cabeça em aprovação. Fiquei impressionada com a habilidade com que ele conseguia fazer tudo o que fazia com tão pouco equipamento e sem os recursos com que tinha me acostumado na Grã-Bretanha. Com meu novo olhar de profissional, percebi pela primeira vez que voltar para casa e trabalhar num hospital com tão poucos equipamentos como o dele provavelmente seria o meu maior desafio.

Voltei a Londres totalmente cheia de bagagens. Minha mala estava repleta de especiarias e potes de pasta de malagueta para temperar a comida inglesa ou trocar por ovos frescos de fazenda ou geleia caseira. Meus amigos no Reino Unido não aguentavam a pasta que eu comia como se fosse margarina. Quando tentavam provar, ficavam com o rosto vermelho e soltavam palavrões: "Meu Deus, Edna! Como você consegue comer isso?". Sempre que tínhamos dinheiro, eu e uma turma de somalis procurávamos um restaurante indiano (raro na época) e abusávamos do curry picante de Madras para nos lembrarmos de casa. Se alguém tivesse um amigo indiano, arranjávamos um convite para podermos comer o quanto quiséssemos. Não que eu estivesse querendo engordar, pois quando saía para dançar continuava acentuando meus três melhores atributos — meus olhos, minhas pernas e principalmente minha cintura fina, que ressaltava com uma saia rodada que eu mesma tinha feito.

Depois do baile, eu voltava ao nosso alojamento de enfermeiras de madrugada, dormia uma ou duas horas e ia direto ao trabalho. As amigas que sabiam a que horas eu voltava ficavam surpresas de me ver a postos na manhã seguinte. "Como você consegue, Edna?", perguntavam. Eu dava de ombros e respondia: "É que eu adoro dançar". E era verdade. Dançar ajudava a manter tanto minha força quanto minha resistência. Eu conseguia trabalhar horas seguidas sem parar porque era jovem e estava em forma. Também gostava tanto do meu trabalho que muitas vezes pensava: "Meu Deus, alguém está me pagando para fazer isso!". Por mim, eu trabalharia de graça.

***

Meu segundo grande desafio foi decidir qual seria minha especialização em enfermagem. Inspirada pela Monja Tigre e minhas estimulantes experiências como enfermeira cirúrgica, eu tinha me convencido de que cirurgia era minha vocação, mas essa foi a única vez que meu pai interferiu nos meus planos de carreira.

Até então, sempre que eu fazia uma escolha ele dizia: "Ótimo, Shukri, vai em frente". Esperava o mesmo tipo de resposta quando perguntei sobre enfermagem cirúrgica quando voltei mais uma vez a Hargeisa, mas a resposta dele me surpreendeu.

— Cirurgia é importante — disse com bastante tato. — Mas quantos pacientes você vai conseguir ajudar quando voltar para casa? O que vai fazer quando mulheres prestes a dar à luz precisarem da sua ajuda e você for a única capacitada aqui?

Ele tinha certa razão. Pensei muito sobre o que disse e resolvi que cursaria a primeira parte do programa de obstetrícia para ver se gostava. Meu pai não me forçou a fazer isso; simplesmente fez a pergunta e me deixou responder por mim mesma. Com esse novo pensamento, comecei a estudar obstetrícia em Hammersmith e depois no Hospital Lewisham, em janeiro de 1960.

Como todas as demais estudantes, comecei com o período de um mês de aulas teóricas em que tinha lições sobre todos os aspectos do parto e passei por intermináveis demonstrações com manequins. Depois, me ensinaram como administrar as internações. Em seguida, fui tratar de pacientes ambulatoriais e na ala de internação, onde aprendi como alimentar os bebês e lidar com problemas de como ajudar as mães a amamentar, antes de me formar profissionalmente. Muito antes de isso acontecer, porém, de repente me vi diante de um parto de emergência que quase me fez desistir definitivamente da obstetrícia. Era uma tarde de domingo de inverno e eu estava trabalhando na admissão. Como sempre, usava a calça e a túnica brancas do meu novo uniforme. A irmã encarregada saiu para fazer uma pausa.

— Enfermeira, me chame se precisar de alguma coisa ou se alguém for internado — disse.

Só o que precisava fazer na sua ausência era receber quaisquer mulheres em trabalho de parto que chegassem e chamar a enfermeira-chefe. Ela as examinava e decidia se iam para uma ala ou se voltavam para casa, no caso de ser apenas uma dor de estômago.

Pouco depois de ter assumido meu posto, o uivo de uma sirene anunciou a chegada de uma ambulância, que estacionou no lado de fora. A equipe abriu rapidamente a porta traseira e pediu minha ajuda.

— Rápido, rápido, enfermeira! Essa mulher está dando à luz!

— Não, eu não posso! Preciso chamar a enfermeira-chefe! — gritei em pânico.

— Não há tempo pra isso! — protestaram, empurrando-me para dentro do veículo.

Era um dia muito frio e a mãe era uma mulher enorme, com a maior barriga que eu já tinha visto. O que a fazia parecer ainda maior eram as múltiplas camadas de roupas, inclusive um casaco e sapatos. Olhando para baixo, vi que o bebê já estava protuberante na calça dela. Sabendo que ele poderia morrer se eu não fizesse alguma coisa, tirei as ligas, a calcinha e os sapatos dela, mas aí fiquei imobilizada. Tudo parecia tão horrível, eu mal tinha visto um bebê nascer e não tinha ideia do que fazer. O homem da ambulância percebeu que eu não podia ajudar e interveio, supervisionando o parto, enquanto olhava, entorpecida. Assim que o bebê nasceu, ele cortou o cordão umbilical e jogou a criatura quente e pegajosa nos meus braços, onde ela ficou se contorcendo, se agitando e chorando. Todo o processo me pareceu nojento — o cheiro do bebê, o mecônio, o sangue e a gosma. Fiquei segurando aquela coisa nos meus braços e no meu uniforme manchado sem conseguir me mexer.

— Não fique aí parada, enfermeira! — gritou o homem enquanto retirava a placenta e limpava a mãe. — Enrole o bebê num cobertor. Limpe o rosto dele. Leve-o para um lugar mais quente.

Logo depois a enfermeira-chefe voltou do seu intervalo, deu uma olhada para mim, coberta de sangue, e sorriu.

— Ah, você fez um parto! — falou, quase casualmente.

— Não, não fui eu! Eu quase morri! Não sabia o que fazer. A equipe da ambulância até ficou rindo de mim — respondi, horrorizada. Por uma fração de segundo pensei comigo mesma: "O que eu vou fazer nessa profissão? É com isso que vou ter de lidar todos os dias? Será que fiz a escolha certa?".

Todo mundo considerou minha experiência engraçada, mas eu fiquei apavorada e muito chocada com aquele bebê pegajoso que manchou de gosma meu lindo uniforme. Era um menino e, para piorar as coisas, ele fez xixi em mim. Foi realmente um batismo de fogo.

O que me ganhou no fim foi a mãe, que ficou muito agradecida e pediu desculpas.

— Desculpe pelo seu uniforme, enfermeira. Muito obrigada.

Lembrei-me do velho com o abscesso no rosto que meu pai havia tratado enquanto eu segurava a bacia. "Nunca mais faça essa cara feia para um paciente meu!", dissera, furioso, e percebi, envergonhada, que tinha feito exatamente isso no meu primeiro parto.

Ao perceber o quanto estava abalada e aflita, a enfermeira-chefe me fez dizer tudo o que tinha acontecido e explicou o que eu deveria fazer na próxima vez.

— Pegue uma toalha para enrolar o bebê e proteger o seu uniforme — disse com delicadeza. — Esteja preparada, enfermeira. Fazer um parto é uma coisa muito suja.

Quando afinal passei para uma ala da maternidade, assisti a mais alguns partos e vi bebês nascerem em circunstâncias bem menos dramáticas, mas ainda demorou até me deixarem encostar numa mãe ou criança — o que provavelmente foi muito bom.

Finalmente me deixaram pôr luvas e ajudar pela primeira vez, e este é um momento assustador para qualquer estudante.

— Certo, agora segure a cabeça. Consegue sentir o descenso? Examine a situação, escute o coração do bebê e verifique o períneo.

Eram muitas coisas em que pensar. Enquanto o nascimento continuava, ela me alertou para cuidar para que nada se rompesse. Em seguida veio o momento crucial em que ela soltou o ombro anterior e, logo depois, o restante do bebê saiu num fluxo de sangue e fluidos e eu tive que cortar o cordão umbilical e limpar o recém-nascido antes de entregar para a mãe. Não houve tempo para comemorar a nova vida.

— A placenta já se soltou? A mãe se cortou? Está tudo normal? — perguntou a parteira.

A pressão e a responsabilidade me pareceram enormes. Tive que ajudar em uns quatro ou cinco partos desse tipo, apesar de as parteiras em geral escolherem os mais fáceis para começar, como o de mulheres que já tinham dado à luz outras vezes.

— Bem, enfermeira Ismail, agora esse bebê é seu — disseram elas um dia, e eu quase morri de medo.

Elas ficaram por perto, mas eu precisei cuidar de tudo, controlar tudo, desde as contrações à respiração — tudo sob supervisão.

— Não, não! Por favor, não fiquem muito longe! — gritei a primeira vez que elas deram um passo atrás.

— Não se preocupe. Nós estamos de olho. Você está indo bem — elas me tranquilizaram.

A partir daí, eu tinha que cuidar do parto de quatro ou cinco bebês por dia para cumprir minha cota de sessenta partos nos seis meses da Parte Um do meu curso para estar preparada para o exame final. Na verdade, devo ter feito quase noventa partos em cada período. Tive que cuidar do parto de mães de primeira viagem, de bebês prematuros, gêmeos e cuidar de nascimentos com todos os tipos de problemas e complicações. Como jovens alunas, nós pedíamos às mães e às enfermeiras para ajudar no parto desse ou daquele bebê, mesmo que nosso turno já tivesse terminado havia muito tempo. Para cuidar de um novo caso, em especial um caso incomum, a gente ficava o tempo que precisasse. Uma das coisas que me impressionou mais sobre a anatomia feminina, que eu começava a conhecer muito bem, era o quanto diferia de uma pessoa para outra. Nunca vi uma mulher que tivesse sido circuncidada nos meus sete anos no Reino Unido; por isso ainda não fazia ideia do que aquilo significaria num parto.

Outra coisa que me marcou muito foi o quanto era vital que os profissionais certos estivessem presentes, por causa de todas as coisas que poderiam dar errado. Eu mesma tinha as marcas de um nascimento a fórceps. Minha irmã mais nova morreu depois de um parto desse tipo, e alguém sem formação médica tinha derrubado meu irmãozinho, que morreu por causa da queda. Não foi à toa que meu pobre pai ficou tão triste e furioso, sabendo tudo o que ele sabia. Vendo o milagre do nascimento muitas e muitas vezes, vim a entender cada vez mais o quanto era importante eu voltar para a Somalilândia com meu treinamento como parteira,* onde essa função era desesperadamente necessária.

Assim como eu tinha adorado a precisão de um centro cirúrgico, passei a amar o aspecto de supervisão do trabalho de parteira. Havia toda uma hierarquia na equipe de enfermeiras, das enfermeiras-chefes, dos médicos, de técnicos e atendentes acima de mim, gente que examinava minhas anotações e verificava minhas conclusões. Todos se ajudavam. Aquele primeiro parto gosmento na traseira da ambulância não foi a única vez em que fiquei encharcada de xixi ou coisa pior, nem seria última. As bolsas rompiam com frequência e espirravam líquido amniótico no meu nariz, nos olhos e na boca. Vasos sanguíneos se rompiam e espirravam em toda a equipe. Eu não podia me sentir enojada; precisava limpar um pouco e manter o máximo de dignidade possível — como meu pai tinha me ensinado. O mais importante era sempre a segurança da mãe e do bebê.

Os cursos de treinamento na Grã-Bretanha talvez fossem os melhores do mundo, e ainda acho que tive muita sorte por ter tido essa formação, mesmo sendo antes de a tecnologia ter mudado tudo. Até os anos 1970, não tínhamos ultrassonografia e precisávamos confiar num dispositivo de ausculta chamado estetoscópio de Pinard ou encostar o ouvido no abdome para ouvir os sons. Se houvesse sérias dúvidas se a cabeça do bebê passaria pelos ossos pélvicos, em último caso nós precisávamos usar um aparelho de radiografia. O detector fetal ultrassônico que surgiu depois foi um milagre. Posicionar aquele aparelho no abdome da mulher para ela ouvir o coração do bebê era algo muito comovente.

Durante todo o tempo que passei no Reino Unido, sinto-me orgulhosa de dizer que nenhuma mãe ou bebê morreu sob meus cuidados e devo ter feito algumas centenas de partos naquele período de dezoito meses, muitos na casa da mãe. Uma vez eu estava fazendo trabalho comunitário, meu "pe-

---

* Optou-se pelo uso to termo "parteira" por ser a denominação usual para a profissão na época em que Edna iniciou seus estudos em enfermagem obstétrica. Atualmente, o termo "enfermeiro obstetra" é usado para designar o profissional formado nessa área. (N. E.)

daço" era Peckham, Kennington, o Oval e Brixton, e em geral com mulheres que eu já conhecia e cuja gravidez vinha acompanhando. Era um procedimento normal visitar as casas antes para verificar a viabilidade e preparar as coisas para o dia do parto. Eu precisava verificar se uma maca podia entrar e sair da casa em caso de emergência. O quarto onde seria feito o parto teria que ficar perto de uma fonte de água e ter um telefone, e precisava haver uma terceira pessoa lá enquanto eu estivesse cuidando dos procedimentos. Só quando todas essas exigências fossem atendidas eu poderia recomendar que uma mulher tivesse o filho em casa; e mesmo assim era preciso uma supervisora para verificar tudo pessoalmente.

A futura mãe recebia da maternidade um pacote com lençóis de borracha, chumaços de absorventes e papel-pardo para embrulhar os resíduos, ou usávamos jornais velhos. Também recebiam um dinheiro para coisas essenciais, como fraldas ou um berço, e uma caixa de papelão com outros artigos básicos para o dia do parto, que elas só podiam abrir quando nós disséssemos. Como os bebês nem sempre chegam no dia esperado, às vezes eu tinha que lidar com um parto quando a parteira responsável não estava de serviço ou talvez estivesse cuidando de outra mãe em outro lugar. Como substituta, isso significava fazer o parto de alguém que eu não conhecia num lugar onde eu nunca tinha ido, e primeiro eu precisava chegar lá.

Quando me matriculei para as minhas primeiras aulas como parteira, eles me perguntaram se eu tinha carro e carteira de motorista. A resposta foi não.

— Você tem bicicleta? — perguntaram.

— Não.

— Está preparada para andar?

— Estou.

Se dissesse que não, eu não teria sido aceita. Quando chegava o momento, me davam o endereço da mãe, o prontuário do caso e um mapa. Eu pegava minha maleta e me dirigia até a estação de metrô ou o ponto de ônibus mais próximo. Nas primeiras vezes usei transporte público e andei, mas logo percebi que precisava chegar mais rapidamente ao local. Além disso, os endereços raramente eram próximos a boas linhas de transporte. Em uma ou duas ocasiões eu tomei um táxi, mas era caro demais e meu dinheiro era sempre racionado. Afinal descobri que o alojamento das enfermeiras alugava bicicletas a uma libra por mês, mas todas já estavam alugadas, e só restava uma. Quando vi a bicicleta, entendi a razão. Eu a chamei de Ferrugem, e fazia tanto barulho que dava para me ouvir chegando a dois quarteirões de distância.

Quando a correia partia (o que acontecia com frequência), eu precisava fazer o reparo. Se um pneu furasse, eu mesma precisava consertar. Ferrugem era minha responsabilidade, e eu precisava cuidar bem dela, pois se fosse perdida, roubada ou danificada, eu teria que pagar. Eu punha o ressuscitador de bebês na cesta da frente e o estojo de parto na de trás e também levava uma mochila.

Era assustador andar de bicicleta por Londres sem saber para onde ir, principalmente à noite debaixo de chuva ou de neve. Eu tinha meu pequeno guia de ruas e parava embaixo dos postes de iluminação para ler com minha lanterna e encontrar o caminho. Podia estar à procura de um prédio de apartamentos ou de uma moradia popular. Nunca fiz um parto numa mansão. Mesmo quando localizava a rua, não era fácil encontrar o número certo e, no meio da noite, eu tentava enxergar na escuridão da neblina de Londres a única janela com as luzes acesas.

Nunca sofri nenhuma ameaça ou agressão. Pelo contrário, parecia haver uma regra tácita de respeito às parteiras naquele tempo. Era muito comum as pessoas virem até mim e perguntarem: "Você está perdida, enfermeira? O que está procurando?". Todos sempre foram muito solícitos, principalmente os policiais, com quem tínhamos um bom relacionamento. Na minha cabeça, o relógio estava tiquetaqueando. Uma mulher em trabalho de parto precisava de mim; por isso cada segundo era importante. Eu poderia chegar tarde demais. O bebê poderia morrer sufocado, ou a mulher poderia ter uma hemorragia ou uma convulsão. Havia tanta coisa passando pela minha cabeça que eu estava sempre em estado de pânico quando chegava. Fosse perto ou longe, eu sempre tentava chegar logo a algum lugar. Nunca sabia quando um bebê poderia nascer sem eu estar presente.

Quando encontrava o endereço, em geral havia pelo menos uma mulher esperando para me receber, pois quase sempre o parto acontece quando o parceiro da mulher está fora. Eu logo me apresentava, lavava as mãos, examinava a paciente, abria meu kit e prosseguia com o parto. Cada caso era diferente, e para uma parteira isso sempre causa um sentimento de ansiedade. Mesmo sabendo que a equipe de partos de emergência, conhecida como Esquadrão Voador, estava a apenas alguns minutos de distância, eu sempre me sentia nervosa quando a mãe sofria suas últimas e dolorosas contrações. Fazia parte do meu trabalho estabelecer o ritmo e garantir que ela não forçasse muito nem cedo demais. O bebê precisava nascer devagar, para não machucar a mãe ou não ser estrangulado pelo cordão umbilical. Eu precisava saber se o bebê não era prematuro e garantir que os ombros passassem um após o outro depois da cabeça, antes de escorregar no meio dos fluidos.

Então, vinha a descarga de adrenalina quando uma criança nascia saudável. É um misto de alívio e alegria, compartilhado com a mãe. Até hoje me sinto emocionada quando ajudo a trazer uma nova vida ao mundo, esperneando e chorando. Não dá para deixar de sorrir.

Mas, naquele momento, o trabalho de uma parteira ainda estava longe de ser concluído. Com apenas 21 anos, eu precisava cortar o cordão umbilical e remover a placenta intacta, sem risco de hemorragia ou futuras infecções. Isso envolvia uma espera de cerca de quinze minutos até as contrações recomeçarem, e um cuidadoso exame de tudo que era expelido para ter certeza de que nada tinha ficado lá dentro. Se fosse esse o caso, eu tinha que pedir ajuda. Mesmo se não houvesse nenhuma complicação, eu ficava ao lado da mãe por uma hora ou mais, limpando-a, lavando o bebê e examinando bem os dois. Eles ainda estavam vulneráveis a alguma catástrofe, e a responsabilidade pesava nos meus ombros. Meu atendimento continuava todos os dias pelos dez dias seguintes, até que os dois estivessem bem e fortes para se virarem sozinhos. Durante esse período, nós ficávamos sabendo muito sobre a família, estabelecíamos uma relação com elas, o que sempre dificultava a despedida na última visita. Eu adorava receber bilhetes dizendo "Obrigada", e, claro, caixas de chocolate eram sempre bem-vindas.

Houve muitos partos caseiros, mas de alguns eu nunca vou me esquecer. Certa vez atendi uma mulher no seu décimo segundo filho, o primeiro menino depois de onze meninas, e o pai ficou tão bêbado ao comemorar que desmaiou nas primeiras horas depois do parto. Naquela casa, como em tantas outras, meu caminho até a mãe era congestionado por brinquedos e sapatos, pratos, garrafas e copos. As filhas mais novas dormiam ao lado da cama dela, e eu tive que convencer a vizinha a tirá-las de lá enquanto cuidávamos do parto.

Naquele tempo, as parteiras usavam um uniforme branco com uma capa de chuva azul-marinho da Marinha, luvas pretas e sacolas pretas com os equipamentos. Pedalávamos bicicletas pretas, usando boinas pretas, e no meu caso o rosto também era preto para combinar! Quando fui designada como enfermeira substituta em outra ocasião, procurei o endereço, encontrei a casa e toquei a campainha da porta. Um garotinho louro de olhos azuis abriu a porta e ficou imóvel. Parecia totalmente petrificado.

— Mamãe, mamãe! É uma enfermeira negra. Nós vamos ter um bebê negro? — gritou, dando um salto para trás. (Naquela época as crianças acreditavam que os bebês eram trazidos para a casa numa maleta de médico ou de enfermagem.)

A mãe o tranquilizou.

— Johnny, venha logo. Deixe a pobre enfermeira entrar.

Dei risada da situação, conversei com a mulher e me preparei para o parto. Durante os procedimentos, o pequeno Johnny ficou por perto para ver qual seria a cor de seu novo irmão ou irmã. Para ele, fazia todo o sentido que aquela aparição negra na sua casa só pudesse trazer alguma coisa negra ao mundo. Quando seu irmãozinho louro e de olhos azuis nasceu, tão branco quanto Johnny, os olhos dele quase saltaram das órbitas. Enquanto eu lavava e vestia o bebê, sorri para ele.

— Você deve estar pensando: como eu consegui um bebê branco quando minha maleta é preta?

Ele inclinou a cabeça, desconfiado.

— Você quer saber o segredo? — Quando ele assentiu, eu abri a maleta e mostrei para ele. — Veja o forro.

Isso resolveu o mistério para o pequeno Johnny. Ouvi o que ele dizia enquanto corria para a mãe:

— Sabe por que a enfermeira trouxe um bebê branco pra gente? Porque o forro da maleta dela é branco!

Meu curso de parteira era tão intenso que sobrava pouco tempo para qualquer outra coisa; por isso os bailes noturnos se tornaram cada vez mais raros. A ironia é que não havia mais toques de recolher para voltar para casa mais cedo — só o cansaço. Eu ainda dançava, claro, às vezes até a madrugada, mas era jovem e cheia de energia e, de alguma forma, conseguia sobreviver. Por motivos de segurança, precisávamos informar nossos nomes no portão do hospital em caso de incêndio ou qualquer outra emergência no bloco das enfermeiras, para os administradores saberem quantas de nós estávamos no local.

Na primeira vez em que uma amiga minha voltou ao hospital comigo, ela deu um nome diferente, o que achei um pouco estranho. Quando dei meu verdadeiro nome, ela cochichou: "Não, Edna, você precisa arranjar um pseudônimo para eles não ficarem de olho em você". Quando voltei na vez seguinte, eu era a "enfermeira Brown", o apelido pelo qual os guardas ficaram me conhecendo.

Não que eu saísse todas as noites como antes, pois estava muito ocupada com todos aqueles partos, mais os três dias de clínica toda semana e um zilhão de visitas de acompanhamento para verificar cordões umbilicais, trocar curativos, retirar pontos e lidar com as preocupações das mães, como tomar banhos de água com sais para curar cortes e lacerações. O ano voou no que pareceram uns poucos meses. Tudo era bastante concentrado e competitivo. Eu adorava. Ainda adoro. Quando concluí meu ano letivo de parteira, em 1961, prestei meu exame final no Hospital St. Thomas', em Lambeth, com minhas amigas. Havia um exame prático e um oral. Eu fiz o melhor possível e voltei para casa para esperar por duas longas semanas. Se não passasse, teria que fazer tudo de novo, e só haveria mais uma chance. Se não passasse na segunda vez, eles só me deixariam tentar depois de um ano, o que teria sido desastroso.

Depois de uma sucessão de noites insones, preocupada de não ter passado, fui com minhas colegas até a Faculdade Real de Parteiras, em Marylebone, para saber se meu nome estava na lista das que tinham passado. Foi um momento bem tenso, com todas nós procurando freneticamente as listas impressas para ver se nossos nomes estavam lá. Com excelentes professoras como miss Markham e a irmã Monk, ser reprovada teria sido um desastre. Para meu grande alívio, meu nome estava lá — entre todas as outras enfermeiras com o sobrenome começando com "I", e — ao lado do nome e pela primeira vez — o número do meu registro. Foi uma sensação tão boa! E o melhor de tudo foi que toda minha turma também tinha passado.

Mandei imediatamente um telegrama para os meus pais para dar a boa notícia, e meu pai me logo mandou uma mensagem:

Parabéns. PT.

Naquela noite nós comemoramos num restaurante, antes de fazer uma festa no alojamento das enfermeiras. Houve cantos e danças, todo mundo estava muito feliz e os amigos nos parabenizavam. Muitas das enfermeiras mais novas queriam saber como tínhamos conseguido, pois eram as próximas da fila e fariam os exames finais dali a três meses.

Quando chegou o dia da nossa formatura oficial do curso básico de parteiras, todas nós tivemos que fazer uma despedida formal à Matrona e agradecer-lhe por nosso treinamento. Usando nossos melhores uniformes, bem-feitos e engomados, tivemos que fazer um desfile, uma por uma, para vê-la e obter nossa avaliação final: "Você passou/Você foi reprovada/Você não foi tão bem/Você precisa repetir esse período", e assim por diante. Não nos sentamos enquanto esperávamos, para não amassar nossos aventais. Ficamos em pé em ordem alfabética, numa fila na porta do escritório da Matrona (ou "câmara de execução", como nós o chamávamos), esperando para entrar uma depois da outra, de forma que nem podíamos ver as expressões das que saíam. Quando chegou a minha vez, me anunciei como "enfermeira Ismail". A Matrona abriu meu registro, deu uma olhada e soltou um suspiro.

— Hum, interessante. Muito interessante — comentou. — Diga uma coisa, enfermeira Ismail, aliás enfermeira Brown. Como você conseguiu chegar tão tarde e tirar notas tão altas?

Quando levantei os olhos, fiquei sabendo que não tinha enganado ninguém, muito menos os guardas do portão do hospital, que me registraram como Ismail todas as vezes que voltei tarde. A boa notícia foi que eu tinha passado com louvor e me sentia muito orgulhosa de receber o meu crachá, meu número de registro e o diploma, o qual mandei uma cópia ao meu pai no dia seguinte.

Eu e meu pai nos mantínhamos em contato por cartas, e eu sempre ficava animada quando recebia uma nova carta dele. No entanto, uma carta específica que ele mandou no começo de 1960 continha uma surpresa. Na carta, ele contou que a família de Mohamed Ibrahim Egal, o jovem elegante com quem eu havia saído algumas vezes em Londres e que me mandara aquele enorme buquê de flores, havia enviado seus parentes para falar com meu pai e pedir minha mão em casamento. "O que eu respondo para eles?", escreveu meu pai.

Fiquei atônita. Eu não via Mohamed havia mais de cinco anos e, embora soubesse da explicação de que tinha voltado às pressas para a Somalilândia pela morte do pai, sabia que ele tinha uma esposa — a irmã de Abdullahi Said Abby, meu colega na BBC — e filhos. Da última vez em que estivera em Londres, em 1958, de alguma forma ele descobriu meu endereço e escreveu para dizer que estava na cidade e adoraria me encontrar. Falou que estava hospedado no Hotel Strand Palace e me deu o número do telefone. Li o bilhete e imediatamente joguei na lata de lixo, irritada por ele pensar que podia recomeçar de onde havia parado. Eu não tinha intenção de começar nenhum relacionamento naquele momento nem pensava em casamento. Estava mais velha, mais sábia e mais forte, pensando com a minha própria cabeça. Não era mais uma garota somali ingênua para ser lisonjeada com flores e palavras bonitas. A última coisa que desejava era ser a esposa número dois em uma casa de família já ocupada, e fiquei furiosa com o desaforo. Como ele podia imaginar que eu correria para os seus braços depois de todo aquele tempo? Também fiquei brava com meu pai, pois achei que ele deveria ter declinado na hora em meu nome. Em geral, eu respondia às cartas do meu pai na hora, mas demorei alguns dias para superar o choque e recompor meus pensamentos.

"Eu não sou um camelo para ser comprada no mercado e levada para casa para ser um brinquedo", acabei respondendo. "Você acha que sou o tipo de mulher que se casa com um homem que não teve a coragem de me pedir para se casar com ele primeiro? A resposta é um grande não." Isso encerrou o assunto.

Meu pai entendeu o quanto a proposta de Mohamed tinha me irritado e declinou o pedido em meu nome. Nós dois concordamos que, na melhor das hipóteses, meu futuro pretendente deveria ter me procurado primeiro. Percebendo minha hostilidade, meu pai nunca mais falou sobre o assunto comigo.

Àquela altura Mohamed tinha desistido de administrar os negócios do pai e se tornado um político nacionalista, o que sempre foi sua verdadeira paixão. Em 1958, ele assumiu uma cadeira no conselho legislativo, e em 1959 passou a ser líder de Assuntos Governamentais, com pretensões de se tornar o primeiro-ministro a quem os britânicos entregariam a Somalilândia no ano seguinte. Nosso país era uma das muitas nações africanas rompendo com os governos coloniais, e a separação do Reino Unido estava sendo negociada havia anos. A data marcada, 26 de junho de 1960, se aproximava e a ela se seguiria imediatamente um período de transição de seis meses; e Mohamed seria um dos principais participantes. Mas nada disso me impressionava. Eu estava ocupada demais trabalhando e estudando para pensar em ser esposa de alguém, principalmente de um político de carreira. Além do mais, me divertia muito com minhas amigas somalis que — assim como eu — estavam concluindo seus estudos. Deveria haver cerca de cem somalis estudando ou passando por treinamentos no Reino Unido quando eu estava no país, bem diferentes das antigas comunidades de marinheiros e trabalhadores que se estabeleceram lá depois das duas guerras mundiais. Entre os somalis que conheci em Londres, havia vários que teriam papéis importantes no governo e na política. Muitos dos que estudaram no Reino Unido se tornaram líderes políticos. Mohamed Ibrahim Egal e Ahmed Mohamed Mohamoud Silaanyo, por exemplo, foram presidentes da Somalilândia, outros se tornaram embaixadores, ministros do governo. Dois ocuparam cargos de ministro do Exterior, outros foram chefes de departamentos do governo, enquanto vários ingressaram na Organização das Nações Unidas. Esta era a maneira tangível como a Grã-Bretanha preparava a elite do país para a nossa independência. Bem diferente da maneira como a Itália preparou a elite da antiga Somália Italiana. Foi uma época muito animadora para o nosso país, pois a independência dos britânicos acontecia depois de mais de setenta anos de governo, e todo mundo sabia que isso criaria grandes oportunidades para se tornarem conhecidos.

A disposição geral daqueles jovens era altamente competitiva. Estávamos todos no Reino Unido por um período relativamente curto, e nossa seleção tinha sido rigorosa. Os britânicos não queriam apoiar ninguém que fosse desperdiçar seu dinheiro com uma bolsa de estudos; por isso todos nos concentramos em manter um claro plano de carreira como objetivo. Apesar de nossas ambições individuais, contudo, formávamos uma comunidade unida. Ajudávamos uns aos outros. Éramos como uma família — eles eram meus irmãos e sempre comemorávamos as ocasiões especiais juntos. Sempre que havia qualquer cerimônia oficial de formatura, eu era convidada. Nenhum de nós tinha muitos parentes no Reino Unido. Então, como prima distante ou no mínimo colega de estudo, eu era convidada e ficava muito feliz em estar presente nesses importantes ritos de passagem.

"Por favor, Edna, você pode usar o seu vestido nômade tradicional?", pediam eles, orgulhosos de mostrar seus conterrâneos somalis aos amigos ingleses. Eu ficava feliz em atender, e eles apreciavam meu esforço. Usando longos vestidos brancos, fui a lugares distantes como a Escola Cheltenham, a Universidade Durham e a academia militar de Sandhurst, onde adorei comparecer à formatura de um de meus companheiros de infância, Hassan Kayd, que tinha estudado para ser oficial e não via a hora de voltar para casa e ser comissionado pelo Exército somali. Foi um dia maravilhoso, cheio de pompas e cerimonias britânicas. Uma banda militar tocou músicas edificantes, houve um almoço formal com discursos e todos estavam muito felizes. Hassan estava muito bonito no uniforme, marchando com outros cadetes para receber suas divisas de algum membro menos proeminente da família real.

Eu também era convidada frequentemente para recepções na Casa da África Oriental, perto de Marble Arch, bem como na grande mansão de Knightsbridge: no número 1 da rua Hans Crescent, atrás da famosa loja de departamentos Harrods — outro lugar frequentado por estudantes do exterior. Ao ganhar confiança, me sentia capaz de conversar com quase todos que conhecia.

Para meu grande prazer, meu pai foi me visitar três vezes durante meus sete anos em Londres, ficando por várias semanas. Minha mãe nunca foi com ele. Essas visitas me proporcionavam a rara oportunidade de estar com ele longe de seus constantes compromissos. Sabia que ele ia principalmente para me ver, mas também para comprar suprimentos para seu hospital, encontrar-se com seus superiores britânicos (sem dúvida para pedir mais financiamento e equipamentos) e — como só depois descobri — para check-ups clínicos. Parecia estar bem, ainda que um pouco cansado, mas eu atribuía esse fato à sua carga de trabalho e à tortuosa viagem. Passávamos um bocado de tempo falando sobre o meu curso, e ele me fazia uma série de perguntas. Nunca duvidei do quanto ele ficava contente com o meu progresso, e isso era muito importante.

Melhor ainda, meu pai me comprava coisas de que eu precisava; por isso eu fazia uma lista de livros de estudo necessários e ele me levava a uma livraria e os comprava para mim. Também dizia que meu casaco não era muito adequado e que eu precisava de mais suéteres, sapatos melhores e de um cachecol mais quente. Então, ele me levava para alguma loja e comprava o que sentia que era necessário. Sempre que ia a Londres meu pai gostava de se encontrar com alguns dos rapazes somalis cujas famílias ele conhecia bem ou que conhecia por uma paixão em comum por esportes. Acho que era a sua maneira de me espionar, mas eu tinha prazer em apresentar meus amigos a ele e mostrar que eu também tinha uma família. Eu o levava a diversos espetáculos e o apresentava aos meus amigos somalis e ingleses e às suas famílias. Meu pai gostava de agradecer especialmente a todos os que tiveram a delicadeza de me convidar para seus casamentos e para passar fins de semana e férias em suas casas. Para retribuir a hospitalidade oferecida à sua filha, antes de voltar para casa, ele alugava um grande quarto no seu hotel favorito em Londres, o Cumberland, perto do Marble Arch, e organizava uma mesa para até trinta pessoas, que recebia para um grande jantar para todos que eu convidasse. Eram noites maravilhosas, em que ele me fazia sentir como uma princesa.

Depois de concluir meu curso de parteira, decidi que precisava aprender alguma coisa sobre administração de hospitais, que nunca fizera parte dos meus estudos. Apesar de ter frequentado hospitais a maior parte da vida, nunca me mostraram como dirigir um, o que seria vital quando eu fosse construir o meu.

Pensei comigo mesma: "Eu ainda não sei administrar nada. Nunca supervisionei ninguém, nem planejei ou dirigi uma clínica de saúde sozinha. Não sei nada sobre como administrar um hospital. Só sei o que fazer quando alguém me diz para fazer". Quando eu voltasse para casa, sabia que seria encarregada de setores inteiros e que as pessoas estariam esperando grandes coisas de mim.

Quando os britânicos saíssem afinal da Somalilândia, em 1º de janeiro de 1961, só restaria um punhado de somalis qualificados no setor de saúde. Depois disso, estaríamos por conta própria. Entusiasmada com a perspectiva da independência do governo colonial, eu sabia que precisava aumentar meus conhecimentos. Era um pedido incomum, pois minha bolsa de estudos tinha terminado oficialmente quando me formei e concluí tudo o que tinha vindo fazer no país. Todas as outras enfermeiras partiram para praticar a profissão, mas eu tive que convencer o Gabinete Colonial de que precisava continuar na Inglaterra por mais seis meses.

O coronel Crook, meu amigo e aliado, entendeu meu pedido e o endossou. Sabia que eu queria aprender como liderar pessoas e que precisava adquirir conhecimentos para ser uma supervisora. Apesar de orgulhoso de mim, meu pai estava muito impaciente para que eu voltasse. Era lúcido o suficiente para saber que a perda do apoio britânico teria um efeito dramático em seu hospital, no seu pessoal e em seus recursos. Em suas cartas cada vez mais tensas, ele me escrevia: "Quando você vai voltar? Precisamos desesperadamente de você aqui".

Com o apoio do coronel Crook, continuei no país para aprender a administrar e me tornei uma intermediária entre as enfermeiras-chefes e as novatas. Participava das rondas com os médicos e ajudava a decidir sobre dietas e em que ala acomodar cada paciente. Precisava me manter atenta aos suprimentos e verificar o que precisávamos encomendar. Fazia parte do meu trabalho garantir que os equipamentos não estivessem defeituosos, que fossem de boa qualidade e que não fossem roubados. Tinha que lidar com crises na equipe e ser firme com as enfermeiras menos experientes para assegurar um tratamento adequado aos pacientes, que sempre vinham em primeiro lugar. Em essência, eu fui treinada para ser uma valentona.

Em Londres, os nascidos na Somalilândia comemoraram nossa independência com uma grande festa na Casa da África Oriental. Éramos jovens e ingênuos, ainda não sabíamos das coisas. Minha experiência pessoal com os britânicos só teve aspectos positivos, pois eu e meu pai tínhamos sido educados e apoiados por eles, mas éramos uma nação patriótica e queríamos sentir o gosto da independência por nós mesmos. Em outra reviravolta do destino, foi Mohamed Egal quem assinou os documentos que nos libertaram dos britânicos. Fundada nos anos 1880, a Somalilândia Britânica ganhou a independência e se tornou o soberano Estado da Somalilândia em 26 de junho de 1960 e — menos de uma semana depois — parte da República da Somália quando nos unimos aos nossos vizinhos, a antiga Somália Italiana, que conseguiu sua independência pouco depois de nós. Cinco dias depois, Mohamed tornou-se o novo primeiro primeiro-ministro da República, na linha de frente da política — que era exatamente o que ele desejava.

Nós, os jovens somalis, estávamos eufóricos. Parecia o surgimento de uma nova era na problemática história do nosso país. O Ato de União, que nunca foi ratificado pelos parlamentos dos novos países somalis soberanos, levou à criação da união de cinco nações e regiões de idioma somali, que incluíam a Somalilândia Francesa, a Província Nordeste do Quênia e a zona-tampão de Ogaden, conhecida como Área Reservada na Etiópia Oriental. Foi criada uma nova bandeira — azul com uma estrela de cinco pontas representando cada um dos cinco membros —, embora nenhum dos outros tenha se juntado a nós quando viram o quanto não deu certo a unificação entre a Somalilândia Britânica e a Somália Italiana. Na época, pouco sabíamos que nossa relação com a Somália — e a incapacidade do mundo de nos diferenciar — nos atormentaria para sempre e nos causaria um grande arrependimento.

Com tudo isso acontecendo no meu país e já tendo concluído meu curso de administração hospitalar, meu próximo sonho, de estudar enfermagem cirúrgica com a Monja Tigre ou com alguém como ela, não foi bem recebido por meu pai. Eu sabia o quanto esse conhecimento seria útil na nova república, mas também senti que não agradava muito a meu pai, pois estenderia minha estada no Reino Unido por mais um ano. Como previ, ele se mostrou inflexível e quis que eu voltasse para casa imediatamente, e eu concordei meio relutante. Com dinheiro no bolso, finalmente embarquei num vagaroso navio, depois de ter ficado fora do país desde outubro de 1954 — sete anos no total. Tive muito tempo naquela viagem para refletir sobre os meus anos em Londres e a vida que teria pela frente. Com 23 anos, ainda me imaginava trabalhando lado a lado com meu pai e o ajudando com todo o sistema de saúde que nosso país recém-independente merecia. No fundo, eu nunca tinha perdido meu sonho infantil de um dia construir um hospital para ele. Apesar da minha pouca idade, um modelo se formava lentamente na minha cabeça do que eu esperava do estabelecimento médico dos meus sonhos.

À parte da minha formação como enfermeira, acho que o que mais ganhei com meus cursos na Inglaterra foi confiança. Não foi uma coisa repentina, e sem dúvida passei por provações e desilusões, mas percebia agora o quanto era importante ver que os outros confiavam em mim quando eu tinha dúvidas a respeito de mim mesma, e o número de pessoas que se deu ao trabalho de me apoiar e incentivar. Elas incluíam muita gente, da dra. Ashe a miss Udell, miss Markham, coronel Crook e Monja Tigre, sem mencionar dezenas de outros que pacientemente me passaram seus valiosos conhecimentos e me ensinaram habilidades que uso até hoje.

Depois de aprender com os melhores, eu me sentia invencível, e quando voltei a pôr meus pés em território somali estava pronta para fazer meu trabalho. Sentia-me incrivelmente entusiasmada com um futuro que parecia novo e brilhante.

8

Hargeisa, República da Somália, 1960

MEU PAI ESTAVA ESPERANDO para me receber no aeroporto de Hargeisa quando cheguei de avião vindo de Áden, em 9 de agosto de 1961.

— Seja bem-vinda ao seu novo país, Shukri — falou, sorrindo, e eu quase chorei de felicidade ao ouvir o nome pelo qual só ele me chamava.

Meu pai tinha tirado uma licença no hospital onde trabalhava em Burao e havia organizado com minha mãe um grande banquete para comemorar minha volta. Foi adorável rever todo mundo, inclusive Farah e minha irmã mais nova, Asha, que tinham voltado da escola naquele verão e que eu não encontrava havia alguns anos. Delicado, meu pai convidou a maioria dos nossos parentes, o que significava um monte de bocas para alimentar. Assim como ele, eu queria que todos vissem por si mesmos que a filha desgarrada de Adan Ismail tinha voltado inteira e gostei de impressionar os que juravam que eu nunca mais voltaria. Lá estava eu, em carne e osso, não somente de volta como também pronta para começar a trabalhar no país com um novo nome e um novo futuro. Ao lado do meu pai naquele banquete — um homem trinta centímetros mais alto que eu —, eu me senti como se tivesse dois metros de altura.

Quando terminaram as comemorações, me levantei cedo na manhã seguinte e fui com meu pai ao escritório de Mohamed Aidid, o diretor de Serviços Médicos da região e ex-aluno dele. Apertei a mão do sr. Aidid, sentei-me no escritório e ouvi as explicações que ele oferecia atrás de sua enorme escrivaninha sobre nosso Ministério Nacional da Saúde estar sediado agora em Mogadíscio, a antiga capital da Somália Italiana, que agora era também a nossa capital.

— Estou muito feliz de me apresentar para o trabalho, senhor. O que gostaria que eu fizesse primeiro? — disse, quando chegou a minha vez de falar.

— Vá trabalhar — respondeu, dando de ombros.

Esse foi o meu primeiro choque. Esperava que ele explicasse minha lista de responsabilidades e o meu salário, como eles teriam feito na Inglaterra.

— Basta fazer o que você aprendeu... Vá ao hospital e cuide dos doentes — acrescentou ao perceber minha hesitação. Houve uma pausa antes de ele perguntar: — Você *está* qualificada, não está?

— Sim, é claro — hesitei. — Mas por onde gostaria que eu começasse?

— Pelo hospital. Por onde mais?

Fiquei estupefata. No Reino Unido eles teriam feito uma descrição do trabalho, me designado para um departamento específico e me dirigido a um membro da equipe que me daria alguma orientação — o tipo de instruções que eu vinha recebendo havia sete anos.

— Mas qual vai ser o meu cargo?

— Vamos ter que esperar para ver. O ministério vai nos informar no devido tempo.

— E quem vai me supervisionar?

Ele deu de ombros mais uma vez.

— Qual vai ser meu período de trabalho? De quanto vai ser o meu salário? E quanto ao meu uniforme?

Franzindo a testa, ele olhou do meu pai para mim como se dissesse: "Por que ela está fazendo todas essas perguntas?".

— Não sei — respondeu, impaciente, e levantou-se para indicar que nosso tempo tinha se esgotado. — Você não precisa usar uniforme se não quiser.

Meu queixo caiu. Era algo diferente de tudo o que tinha vivido e não parecia nada profissional. Saí do escritório abalada e chateada e fui direto ao meu novo local de trabalho, o Hospital de Hargeisa, que havia sido inaugurado em 1953 e, desde aí, tinha se tornado a maior referência em instalações médicas na Somalilândia. Para começar eu simplesmente entrei no prédio, tentando me familiarizar com o ambiente físico do local. O hospital tinha leitos para 350 pacientes, pelos quais o dr. Ali Sheikh Ibrahim, o primeiro médico somali formado na Escócia, era o único encarregado de tudo: da unidade de pacientes ambulatoriais à unidade cirúrgica. Havia dois enfermeiros registrados nas alas masculinas e nenhum na seção feminina, só auxiliares mal treinadas que nem sabiam ler. Pelo que vi, percebi que seria responsável por toda a ala feminina — duas salas de cirurgia, uma clínica, uma maternidade e também uma ala particular com quartos individuais para ambos os sexos. Depois de ver o quanto havia para ser feito, fui para casa, adaptei um vestido branco para simular um uniforme, enrolei um pano branco na cabeça como uma espécie de touca e fui trabalhar.

Meu pai voltou a Burao alguns dias depois e retornava de tempos em tempos para ver como eu estava me saindo, mas não percebia o quanto eu estava batalhando no começo. "Eu ainda não recebi nenhum salário e não existe uma direção administrativa", expliquei. "Estou aqui totalmente por minha conta." Pela primeira vez na minha vida percebi como deveria ter sido para ele. Em todos aqueles anos que ele trabalhou para os britânicos, sua carga de trabalho deve ter sido enorme, com alto nível de estresse. Ele lidava praticamente sozinho com tudo, de necroses por picadas de aranha a câncer e ataques cardíacos, de gonorreia a acidentes de trânsito e AVCs. Podia administrar anestesia e fazer pequenas cirurgias, mas era incapaz de realizar grandes cirurgias, tinha suprimentos limitados de analgésicos compostos de morfina e só uns poucos antibióticos. Como ninguém mais, ele sabia pelo que eu estava passando. Assim, me deu muita força e prometeu levar meu caso às autoridades. Quando o dinheiro que eu trouxe da Inglaterra acabou, meu pai passou a me ajudar com uma pequena importância. Eu sempre sonhei em trabalhar no mesmo hospital que ele, mas tudo tinha mudado. Desde que os britânicos tinham partido, ele fora oficialmente "aposentado" como servidor público para poder receber sua pensão, mas logo voltou a trabalhar em Burao para o novo governo somali.

Minha mãe estava muito bem instalada em Hargeisa e não quis sair da nova e adorável casa que ele tinha construído para nós. Por isso continuou morando lá, e ele ia nos visitar com frequência. Para grande desgosto de minha mãe, meu pai arranjou uma segunda esposa em Burao. Segundo as leis da Somália, ele e minha mãe continuavam casados e nenhum dos dois pensou em divórcio, mas ainda assim minha mãe considerava aquele segundo casamento uma vergonhosa traição, depois de 27 anos só os dois juntos. Não fiquei tão surpresa quando meu pai arranjou uma nova mulher, mas para minha mãe foi a gota d'água numa vida inteira de decepções.

Depois de sua especialização em tuberculose no Reino Unido e anos de experiência tratando de doenças pulmonares, meu pai foi indicado como especialista em tuberculose, que era um grande problema no nosso país. Como a comunidade nômade era muito desconfiada da medicina e dos médicos, as autoridades precisavam de alguém do mesmo povo que pudesse explicar como a tuberculose era transmitida e quais precauções deveriam ser tomadas para se proteger e proteger os seus filhos. Meu pai tinha que encorajar as pessoas a procurar ajuda e não esconder os sintomas e contaminar outras, algo importante até hoje. Os nômades insistiam que só estavam com tosse e precisavam de repouso. Ficavam horrorizados com a ideia de um tratamento de longo prazo que os mantivesse afastados dos rebanhos e das famílias e perguntavam: "Mas e os nossos camelos? Minhas ovelhas? Minha esposa? Meus filhos? Minha lavoura?". Mesmo se concordassem com as horríveis injeções, o tratamento durava tanto tempo, e os esteroides os faziam se sentir melhor e ganhar peso, que eles achavam que estavam curados quando ainda não estavam.

Só alguém como meu pai, respeitado e amado em todo nosso país, podia convencê-los de que, se não continuassem tomando os remédios, eles teriam uma recaída, que seria muito mais difícil de tratar da segunda vez. Para minha consternação, ele se envolveu no trabalho e se dedicou totalmente à tuberculose, que era o aspecto de que eu menos gostava em enfermagem. Eu era apaixonada por obstetrícia e cirurgia geral e adorava o drama de um hospital geral. O tratamento da tuberculose era passivo demais para mim, e eu sabia pela minha experiência no Hospital Clare o quanto podia ser desanimador. Entendia que o trabalho que ele fazia era de importância vital na medicina, mas não conseguia deixar de me sentir triste por esse novo papel ter eliminado minha chance de trabalhar ao seu lado.

***

Em Hargeisa, como enfermeira sem cargo ou status oficial, eu fazia as rondas com o dr. Ali nas alas femininas todos os dias; e, quando eu estava de plantão — o que acontecia todas as noites —, fazia as rondas no hospital inteiro. Se alguém estivesse gravemente doente ou tivesse passado por uma cirurgia recente, o médico me avisava e pedia para ficar de olho nesses pacientes, como meu pai fazia quando eu era criança. Ganhei uma pequena quitinete do governo em um dos dois bangalôs geminados para a equipe de enfermagem na parte de trás do hospital, mas continuava sem salário e sem nenhuma supervisão.

Por conta da minha formação em obstetrícia, fiquei encarregada da ala da maternidade, onde fazia tudo o que precisasse ser feito: admissão, tratamento, acompanhamento e alta. Trabalhando sozinha, eu tinha que realizar partos em todas as condições, às vezes usando fórceps. Também fazia todas as suturas. Às vezes eu chamava o dr. Ali pelo telefone do hospital para pedir ajuda.

— Estou com um problema aqui, doutor. O senhor pode vir dar uma olhada?

— Qual é o problema? — perguntava ele, sempre ocupado com alguma outra coisa.

— O bebê já saiu, mas a placenta não está soltando.

— Você já deve ter visto remoções manuais muitas vezes. Então faça isso! — Era a resposta típica do dr. Ali.

Logo percebi que, se eu não fizesse algo nesses casos, minha paciente morreria. Com a minha intervenção, havia 50% de chance de ela conseguir sobreviver. Em Londres eu tinha aprendido a encaminhar situações de emergência para alguém com qualificação médica adequada. Mas, sabendo que a nova mãe só tinha a mim, eu não tinha escolha a não ser prosseguir com o trabalho o melhor que podia. Não havia ninguém mais além de mim.

Nunca trabalhei tanto na minha vida. Em algumas semanas eu inaugurei a primeira clínica pré-natal e a primeira clínica para mulheres do hospital. Também abri uma clínica para crianças doentes, mas fiquei sem receber salário nos primeiros oito meses. O sistema sabia quantos xelins uma cozinheira ou uma faxineira deveria receber, mas eu era de uma nova espécie, para a qual não havia um protocolo. Os administradores nunca tinham visto uma mulher somali com diplomas em enfermagem e obstetrícia. Por isso não havia um contrato, nenhum acordo existente e nenhuma categoria salarial para uma enfermeira formada. Sob pressão dos meus amigos e do meu pai, desconfio, e depois do que pareceram meses, a papelada para a minha contratação finalmente foi preparada e enviada para Mogadíscio para aprovação do novo Ministério da Saúde. Mesmo assim, nada aconteceu. E eu não era a única. Vários outros profissionais que eu conhecia passavam pelo mesmo tipo de frustração e por prolongados atrasos. A sensação era de que o pessoal de Mogadíscio esperava que desistíssemos e voltássemos para Inglaterra, abandonando a nossa região do país para fazerem o que quisessem com ela.

O novo governo, no qual depositávamos tantas esperanças, estava mais interessado em capitalizar no nosso próspero negócio de importação/exportação de camelos, incenso e mirra e desde o começo se mostrara contrário a nós da Somalilândia. Políticos da antiga Somália Italiana tinham ludibriado Mohamed Egal e seu gabinete para saírem da cidade e colocaram a unificação em votação no Parlamento na ausência deles — com emendas que lhes davam vantagens, é claro —, e o acordo de unificação nunca foi formalmente ratificado. Estritamente falando, nossa união foi ilegal; e o governo continuou a favorecer descaradamente os homens de seus clãs preferenciais da Somália Italiana. Acabei sendo triplamente injustiçada, por ser mulher, do clã Isaaq e da Somalilândia.

Meu caso acabou chegando ao novo Parlamento, onde foi discutido o que deveria ser feito com a primeira mulher recomendada para uma posição importante no serviço público. Consigo até imaginar o debate: "Por que você está nos forçando a pagar um salário mais alto a esta mulher do que o que pagamos às faxineiras e às auxiliares do hospital? O que essa mulher vai fazer pelas mulheres que derem à luz? Até mesmo nossos camelos dão à luz sem ninguém os abanando com seus diplomas de parteira". Meu salário sugerido foi classificado como "C53", que envolvia o pagamento de 1.050 xelins por mês (equivalente a 166 dólares). Como eles sabiam que eu não pagava aluguel e fazia minhas refeições com minha família, o argumento foi: "O que ela vai fazer com um salário de 1.050 xelins por mês? É muito dinheiro para pagar a uma mulher!". Ou reclamariam: "Por que Doutor Adan deixa a filha trabalhar num hospital? Ele não tem vergonha? Ele não precisa de dinheiro. E quem vai se casar com essa mulher? Ele está matando a filha e destruindo sua reputação". Mais uma vez, nada ficou decidido.

Hoje é difícil imaginar a hostilidade contra o fato de eu trabalhar, mas naquela época as pessoas consideravam perfeitamente aceitável vir até mim para dizer: "Olha, Edna, o que você está fazendo não é normal, você vai sujar o nome da sua família". Outros me diziam: "Seu pai é tolerante demais. Facilite a vida dele e fique em casa para evitar colocá-lo numa posição tão embaraçosa". Da mesma forma, eles diziam a minha mãe: "Seu marido é louco de deixar sua filha trabalhar num hospital. Você devia ser mais sensata a respeito. Se sua filha trouxer desgraça à sua família, você vai ser culpada por isso".

Além de lutar por mim mesma e lidar com as muitas horas de trabalho num hospital onde eu tinha pouco apoio, eu sentia muita pressão dos que me diziam para não trabalhar, e também internamente, onde trezentos ou mais pacientes precisavam dos meus cuidados. Depois de ter morado fora da Somalilândia quase o tempo todo desde os oito anos (e principalmente depois de Londres), eu estava achando difícil me readaptar à falta de organização, que ficou ainda pior depois da independência. Meu amado país estava num caos, e eu era apenas um dos muitos cidadãos marginalizados. O pessoal de Hargeisa já falava com saudade dos tempos melhores sob o governo britânico. Músicas foram compostas sobre esse tema, e havia um crescente movimento contra a unificação, que pretendia reestabelecer nossa independência da Somália.

Eu não me envolvi em nada disso. Mal tinha tempo para respirar naqueles dias. Minha maior batalha era me adaptar ao estado do sistema de saúde do nosso novo país. Os suprimentos do hospital estavam acabando e não tínhamos os meios nem um sistema para repô-los. Era pior do que quando ajudava meu pai na infância. Nos anos 1940 e 1950 podia não haver uma abundância dos itens necessários, mas tínhamos o básico e havia ao menos um sistema de requisições funcional. Em 1961 as diferenças eram gritantes. Em vez de jogar fora as luvas de borracha velhas e rasgadas, precisávamos guardá-las e cortar em pedaços para remendar as mais novas com cola. Não havia seringas novas ou frascos de soro; por isso precisávamos reutilizá-los, fervendo tudo para tentar mantê-los esterilizados. Monja Tigre teria ficado horrorizada. Apesar de tudo, em nenhum momento pensei em voltar para Londres. O desafio de lidar com a falta de material, junto com a misoginia e os múltiplos problemas da nossa incipiente república, só me fazia querer ficar e ajudar a arrumar as coisas. Além do mais, eu sabia que, se parasse de trabalhar ou forçasse minha nomeação, as portas continuariam fechadas para outras mulheres somalis para sempre. Eu tinha sorte. Podia ficar esperando meu salário porque dispunha dos meios financeiros — meu pai estava disposto a me sustentar enquanto fosse necessário. A mulher que viesse depois de mim provavelmente não teria esse tipo de segurança. Eu precisava manter minha posição por ela, pelo futuro. Eu me recusava a desistir.

Outro grande problema era estabelecer minha credibilidade com o pessoal de Hargeisa. Eu sempre tinha sido a *Ina Adan Dhakhtar* — a filha do Doutor Adan —, mas também sempre fui uma jovem voluntariosa e que desafiava as convenções. Os que achavam que eu jamais voltaria de Londres agora estavam convencidos de que eu ia ficar. Um acontecimento importante consolidou minha reputação.

Eu tinha voltado havia alguns meses e ainda me desdobrava em múltiplas tarefas quando, certo dia, o primo do meu pai me acordou ao amanhecer.

— Venha depressa — falou. — Khayria precisa de você.
— Quem? Onde ela está?
— Na casa dela.
— Não — protestei. — Ela precisa ir ao hospital!

Ele balançou a cabeça.

— Você não entendeu, Edna. É a Khayria. Ela é uma mulher poderosa. Você precisa ir até ela. Além do mais, ela não pode ser removida.

Vesti-me rapidamente e saí correndo com ele, fazendo uma parada no hospital para pegar meu kit antes de ser levada até a casa dela. Khayria era uma das principais "curandeiras espirituais" da cidade — alguém que distribui bênçãos e ajuda com problemas de saúde. As pessoas faziam fila para falar com ela, dizendo: "Meu filho tem cinco anos e ainda não consegue andar. Você pode ajudar?" ou "Eu estou casado com minha mulher há cinco anos, e ela não me deu filhos. O que você pode fazer?". Ela morava numa favela perto da ponte, não longe do hospital; e quando cheguei, cerca de vinte ou mais mulheres se aglomeravam no quintal, com os filhos nos quadris, olhando e esperando enquanto burros e cabras mastigavam tudo o que conseguiam encontrar nos arredores. A casa de tijolos com o teto de ferro corrugado dispunha de três cômodos lado a lado e um quintal ao redor. Como era uma mulher de prestígio, ao menos tinha paredes sólidas — os vizinhos ainda moravam em barracos de sapé.

Meu tio me explicou no caminho que Khayria — já com quase quarenta anos — tinha dado à luz seu terceiro ou quarto filho naquela manhã com uma parteira tradicional. O bebê estava bem, mas a placenta se recusava a sair. As mulheres da área me olharam horrorizadas quando cheguei. Lá estava eu, com meu 1,55 metro de altura, parecendo uma enfermeira ocidental, pesando 49 quilos, usando um vestido branco curto que mostrava as pernas e o pescoço e uma touca branca na cabeça.

— Ela vai tirar a placenta? — perguntou uma delas. — O que ela *sabe* sobre isso? É uma criança!

Afastei quantas delas consegui e disse à família que precisava examinar minha paciente. Amanhecia, mas ainda estava escuro lá dentro e não havia eletricidade; só um lampião a querosene. Quando entrei, percebi que o número de pessoas que ainda estava parado na porta bloqueava o pouco de luz restante e fiz com que todos se afastassem. Avaliei a situação à meia-luz e vi o bebê saudável deitado ao lado da mãe no chão de terra, mexendo-se e gorgolejando, o cordão umbilical já cortado e amarrado. Um exame do abdome mostrou que a placenta de Khayria tinha se soltado, mas sua bexiga cheia estava obstruindo a expulsão, uma causa comum do atraso e algo que já tinham me ensinado no curso de parteira. Enquanto a parteira tradicional me observava, perplexa, tirei o cateter da minha sacola, limpei Khayria, inseri o tubo e drenei dela alguns mililitros de urina. Imediatamente depois, vi a placenta inteira sendo expelida com todas as membranas intactas.

No que dizia respeito às mulheres de Hargeisa eu podia esquecer a Faculdade Real de Parteiras ou meu brilhante crachá com o número de registro. Aos olhos delas, naquela manhã em que eu salvei Khayria, quando outras não tinham conseguido, foi o dia em que finalmente me qualifiquei. Foi meu começo oficial na Somalilândia. Só o que fiz foi usar um pequeno cateter mágico, mas eu tinha sido a mulher a fazer aquilo. Só isso foi uma prova do meu valor.

Khayria, naturalmente, ficou muito grata e me benzeu ali mesmo.

— Que Deus a abençoe, irmã Edna — falou, agitando as mãos de forma expressiva. — Que Deus esteja com você. Que Ele lhe dê mãos que curam.

Até hoje muita gente diz que foi graças às bênçãos dela que me tornei uma enfermeira bem-sucedida. Talvez tenha sido. Quem sabe?

Depois desse incidente fui chamada de forma semelhante muitas vezes em casos que se transformavam em emergências porque a mulher preferiu dar à luz em casa e não num hospital. Outro caso que se destacou foi quando alguém chegou correndo no hospital.

— Depressa, depressa, depressa! Você precisa vir comigo, irmã Edna. Tem uma mulher dando à luz uma criatura!

— Onde ela está? — perguntei.

— Na casa dela.

— Por que você não traz ela aqui?

— Não dá. Não conseguimos fechar as pernas dela.

— Está bem. Vamos lá.

Enquanto meu motorista me levava no Land Rover do hospital à mesma parte da cidade onde Khayria morava, fiquei imaginando, com o coração pesado, que iria lidar com um bebê malformado. Quando avistei a grande multidão em torno da casa, sabia que aquele era o lugar. Assim como no caso de Khayria, havia mulheres, crianças e galinhas andando pelo quintal. A notícia que corria era que alguém naquela casa estava dando à luz um monstro. Abrindo caminho por elas, fiquei horrorizada ao encontrar a pobre mulher sentada na porta do barraco. Havia um pano sobre suas pernas abertas, mas ela estava de frente para a multidão, pois era o único lugar onde havia alguma luz.

— Essas crianças não podem ficar aqui — disse ao meu motorista. — Tire todas elas. — Em seguida disse para as mulheres saírem também. Olhando ao redor, perguntei: — Quem está fazendo o parto desse bebê? — Uma mulher imensamente gorda deu um passo à frente. — Tudo bem. Você pode ficar aqui comigo.

Tradicionalmente, a família espalha areia no chão e deita a mãe em cima para o sangue ser absorvido e varrido depois para não sujar a casa. Ajoelhei-me na frente da mulher, tirei o pano de cima dela, abri mais suas pernas e vi um volume redondo coberto de areia manchada de sangue. Pensei comigo mesma: "Meu Deus! Eles não me prepararam para isso em Londres! O que eu estou fazendo aqui?".

— Pegue um pouco de água — falei para minha ajudante, aparentando calma.

Pus as luvas cirúrgicas e lavei com cuidado as pernas da mãe antes de lavar o volume no meio delas. Senti com as mãos que era mole demais para ser a cabeça e desconfiei de que poderia ser uma espécie de cisto.

— Corta! Corta isso fora! Está obstruindo o bebê — disse com impaciência a enorme parteira ajoelhada ao meu lado.

Os cabelos da minha nuca se eriçaram.

— Não, nós não vamos fazer isso — falei calmamente. — Isso é *parte* do bebê.

Ignorando seus gritos para cortar a protuberância antes que fosse tarde demais, explorei mais com as mãos e percebi que era um menino nascendo prematuramente. Como a mãe começou a fazer força antes de estar totalmente dilatada, o escroto do bebê tinha saído primeiro e ficou estrangulado; por isso estava se enchendo de sangue e prestes a estourar.

— Me dá uma almofada — falei. — Temos que levantar as nádegas dela.

Quando a mãe foi erguida, esperei pela próxima contração e pedi para ela fazer força. Devagar, mas sem parar, o bebê desceu pelas nádegas com um enorme escroto pendurado no meio das pernas. Só então consegui puxar o primeiro pé, seguido pelo outro e finalmente o resto da criança. O bebê soltou um vagido saudável e em seguida tirei também a placenta. Por ter sido muito rasgada, a mãe precisava de uma episiotomia, e para isso precisaria ir ao hospital.

— Você precisa vir comigo — disse a ela, que pareceu se assustar mais com isso do que com o próprio parto. — Tem muita areia aqui, e eu preciso de iluminação adequada e um lugar esterilizado para fazer uma sutura. Eu também preciso ministrar antibióticos e uma vacina contra tétano e examinar seu bebê.

Relutante, ela concordou por causa do filho; então a cobrimos e a pusemos na traseira do Land Rover, onde tratamos do escroto inchado do bebê com compressas de água quente com sal para recuperar a circulação e diminuí-lo. O menino ficou três semanas internado, e nós o mandamos para casa com seus feijõezinhos intactos. Por ter pensado rápido e evitado que a parteira cortasse o escroto, aquele garoto não só conseguiu sobreviver como também não se tornou um eunuco. Como contei depois ao meu pai, eu nunca tinha visto ou sabido de um caso como aquele, mas de alguma forma mantive a cabeça no lugar e tomei as decisões certas, graças às deusas.

Meu pai já tinha me alertado de que eu seria considerada uma ameaça para as mulheres que normalmente faziam os partos, pois esse era o meio de vida delas. Muitas nunca me aceitaram, mas algumas viram o que eu fiz e perceberam que — apesar da minha idade e da minha estatura — eu podia fazer alguma coisa que seus anos de prática não haviam ensinado, e isso as deixou fascinadas. Com o passar do tempo, acabei sendo aceita, talvez por sempre ter tido o cuidado de agradecer-lhes a ajuda e elogiá-las na frente da mãe. "Você é uma grande mulher", dizia eu, fazendo questão de que todos ouvissem. "Você percebeu que havia um problema com essa mãe e o bebê e pediu ajuda. Você salvou a criança!" A enorme parteira que me ajudou a dar à luz o bebê prematuro com o escroto inchado foi a primeira parteira tradicional a quem eu passei a dar aulas. Mas eu não dizia que estava ensinando, pois isso seria uma ofensa a alguém mais velha que eu e considerada mais sábia. Por isso eu a convidei a ir ao hospital para "aprendermos uma com a outra". Foi o jeito que encontrei de fazer com que ela e outras viessem. Eu não aprendia absolutamente nada com elas, é claro. Aliás, elas me deixavam horrorizada quando me contavam todas as coisas que faziam.

— Como vocês lidam com uma mulher que esteja sangrando? — perguntava eu, e elas me diziam que queimavam ervas, recitavam um cântico ou faziam uma prece.

— Certo, mas me permita dizer o que eu faria.

Eu as convidava para a sala de parto para ver como eu trabalhava. Explicava por que estava fazendo alguma coisa de determinada maneira, como ouvir o batimento cardíaco do feto com um estetoscópio e manter tudo limpo. Foi assim que, aos poucos, ganhei a confiança delas. De repente nós éramos colegas. Elas voltavam para casa achando que tinham me ensinado alguma coisa enquanto eu rezava para ter ensinado uma ou duas coisas a elas — principalmente a manter as mãos limpas, as unhas cortadas e lavar tudo o que fosse possível.

— Vocês usam água fervida nos nascimentos que atendem?
— Não.
— Bem, vocês têm chá quente?
— Sim.
— Então lavem as mãos com chá-preto.

Eram ideias que eu inventava na hora. Sabia que chá-preto — em especial o chá de acácia — era um adstringente.

— Vocês podem limpar o períneo com o chá também — explicava, alertando para não usarem o popular chá doce aromatizado com cardamomo e canela e feito com leite de cabra ou camela. — E, a propósito, a areia não é uma boa ideia. Estenda um lençol limpo no lugar. Depois vocês podem lavar ou jogar fora. — Elas sabiam o quanto a areia sujava as mães e os bebês e começaram a entender. Eu as ajudava a encontrar soluções para problemas que elas não sabiam que tinham.

Meu pai continuava trabalhando em Burao, mas nos visitava — sua primeira família — nos fins de semana e em feriados. Farah estava num colégio em Sheikh, no Egito, e minha irmãzinha Asha estudava na escola local, recebendo o tipo de educação que me fora negada na Somalilândia quando eu era criança.

Meu pai parecia muito feliz nessas visitas que nos fazia. Estava gostando da nova esposa e da nova vida. Apesar de trabalhar muito, como sempre, e ter que lidar com problemas como falta de material, ele estava claramente feliz por eu ter voltado ao país. Por motivos que nunca entendi muito bem, ele nunca foi ao meu hospital para ver como eu trabalhava, e eu queria muito que fosse. Acho que ele achava que poderia me intimidar. Uma vez o vi no fundo de uma sala cheia de gente quando eu estava falando com o pessoal sobre práticas profissionais, mas fora isso eu precisava me contentar com as poucas ocasiões em que trabalhava com ele como enfermeira em Burao. Em retrospecto, acho que ele se mantinha afastado do meu local de trabalho para me deixar encontrar as soluções para os meus problemas do meu jeito.

Sempre que nos reencontrávamos, o assunto principal da conversa era o que fazer a respeito do meu salário. Não era só por eu precisar do dinheiro, mas por desejar reconhecimento e status, uma identidade e um título para o trabalho que estava fazendo. Meu pai considerou se não valeria a pena entrar em contato com Mohamed Egal, que ainda trabalhava para o governo. Eu não via Mohamed desde nosso último encontro em 1955 e não fazia ideia do tipo de pessoa que tinha se tornado. Sabia que tinha uma esposa e filhos em Mogadíscio, que logo se tornou o centro comercial, educacional e de representação diplomática da nossa região. Mohamed devia estar se sentindo tão descontente como todos os da Somalilândia Britânica, que cada vez mais percebiam que tinham se tornado cidadãos de segunda classe, apesar da nossa boa-fé e da antiguidade na união com nossos irmãos e irmãs. Ele ocupou o cargo de primeiro-ministro à época da unificação; depois foi rebaixado para ministro da Defesa e, afinal, para ministro da Educação. As duas nomeações foram consideradas um descaso para com ele e a Somalilândia, o primeiro de muitos outros.

Em novembro de 1961, no entanto, ele veio a Hargeisa numa visita oficial à Região Norte, como a Somalilândia era conhecida agora, e eu e o dr. Ali fomos convidados para uma recepção formal com ele na sede do governo regional. Eu estava curiosa para revê-lo, mas um pouco arredia com a maneira como se daria o nosso encontro. Planejando uma possível rota de fuga no caso das coisas se tornarem esquisitas entre nós, combinei de o hospital me mandar uma ambulância às nove da noite para ter uma desculpa para sair da festa por conta de um chamado de emergência.

Quando cumprimentei Mohamed na fila da recepção, notei que tinha engordado um pouco, mas que estava bem. Continuava muito atraente e pareceu encantado em me ver.

— Ah, Edna! Que maravilha você ter vindo! Tenho tentado entrar em contato com você todos esses anos. Não se afaste. Eu preciso falar com você. Vamos nos ver mais tarde para conversarmos melhor.

Nós nos encontramos um pouco depois, e ele começou a perguntar sobre a minha família, mas era muito requisitado e logo foi levado para falar com alguém mais importante. Às nove horas, como combinado, a ambulância chegou para me levar ao hospital, onde, ironicamente, eu tive que lidar com uma genuína emergência.

Quando finalmente voltei para casa a pé duas horas mais tarde, vi automóveis estacionados na frente da nossa casa e todas as luzes acesas, o que era muito incomum tão tarde da noite. Para minha surpresa, Mohamed estava com minha mãe na varanda com a luz acesa. Pelo número de xícaras de chá vazias e a bandeja cheia, eles estavam lá havia algum tempo. Minha mãe — que nunca ficava acordada até tarde — estava flanando, toda entusiasmada.

— Por que você sumiu, Edna? — perguntou Mohamed com um sorriso.
— Eu queria falar com você.
— Eu tive que trabalhar — respondi objetivamente.
— Ah, certo. Bem, eu queria te ver porque vou embora amanhã.

Lembro-me de ter sido educada, mas não muito amistosa, e com certeza não queria me mostrar muito disponível. Nós discutimos a minha situação salarial, ainda não resolvida depois de quatro meses, e ele prometeu tentar ajudar.

— Quando você vai a Mogadíscio? — perguntou, e eu disse que não tinha planos, pois não podia me ausentar do hospital.

Ele acabou indo embora prometendo que nos encontraríamos em breve. Uma parte de mim se sentiu lisonjeada pela atenção dele, mas eu ainda estava ocupada demais para considerar um relacionamento. Meu foco principal era retribuir tudo o que havia aprendido no Reino Unido e ajudar meu povo, tão abandonado pelas autoridades e com um serviço de saúde desorganizado e deficiente. Não fazia ideia de quando iria reencontrá-lo.

Foi meu pai — não eu — quem decidiu ir a Mogadíscio duas semanas depois, motivado por exasperação e frustração.

— Eu vou até lá pessoalmente marcar um encontro para falar com um ministro e apresentar o seu caso.

Contente e aliviada, convencida de que sua intervenção pessoal resolveria o problema, eu o levei de carro ao aeroporto de Hargeisa para pegar o avião de manhã. Ele largou a valise no chão para me dar um abraço de despedida e fiquei vendo enquanto se afastava, acenando alegremente cada vez que se virava. Parecia saudável e em forma, como sempre. Meu pai era um homem que não parava quieto e nunca faltou ao trabalho por doença um dia na vida. Esperei para ver o avião decolar, rezando para ele conseguir alguma coisa com o ministro da Saúde antes de voltar ao meu carro. Só então percebi que ele tinha deixado o paletó no banco traseiro, mas já era tarde demais. Ele já havia partido. Soltei um suspiro, torcendo para ele não precisar do paletó em Mogadíscio, onde devia estar fazendo calor.

Voltei direto para o trabalho, e 24 horas depois eu e o dr. Ali fomos chamados para atender uma mulher com obstrução do trabalho de parto no hospital governamental de Berbera. Pegamos tudo de que poderíamos precisar e dirigimos os 150 quilômetros até Berbera em alta velocidade, com uma escolta policial abrindo o caminho. Trabalhamos com a mãe em pânico o dia inteiro, e finalmente o bebê nasceu bem no começo da noite. Como era o caso, sempre que éramos chamados por outro hospital por alguma emergência, ficávamos um dia a mais para tratar de outros pacientes em condições graves. Havia ao menos seis, por isso resolvemos ficar e fazer rondas no dia seguinte. Logo cedo na manhã seguinte, examinamos uma mulher que precisava de uma mastectomia e outra com suspeita de apendicite. Havia um homem com hérnia e mais uns dois ou três casos de cirurgia. Também revisamos o tratamento em curso dos pacientes nas alas ambulatoriais. Em resumo, foi apenas mais um dia de muito trabalho que nos levou de um caso a outro, mal podendo fazer uma pausa. A única coisa estranha é que era a primeira vez que o médico e a enfermeira eram da Somalilândia e formados na Grã-Bretanha, trabalhando exatamente como os médicos e enfermeiras britânicas faziam anteriormente.

Quando terminamos, um dos policiais da cidade nos disse que um enorme navio de guerra americano tinha chegado ao porto e que eu e o doutor fomos convidados por graduados funcionários do governo para uma recepção a bordo da embarcação. Não podíamos recusar; por isso nos lavamos e fomos com as roupas que estávamos usando. Passamos uma noite agradável antes de sermos levados de volta ao porto para empreender a longa jornada de volta. Enquanto nos aproximávamos do ancoradouro, vi uma multidão reunida no cais escuro. Ao chegarmos mais perto, ouvi mulheres chorando e lamentando.

— Ah, não! Acho que uma criança caiu no mar! — comentei com o dr. Ali, e nós dois ficamos olhando para ver se podíamos fazer alguma coisa.

Assim que desembarcamos, a multidão nos rodeou, estranhamente, e começou a gritar mais até quando me viram. Um adolescente abriu caminho e correu até mim.

— A senhora é *Ina Adan Dhakhtar*?
— Sim — respondi, confusa.
— O seu pai morreu.

O rosto dele não revelava nenhuma emoção ou motivo, e, antes de eu responder, o dr. Ali e os policiais que esperavam para nos levar para casa abriram caminho pela multidão para chegarmos até nosso carro.

— O-o que ele disse? O que ele sabe sobre o meu pai? — gaguejei, virando-me para ver o adolescente.

Fomos levados à delegacia de polícia local em silêncio, eu no banco de trás, rígida dos pés à cabeça. Ninguém explicou nada — simplesmente me levaram até uma sala a tempo de eu ouvir a rádio anunciando: "Nossas condolências à família do falecido Doutor Adan Ismail". O calendário da parede me disse que era dia 1º de dezembro de 1961.

Acho que não acreditei muito na notícia até finalmente chegarmos a Hargeisa, mais ou menos às três da manhã, e nos aproximarmos da minha casa, toda iluminada e cheia de gente. Foi quando acreditei que era verdade. As horas que se seguiram ainda são uma névoa na minha memória, mas me lembro de perguntar à minha chorosa mãe: "Como? Ele foi morto?". Ela não sabia; eles só tinham ouvido a notícia na rádio estatal anunciando a morte dele e que o funeral seria em Mogadíscio no dia seguinte, com o presidente Aden Abdullah Osman abrindo o cortejo.

Por causa da nossa tradição de enterrar os mortos em 24 horas, nem eu nem minha mãe fomos consultadas sobre onde meu pai teria seu descanso final. Nós éramos apenas mulheres, afinal, e mulheres nem têm permissão para se aproximar do túmulo em enterros muçulmanos, para não sofrerem um ataque de nervos. Só homens podem comparecer e são os homens que decidem essas coisas. Parentes homens distantes que nem conhecíamos resolveram enterrar meu pai a 1.500 quilômetros de distância, em uma cidade que também não conhecíamos. Além do presidente, muitos ministros do governo compareceram ao funeral, inclusive Mohamed Ibrahim Egal. Eu não estava interessada em Mohamed ou em qualquer outra pessoa. Só queria saber como meu pai tinha morrido e visitar seu túmulo. Ele só tinha ido à capital por minha causa, e agora estava sepultado no implacável solo somali. Como um homem saudável de 55 anos, que cinco dias antes caminhava agilmente para um avião, podia não estar mais respirando? Eu precisava saber.

Três dias depois da sua morte, fui a Mogadíscio em um avião militar russo requisitado pelo Exército. Um motorista mandado por um dos parentes do meu pai foi me buscar e me levou direto para o cemitério, onde recebi um número e um mapa. Não havia uma lápide para o meu pai, nem flores ou enfeites. Nada. Era uma desolação. Em um cemitério enorme, um pequeno monte de cimento e areia cinzenta marcava o local com um número numa plaquinha de concreto: 1.300. Com os olhos cheios de lágrimas, olhei para as covas mais antigas recobertas de capim, e para as vinte covas ou algo assim que tinham sido recém-escavadas. A cem metros de distância, outro enterro estava sendo realizado, com homens em silêncio em pé ao redor enquanto o corpo amortalhado com lençóis brancos foi descendo na terra.

Acho que nunca me senti tão desesperada quanto naquele dia. O lugar parecia bem desolado e monocromático, longe de Hargeisa e da vida colorida que Adan Ismail tinha vivido — como médico, como pai, como humanitário e benfeitor. Pensei no seu bom humor e em como jorrava vida e alegria. Achava impossível imaginar que estivesse morto aos meus pés. Quando meus parentes afinal me tiraram de lá e me levaram para a casa onde estava sendo feita a vigília, me entregaram a valise do meu pai e um pequeno pacote de papel contendo o resto de seus pertences. "Se ao menos ele estivesse com o paletó...", pensei.

Mohamed Egal chegou para expressar suas condolências e usou as palavras certas. Foi muito delicado comigo e, galantemente, me levou no dia seguinte para falar com o ministro da Saúde e com o primeiro-ministro Abdirashid Ali Shermarke, que prometeu examinar a questão do meu pagamento com urgência. Quando voltei ao hotel, me senti grata por ao menos não estar totalmente sozinha com meu pesar e meu choque.

Foi o engenheiro Ali Sheikh Mohamed, um velho amigo do meu pai e o primeiro engenheiro da Somalilândia, que finalmente me contou o que eu precisava saber. Em vez de ficar num hotel, Mohamed convidou meu pai para ficar com ele na noite em que os dois saíram para jantar com vários outros velhos amigos da Somalilândia. Uma hora depois, meu pai acordou seu velho amigo e — com a mão no coração — pediu que o levasse ao hospital, pois estava sentindo fortes dores no peito. Meu pai desceu a escada e desmaiou no sofá. No tempo em que levou para se vestir e descer, o anfitrião encontrou meu pai inconsciente. Ele e os empregados conseguiram botá-lo no carro e foram direto para o Hospital De Martino. Era madrugada e uma enfermeira da noite saiu do prédio, sentiu o pulso do meu pai, balançou a cabeça e declarou: "Ele está morto. Pode levar direto para o necrotério".

Não houve nenhuma verificação independente do apressado diagnóstico da enfermeira, nenhuma tentativa de ressuscitação e nenhuma outra medida foi tomada para ver se algo poderia ser feito para reanimar seu coração. Adan Ismail, que dedicou a vida à medicina e passou quarenta anos fazendo o melhor possível para cuidar de milhares de homens, mulheres e crianças, não teve o mesmo privilégio. Dispensado como cadáver, foi levado ao necrotério e posto numa gaveta refrigerada. Quem sabe o que poderia ter acontecido se eles tentassem ressuscitá-lo? Como eu poderia viver com o fato de não estar com ele para fazer tudo o que pudesse para mantê-lo vivo? Teria adorado ter cuidado dele como ele cuidara dos outros durante toda a vida. Eu o teria alimentado, consolado, lavado, barbeado — coisas que sempre fiz por meus pacientes, mas nunca tive a oportunidade de fazer por meu próprio pai.

Depois que meu pai morreu, correram vários rumores de que autoridades somalis poderiam tê-lo envenenado. As pessoas diziam que ele era muito popular e respeitado na Somalilândia e que teria sido assassinado por ter ido a Mogadíscio para causar problemas. Não consigo pensar sobre isso e nunca vou saber ao certo, mas sei que encontrei remédios para o coração na sua valise e que, sem eu saber, ele tinha diabetes tipo 2, que minha mãe me explicou que ele tentava controlar com dieta. Ele não contou nada disso para mim, inclusive sobre a suspeita de uma arritmia cardíaca que era monitorada sempre que ia me visitar em Londres. Também estou a par de que o pai dele, o vovô Ismail, morreu na casa dos sessenta anos, assim como meu tio Mohamed, o homem do mar e mercador. Então talvez a saúde frágil fosse parte do lado masculino da nossa família. Poderia explicar por que me deixava encontrar minhas próprias soluções para os meus problemas e me incentivava a não depender demais dele. Talvez essa possa ter sido a razão de ter insistido para eu voltar para casa.

Papai, você fez muito bem para mim.

Espero ter feito bem para você.

Descanse em paz.

Vasculhando seus pertences e revirando seus bolsos, procurei em vão a carta que ele tinha ficado acordado para me escrever; a última carta, que nunca chegou ao seu destino. O que ele estava querendo me contar naquela noite? O que seria tão urgente para ele querer me dizer na época? Por que não podia esperar? Eu gostaria muito de saber.

Em vez de especular sobre como e por que meu pai tinha morrido, só conseguia me concentrar nas poucas vezes que o havia visto nos anos anteriores e no quanto queria ter estado com ele no fim. Fazia só quatro meses que eu tinha voltado à Somalilândia, e nós ficamos separados quase o tempo todo. Mal conheci sua segunda esposa, uma mulher que eu chamava de "tia", e não tive oportunidade de saber muito sobre sua nova vida. Também percebi, com uma pontada de dor, que pouca gente — caso existisse alguém — me chamaria de novo de Shukri.

Apesar de quanto tinha trabalhado arduamente para progredir, eu nunca realizaria meu desejo de estar ao lado dele de uniforme todos os dias ou de ele me ver de mangas arregaçadas trazendo bebês ao mundo. Talvez o mais pungente de tudo: nunca tive a chance de dizer a ele sobre meu sonho de um dia construir um hospital que o fizesse se sentir orgulhoso.

É uma coisa que vou lamentar até o fim dos meus dias.

9

Hargeisa, 1961

Às CINCO HORAS DA MANHÃ do dia 10 de dezembro de 1961, fui despertada por batidas frenéticas na minha porta. Eu tinha chegado de Mogadíscio poucos dias antes e ainda estava perturbada pela morte do meu pai. O Hospital de Hargeisa onde eu trabalhava sem remuneração foi rebatizado de Hospital Adan Ismail em sua memória, mas ninguém além de nós sabia ainda que aparentemente meu pai não tinha dinheiro e que tinha nos deixado quebradas e alquebradas.

Pulei da cama esfregando os olhos, abri a porta e vi a auxiliar de parteira que tinha me acordado poucas horas antes para tratar de uma mulher sangrando depois de ter dado à luz.

— Por que você está aqui e não com a sua paciente? — perguntei, ainda grogue enquanto pegava meu uniforme. — Eu já falei pra você nunca sair de perto de uma paciente que estiver com problemas. Ligue pra mim que eu vou correndo. Você não pode perder tempo numa emergência, porque o tempo é precioso.

— Os telefones não estão funcionando — protestou. — Não tem nenhum carro na rua e tem soldados por toda a parte!

Confusa, acabei de me vestir e corri para ajudar a paciente, que tinha voltado a sangrar. Não havia tempo para pensar em telefones ou soldados.

Era comum os telefones deixarem de funcionar e, quanto aos soldados, imaginei que sua presença estivesse relacionada às últimas disputas na fronteira com a Etiópia, que ficava apenas a setenta quilômetros de distância. Enquanto eu cuidava da nova mãe, o melhor amigo do meu pai chegou para me informar que uma parente estava prestes a dar à luz.

— Por que a família dela não a traz para cá? — perguntei, exasperada.

— Foi decretado um toque de recolher, e os soldados só deixam as ambulâncias trafegarem.

Aquilo não pareceu boa coisa. Rezei para que não estivéssemos entrando numa guerra em grande escala com a Etiópia por causa de uma controversa zona-tampão criada pelos britânicos com a nossa independência. Com o toque de recolher implantado, eu não tinha escolha a não ser ir de ambulância até a casa da mulher e avaliar o progresso do trabalho de parto. Também estava curiosa para ver por mim mesma a situação nas ruas. De fato, não havia carros particulares nas ruas; só caminhões do Exército trafegando de um lado para outro. O que estava acontecendo? Nervosos, levamos a paciente para o hospital e cuidei do parto do seu primeiro filho em segurança, um menino. Por volta das onze da manhã, quando estávamos fazendo a limpeza, ouvimos sirenes e logo depois tiros nas imediações do quartel do Exército.

Logo depois, o dr. Ali me chamou para ajudar na operação de um soldado que fora trazido com um ferimento de bala no abdome. Corri para a sala de cirurgia, vesti o avental e fiz um longo exame no homem gravemente ferido. A bala tinha penetrado na lateral do corpo, rompendo o rim e outros órgãos vitais. Ele tinha perdido bastante sangue. Estava prestes a tirar as roupas dele para a cirurgia quando um caminhão do Exército estacionou lá fora e outro ferido foi trazido de maca. Os soldados o deixaram sem cerimônia no chão da sala de cirurgia e saíram correndo. Reconheci imediatamente o homem ferido como Hassan Kayd, meu amigo de infância, o jovem que vi se formando na academia militar de Sandhurst, na Grã-Bretanha. Agora era um tenente de duas estrelas dos Batedores da Somalilândia, uma antiga brigada do Exército britânico, e eu também conhecia a mulher dele porque a atendi quando estava grávida.

Hassan não estava bem: um tiro tinha atravessado sua coxa. Sangrava profusamente, e, enquanto o dr. Ali tentava estabilizar o primeiro soldado na sala ao lado, tentei estancar o sangramento de Hassan fazendo um torniquete na perna e cortando sua calça para ter acesso ao ferimento. Mal tive tempo de perguntar o que estava acontecendo quando outro caminhão estacionou no pátio e despejou mais soldados. Logo depois eles dispararam seis tiros rápidos na parede do hospital perto da nossa porta. Se eles queriam nos assustar, conseguiram. Um jovem médico indiano recentemente mandado para trabalhar conosco ficou com medo e passou as horas seguintes escondido num armário do vestiário.

Segundos depois, dois soldados armados arrombaram as portas e entraram, com os fuzis automáticos apontados diretamente para Hassan. Instintivamente me joguei sobre ele.

— Saiam daqui! Essa sala é esterilizada! Vocês não podem entrar na minha sala de cirurgia de botas! — me ouvi gritar.

Nenhuma mulher somali jamais falou com um homem somali daquele jeito, muito menos uma garota de 24 anos baixinha e petrificada, mas naqueles poucos segundos eu me transformei na Monja Tigre.

— Ele é um traidor! Sai da frente senão eu atiro em você também! — gritou um dos solados, apontando a arma para mim e soltando o gatilho.

Os outros soldados deram um passo à frente e levantaram o cano da arma, afastando-o do meu rosto enquanto o primeiro virou a arma e golpeou minha nuca com o lado da coronha. Chocada e assustada, continuei me recusando a deixar meu paciente, mesmo quando meu agressor fez sinal com a arma indicando que eu devia me afastar.

Hassan estava em estado de semiconsciência, e nesse momento seus olhos estavam abertos.

— Finge que está morto! — sussurrei com os dentes cerrados tentando protegê-lo.

Ele fez o que eu mandei. Peguei parte do chumaço de algodão que estava na sua perna pulsante e mostrei para o meu agressor, sabendo que chocaria qualquer um não acostumado a ver tanto sangue.

— Olha pra ele! — gritei. — Você acha que alguém que perdeu essa quantidade de sangue vai sobreviver? Ele é um homem morto.

Com uma expressão de desdém, acrescentei:

— Então foi nisso que vocês se transformaram? Será que os soldados somalis agora são tão corajosos que só conseguem matar cadáveres?

Os dois homens hesitaram, e eu aproveitei o momento.

— Vocês precisam esperar lá fora até eu estancar o sangramento e fechar o ferimento. Se ele sobreviver, vocês podem julgá-lo ou fazer o que quiserem com ele, mas ninguém vai atirar em ninguém no meu hospital! Fora! Fora daqui! Armas são proibidas neste prédio! — gritei ao perceber a hesitação deles.

Frustrados, eles se retiraram relutantemente, enquanto eu e o dr. Ali nos comunicávamos por olhares na sala e continuamos fazendo o que tínhamos sido treinados para fazer. Há tantas decisões de vida e morte a se tomar todos os dias num hospital que nós que trabalhamos ali estamos acostumados a manter a calma e a nos concentramos no paciente, mas minhas mãos tremiam enquanto eu cuidava de Hassan. Só mais tarde fiquei sabendo que ele era um rebelde desencantado que tinha liderado mais de 26 jovens oficiais dos Batedores da Somalilândia em um golpe militar abortado. O plano deles era tomar Hargeisa e outras principais cidades até os políticos de Mogadíscio concordarem em voltar à mesa de negociações e atender as suas exigências contra a discriminação e as injustiças sofridas pela Somalilândia. Ninguém deveria ter sido ferido.

Sabendo que os soldados continuavam lá fora esperando para matá-lo, consegui estancar o sangramento e fazer um curativo da melhor forma possível. O torniquete estava amarrado com uma bandagem de pressão, e eu inseri um cateter de soro fisiológico. Os soldados continuaram entrando e saindo da sala de cirurgia de armas em riste e dedos nervosos, impacientes, dizendo para nos apressarmos. Assim que estabilizou o outro soldado e o passou a um auxiliar, o dr. Ali conseguiu falar comigo.

— Eles vão levar esse homem, por mais que nos empenhemos. Então nós vamos ter que ir junto para não o perder — sussurrou.

Eu concordei.

Outro caminhão do Exército apareceu no pátio, e eles puseram Hassan na traseira. Eu e o dr. Ali subimos com ele, junto com um enfermeiro. Todos nós estávamos cobertos com mais sangue do que já tínhamos visto até então. Quando chegamos ao quartel do Exército de Birjeex, a dois quilômetros de distância, deixamos Hassan e o enfermeiro sob guarda e entramos para pedir misericórdia. O general em comando era um homem que nós dois conhecíamos muito bem; nos encontramos com ele em várias funções civis organizadas pelos britânicos antes de terem saído do país. O dr. Ali foi direto:

— O senhor não pode mandar os seus homens ao meu hospital para atirar nas pessoas! Sabe muito bem que isso é contra todas as convenções de direitos humanos e o código militar — disse, irritado.

— Mesquitas, templos e hospitais são refúgios seguros contra assassinatos — acrescentei.

Nós dois continuamos a repreendê-lo, deixando claro que Hassan e os outros soldados precisavam ser operados com urgência e não estavam em condições de ser interrogados.

O general replicou que Hassan era um traidor do país e de seus compatriotas. Explicou que vários de seus soldados tinham sido feridos e que os culpados teriam de enfrentar uma corte marcial e que provavelmente seriam executados.

— Vamos ver primeiro se ele sobrevive — comentei. — Depois ele pode ir à corte marcial.

O general concordou relutantemente e nos deixou levar Hassan de volta à sala de cirurgia para uma operação de emergência na coxa. Os dois valentões originais receberam ordens de vigiá-lo, mas não se atreveram a entrar na minha sala de cirurgia de novo. Enquanto eu tirava as roupas de Hassan na preparação para a operação, ele me puxou para mais perto e sussurrou algo no meu ouvido.

— Tem um caderninho no bolso do peito da minha jaqueta — disse com os olhos arregalados. — Destrua esse caderno. Nem olhe pra ele.

Afastei-me e olhei para o rosto dele, sabendo que o que me pedia era algo que poderia me fazer ser presa ou pior. Lá estava ele deitado, um homem de princípios que eu conhecia desde a infância e que poderia morrer por seu amor pela Somalilândia. Eu não podia recusar. Depois de constatar que ninguém estava olhando, dobrei as roupas dele cuidadosamente numa pilha, encontrei o caderninho e guardei no bolso da frente do meu uniforme ensanguentado. Fiquei ao lado dele durante toda a operação e vi quando foi levado inconsciente na maca para uma das alas. Não havia tempo para descansar, trocar de roupa ou me livrar do caderninho, pois logo em seguida nos trouxeram um soldado morto que estava com Hassan Kayd, um jovem cujo corpo fora deixado lá fora sob o calor do sol por várias horas. Imediatamente o reconheci como o tenente Abdullahi Said Abby, um amigo de Hargeisa e cunhado de Mohamed Ibrahim Egal, com quem trabalhei na BBC em Londres. O dr. Ali recebeu instruções para fazer uma autópsia e me pediu para ajudar.

Eu nunca tinha ajudado numa autópsia, e foi terrível ver um amigo sendo dissecado. Dr. Ali contou 23 ferimentos de balas, na frente e nas costas, disparados quando soldados ficaram de pé sobre ele. Mas o pior de tudo foram as formigas. Depois de todas aquelas horas deixado ao relento sem qualquer dignidade ou respeito, os insetos tinham invadido os orifícios e saíam pela boca e pelo nariz. Ajudar era tudo o que eu podia fazer para continuar na sala.

Assim que a autópsia acabou, saí para ver Hassan e dar início aos cuidados pós-operatórios. Os soldados que o vigiavam não o perdiam de vista, e quando entrei na sala ele insistiram em me revistar. Dei de ombros e ergui os braços enquanto eles me apalpavam em busca de alguma arma, dando uma breve olhada nos meus bolsos. O caderninho incriminador foi considerado como equipamento normal de uma enfermeira, assim como o termômetro, a tesoura, o relógio de bolso e a gaze. No entanto, de repente eu estava muito consciente de que aquele caderno estava comigo e mal conseguia esperar para me livrar dele. Mais tarde naquela noite, quando — depois de 24 horas sem fazer uma pausa no hospital — finalmente voltei para casa para tomar um banho e dormir algumas horas antes de retornar, joguei o caderninho na privada sem sequer abri-lo.

Durante os três dias seguintes eu examinei Hassan constantemente. Ele recobrou a consciência e finalmente conseguiu se sentar, comer e beber. Tudo parecia estar sarando normalmente. Nós não nos falamos muito — não podíamos, com os guardas ali perto —, mas, depois de um olhar indagador dele, eu falei: "Você está bem, e tudo também está bem". Então ele voltou a recostar no travesseiro com uma expressão de gratidão. Mais tarde naquela noite fui chamada de volta ao hospital por causa de outro paciente e resolvi dar mais uma olhada em Hassan. Fiquei preocupada ao constatar que estava com febre e irrequieto; por isso dei a ele uma aspirina e deixei uma nota para mudarem o antibiótico no dia seguinte.

— Tente dormir um pouco — falei quando saí. Mas fui eu que fiquei me virando na cama sem dormir, pois estava com medo que ele pudesse estar gangrenando, com tétano ou alguma outra infecção que pudesse ser mortal. Levantei cedo, voltei correndo para examiná-lo e fiquei horrorizada ao encontrar o seu leito vazio.

— Onde está o meu paciente? — perguntei a uma auxiliar.

— Eles vieram às quatro da manhã e o levaram embora.

Fiquei estupefata.

— Levaram pra onde? Ele estava com febre!

— Não sei. Foi logo depois que você saiu. Eles o enrolaram nos lençóis, o carregaram até uma ambulância do Exército e foram embora.

Liguei imediatamente para o dr. Ali, já bem histérica. Acho que o choque e o trauma da semana anterior finalmente tinham conseguido me abalar.

— Eles sequestraram Hassan Kayd! — gritei. — Tiraram do hospital! Ele estava com febre. Pode estar com gangrena. Pode morrer!

O dr. Ali foi se encontrar comigo, e nós dois voltamos ao general, mas não havia nada que pudéssemos fazer.

— Todos os traidores foram mandados para Mogadíscio — informou o oficial. — Vão ser tratados no hospital do Exército. E depois vão ser julgados junto com os outros e executados por um pelotão de fuzilamento.

Naquele momento eu comecei a chorar, como não chorava havia anos. Tudo me deixou estarrecida. Àquela altura os nomes dos que tentaram o golpe tinham sido divulgados, e eu conhecia pelo menos metade deles, muitos dos meus tempos em Londres e quase todos de cidades que eu conhecia bem, como Hargeisa, Burao, Berbera, Erigavo e Borama. Mas o sequestro de Hassan Kayd do nosso hospital não foi a única coisa angustiante com que tive que lidar depois do golpe fracassado. O dr. Ali tinha operado o primeiro soldado trazido ao hospital assim que pôde, mas poucos dias depois ele teve uma infecção e morreu.

Demorou algum tempo para sabermos o que havia acontecido com Hassan e os outros sobreviventes. Para começar, todos tinham sido transferidos para um campo de treinamento do Exército chamado Halane, perto de Mogadíscio, onde foram tratados de forma desumana. Depois de vários meses, foram levados ao que era conhecido como "cela da morte", na principal prisão de Mogadíscio, uma câmara subterrânea onde ficaram dezoito meses. Incrivelmente, depois de um julgamento de dois meses em 1963, o juiz encerrou o caso com base no fato de que aqueles oficiais só tinham jurado obediência à rainha da Inglaterra e, portanto, não podiam ser acusados de traição contra a República da Somália. Em vez disso, foram acusados de perturbação da paz e de provocar inquietação pública antes de serem libertados. Quando voltei a ver Hassan, alguns meses depois, ele me perguntou diretamente sobre o caderninho, e garanti que tinha me livrado dele em segurança.

Ele e seus companheiros oficiais podem não ter conseguido organizar aquele golpe, mas sem querer o caso deles no tribunal tinha demonstrado que o Ato de União não ligava legalmente a Somalilândia à Somália Italiana e que não fora ratificado. Essa humilhação pública de Mogadíscio foi a centelha da primeira de muitas medidas punitivas contra a Somalilândia, que afinal levaria à prisão e ao assassinato de muitos de nossos cidadãos. Os cerca de 25 "traidores" que sobreviveram tiveram suas carreiras militares encerradas e foram designados para cargos civis. Para se livrarem dele, Hassan Kayd foi depois designado para trabalhar na missão da Somália na ONU, em Nova York, onde ficou pelos oito anos seguintes. Quando ele partiu para os Estados Unidos, tive dúvidas se voltaria a me encontrar com ele.

Física e emocionalmente abatida, dividi o tempo entre minha casa e o hospital, enquanto me dedicava ao trabalho e a ajudar minha mãe e meus irmãos a lidar com a morte de meu pai. Como sua primeira esposa, minha mãe ficou encarregada da vigília na nossa casa, que perdurou por sete dias e envolveu providenciar comida e bebida para qualquer um que viesse prestar suas condolências. Em pânico, ela me disse que tinha muito pouco dinheiro sobrando e não sabia se meu pai tinha mais alguma coisa.

— O que nós vamos fazer, Edna? — perguntou, à beira da histeria.

A casa que ele tinha construído fora alugada para render um dinheiro extra depois de sua mudança para Burao; por isso fui falar com os locatários para ver se nos deviam alguma coisa, mas eles juraram que tinham pagado adiantado até os três meses seguintes. Eu ainda não estava recebendo nenhum salário, então não tivemos escolha a não ser pedir emprestado a amigos e à família e cortar radicalmente os nossos gastos. Pela primeira vez na minha idade adulta tivemos que vender parte das joias da minha mãe para sobreviver, mas eu não tinha nada que valesse a pena vender. Ela e minha irmã vieram morar no meu alojamento de enfermeira, enquanto meu irmão continuou no internato do governo em Sheikh, algo que eu estava determinada a manter enquanto pudesse. Não havia mais mesada para ele ou para Asha, e precisávamos viver estritamente com o que tínhamos — como meu pai sempre me ensinara. Logo correu a notícia de que Doutor Adan Ismail não tinha deixado nada para a família, e a partir daí pessoas que nem conhecíamos chegavam com latas de óleo de cozinha, caixas de tâmaras e sacas de arroz ou farinha — e deixavam os produtos na nossa porta. Foi então que percebi o quanto meu pai tinha influenciado a vida de outras pessoas, não só a minha. Todos os dias eu via o quanto as pessoas o adoravam. Várias vezes por semana eu ouvia como ele os tinha tratado com bondade ou sido generoso com seu tempo e dinheiro. Era um homem caloroso e carismático, que parecia ter se dado bem com quase todo mundo e nunca negara um pedido de ajuda; por isso agora eles queriam retribuir parte de sua generosidade.

Mas nem todos tinham o coração tão bom. Muitos se recusaram a acreditar que tínhamos ficado sem nada, pois sempre imaginaram que o próspero comerciante Ismail "Peito Branco" Guleed fosse um homem rico. O que eles não percebiam era que a guerra e a filantropia do meu pai haviam esvaziado os cofres da família. Estou convencida de que ele gastava toda a gorda aposentadoria recebida dos ingleses em sua clínica para tuberculose quando não conseguia obter o dinheiro e os suprimentos de que precisava e tenho certeza de que, fosse qual fosse o salário pago pelo governo, também seria gasto principalmente com seus pacientes. Sem mencionar os órfãos e os amigos da família, os parentes mais pobres e a tia idosa que foi morar com minha mãe de graça. Ele estava pagando para todo mundo, inclusive a minha mesada e os custos de ter uma segunda esposa; por isso não tinha sobrado nada.

Mais ou menos uma semana depois do enterro do meu pai, recebi uma carta de uma loja local cobrando trezentos xelins que ele devia — o equivalente a cerca de cinquenta libras. Como filha mais velha e nova chefe da família, era minha responsabilidade acertar as contas. Receber aquela carta foi um choque horrível, mas eu a ignorei porque o dono da loja era um amigo da família e alguém que meu pai tinha ajudado financeiramente, e disse a mim mesma que algum balconista deveria ter se enganado. Além do mais, eles queriam trezentos xelins, e eu simplesmente não tinha. Quando uma segunda e uma terceira cartas chegaram, não pude mais ignorá-las, principalmente quando eles ameaçaram com um processo judicial. Aquilo me pareceu uma terrível traição. Furiosa, fiz um empréstimo com um parente e fui falar com o lojista. Enquanto contava em silêncio as notas em sua mão, ele me repreendeu por ter demorado tanto para saldar a dívida. Quando a conta foi acertada, olhei diretamente nos olhos dele:

— O dinheiro foi mandado a você do túmulo de Adan Dhakhtar Ismail.

E saí da loja.

O trabalho tornou-se minha terapia, e me atirei nos meus muitos deveres com um vigor renovado. Eu era a filha de Adan Ismail e devia ao meu pai agir de acordo com isso. Um de meus maiores desafios quando voltei à Somalilândia foi conseguir pessoal administrativo para me ajudar, principalmente na clínica pré-natal. Isolada, eu era a única responsável por anotar os nomes das sessenta ou setenta pacientes semanais, registrar as datas de nascimento e os históricos médicos, detalhes sobre seus parentes, peso, altura e pressão arterial. Só então podia começar os exames, tratamentos ou consultas. A papelada consumia demais do meu tempo, e eu precisava de uma ou duas mulheres alfabetizadas para cuidar dessa parte para me concentrar nos cuidados médicos. Mas onde eu iria encontrar isso na Somalilândia? E quem se disporia a trabalhar sem ganhar nada?

Foi então que me lembrei de minhas alunas na Escola de Meninas de Burao: as filhas de algumas das famílias mais proeminentes que eu ajudei a ensinar a ler e escrever. O próprio fato de os pais as terem mandado para escola indicava que eram mais progressistas que a maioria dos somalis, por isso tive mais esperanças de poder pedir por algo tão radical. Também sabia que as garotas estariam entediadas em casa, esperando para se casar e aprendendo como serem domesticadas. Reunindo minha coragem, fiz uma visita às suas famílias — muitas das quais conhecia por meio do meu pai — e pedi que os pais permitissem que as filhas viessem me ajudar. A resposta era quase sempre a mesma: "Trabalhar no hospital? Impossível! Não é apropriado para uma garota".

Não consegui convencer nenhum deles a ceder suas filhas, porém persisti, usando todos os meus poderes diplomáticos e minha sagacidade.

— Não, não, sua filha não vai trabalhar no hospital. Só vai ficar comigo na recepção da clínica uma vez por semana. A única coisa que ela vai ter de fazer é registrar os nomes e as informações médicas das mulheres grávidas que aparecerem. Só isso.

Os pais me olhavam com desconfiança.

— Tem certeza de que ela não vai trabalhar com homens nem tocar em pessoas doentes?

— Não, ela só vai manter os registros na ala feminina. Só vai tocar na caneta e nos papéis.

Não havia salário, pois nem eu estava sendo paga; por isso explicava que seria um trabalho de caridade e que as garotas iriam se sentir úteis e ocupadas. Depois de repetir minhas garantias a uma família de cada vez, finalmente convenci uma delas a me deixar usar suas filhas como estagiárias num contrato de experiência. Quando as ex-colegas de classe delas ficaram sabendo, me pediram para considerá-las também, então voltei a falar com suas famílias e insisti no meu argumento. Assim, finalmente consegui recrutar duas garotas de dezessete e dezoito anos, o que me pareceu uma grande vitória.

Eu também precisava de ajuda na ala da maternidade — para lavar os recém-nascidos, verificar os cordões umbilicais, levá-los aos seios das mães e garantir que fossem bem cuidados. Contava com algumas auxiliares treinadas pelos britânicos que cuidavam dos partos antes de eu voltar à Somalilândia, mas eram ocupadas demais para me ajudar. Se conseguisse empregar mais algumas garotas para ficarem de olho nos bebês saudáveis e avisar sobre os não saudáveis, eu poderia me concentrar nos tratamentos. Voltei a falar com as famílias.

— Vocês se incomodam se suas filhas me ajudarem com os bebês recém-nascidos?

Eles negavam com a cabeça.

— Ah, não! Isso significa que elas vão estar no hospital... Um lugar cheio de doenças. Minha filha vai ser contaminada.

Eles tinham razão de se preocuparem. Quando eu lecionava em Burao, houve uma epidemia de varíola no hospital local que matou várias pessoas; por isso todas fizemos fila para ser vacinadas. Entendia a preocupação dos pais, mas ainda assim precisava convencê-los.

— Um bebê recém-nascido saudável não tem doenças — garanti. — Sua filha só vai ficar na ala da maternidade, ajudando a limpar e a cuidar dos bebês. Tenho certeza de que vocês vão querer que ela um dia se case e que não veem a hora de ter netos. O que vou fazer é mostrar como um dia elas vão cuidar do próprio filho. Só isso.

Eles me olhavam com ceticismo.

— Só recém-nascidos? Tem certeza?

— Garanto — repetia eu. — Só recém-nascidos.

Foi assim que recrutei minhas três primeiras assistentes da maternidade e, pouco tempo depois, já estava ensinando a elas como realizar diferentes tarefas, além de reorientar as auxiliares anteriores a adotarem melhores práticas. Não que isso tenha sido fácil. Muitas das mulheres mais velhas vinham fazendo partos havia anos e achavam que sabiam muito mais do que eu — a garota nova na cidade. Precisava ser criativa com minhas instruções para elas entenderem. Evoquei minhas lembranças da maneira inteligente e paciente com que meu pai explicava as coisas para os funcionários e os doentes no passado. Tive o privilégio de trabalhar com algumas das assistentes que ele tinha treinado e fiquei muito impressionada com a eficiência delas, seus conhecimentos de enfermagem e como cuidavam dos doentes. Agora era minha vez de ensinar o resto.

Quando descobri que muitas dessas auxiliares analfabetas não entendiam o conceito de bactéria por ser uma coisa que não conseguiam ver, eu disse que se tratava de um *jiin*, ou mau espírito — que era uma coisa que elas conseguiam entender.

— Quando você não corta suas unhas, os *jiins* ficam embaixo delas esperando para atacar mães e bebês — alertava. — Os bons espíritos são sossegados, mas os maus espíritos acompanham vocês. Se você coça a cabeça ou assoa o nariz, os *jiins* ficam à espera. Por isso vocês precisam lavar bem as mãos para se livrar deles, certo?

Elas não gostavam de alguém tão jovem e pequena dizendo o que tinham de fazer, mas — e só depois de me verem agir de maneira profissional — acabaram aceitando que a irmã Edna afinal de contas tinha alguns conhecimentos e começaram a fazer o que eu pedia.

Um dos meus problemas era o hábito que tinham de puxar o cordão umbilical depois do nascimento para apressar as coisas e remover a placenta. Isso pode resultar em hemorragia e numa indesejável inversão do útero, que pode matar a mãe com o choque. Demorei muito tempo para convencê-las de que isso era errado e que precisavam ser pacientes e meticulosas. Se as coisas complicassem demais eu chamava o dr. Ali para fazer uma cesariana, mas na maioria das vezes tinha que lidar com o caso sozinha. De forma geral, deixava as auxiliares encarregadas das mulheres que já estavam no segundo, terceiro ou quarto parto, quando normalmente não era necessário me chamar, enquanto eu cuidava de casos mais complicados. Como sempre, nós tínhamos que nos virar com suprimentos muito limitados, usando panos recortados no lugar de gaze esterilizada e pedindo às mulheres para trazer seus lençóis limpos. Todos os dias nós precisávamos improvisar.

Foram muitos os costumes e tradições perniciosos contra os quais tive que lutar na Somalilândia, mas nenhum deles tão grave quanto os problemas que as circuncisões femininas criavam durante o parto. Em Londres eu tinha sido alertada sobre quase todas as eventualidades como parteira e ensinada como antecipar problemas e lidar com eles. Porém, nada no meu treinamento tinha me preparado para o que enfrentei depois de ter voltado. Ninguém me ensinou o que fazer com uma mãe infibulada, o que — naquela época — raramente era visto na Grã-Bretanha. Só quando voltei à Somalilândia que vi por mim mesma o quanto aquelas mulheres eram desfiguradas anatomicamente. Foi um enorme choque profissional, e eu não conseguia esconder minha raiva e minha repulsa. Foi também a primeira vez que percebi como o meu corte poderia me afetar como futura mãe.

Numa mulher não circuncidada, os hormônios femininos começam a funcionar de forma que, no momento em que entram em trabalho de parto, a pele estica como um elástico até o tamanho exigido para a cabeça do bebê.

Depois da circuncisão, a pele enrijece com o tecido cicatrizado e as aderências. A pele não estica; ela racha e sangra. A mãe tenta empurrar o bebê por um períneo extremamente rígido e uma abertura vaginal restrita. Por essa razão ela não consegue uma dilatação completa, o que impede a saída natural do bebê pelo canal de nascimento. Isso só causa mais atrasos e danos cerebrais em potencial. Muitos bebês morrem durante o parto por essa razão. As famílias nem sequer os trazem até nós; só nos contam depois que o bebê não sobreviveu por causa de um "espírito do mal" ou da "vontade de Deus".

Mesmo quando o bebê sobrevive, a mãe pode sofrer lesões para o resto da vida. Se a cabeça do bebê desce demais e encontra uma parede de tecido rígido, as contrações podem rasgar as mães até o reto. Em casos como esses, elas podem desenvolver o que é conhecido como uma fístula, quando os tecidos macios foram tão gravemente danificados que as vísceras, a vagina e o reto acabam se misturando e provocando inconvenientes, desconforto e mau cheiro. Isso é um problema mundial quando as mães não recebem um tratamento adequado durante o parto, e muito exacerbado no caso de terem sido mutiladas. Se a cabeça de um bebê ficar muito tempo no canal de nascimento, os ossos do crânio comprimem tecidos e vasos sanguíneos delicados, interrompem o suprimento de sangue e podem necrosar os tecidos. Isso pode abrir um buraco entre a uretra e a vagina por onde a urina vaza, ou as fezes passam pelo orifício entre a vagina e o reto. Uma mulher com uma fístula pós-parto corre o risco de perder o esfíncter e ser incapaz de controlar seus movimentos intestinais de maneira normal. Se morarem em vilarejos sem acesso a água corrente, elas se tornam párias sociais, marginalizadas e excluídas, enfrentando uma vida de vergonha e rejeição. Conheci uma garota jovem que quase foi morta pelo marido porque ele a considerava repulsiva.

Em um parto normal, em um hospital com ultrassonografia e outros equipamentos de alta tecnologia, um bebê com a cabeça grande seria identificado bem antes do nascimento, e a solução seria um procedimento de cesariana. Ou, se nascesse pela vagina e ficasse entalado, poderia ser ajudado por fórceps, extração a vácuo ou outras intervenções médicas que evitassem que esse tipo de tragédia acontecesse. A mãe nômade que desse à luz na floresta, que nunca tivesse passado por exames, sem assistência e atendida por uma parteira tradicional, jamais contaria com esse tipo de recurso — e, se tivesse sido infibulada, ela e o filho estariam correndo um duplo risco.

Constatei esses tipos de complicações horríveis em quase todas as mulheres que atendi. Dia após dia na Somalilândia, eu tinha que abrir os lábios infibulados das minhas pacientes e examinar suas paredes vaginais ou ajudá-las a ter os bebês através de aberturas cicatrizadas, e minha angústia aumentava. Trabalhando sozinha, eu não tinha escolha a não ser lidar com aquilo e tentar fazer o parto de cada bebê em segurança passando por essa saída resistente, algo muito diferente dos partos "suaves" e normais que fazia em Londres. Em todas as vezes, as lembranças da minha experiência horrível me atormentavam. Toda a dor, o sofrimento e a repulsa que senti quando menina ressurgiam. Eu tinha vontade de chorar, mas não podia. Precisava controlar minhas emoções. Era uma enfermeira formada, e meu trabalho era fazer o melhor possível para a mãe e o bebê sem questionar o que tinha acontecido, mas como parteira eu me sentia furiosa com a dor e o perigo desnecessários que a mulher sob meus cuidados estava sofrendo. Foi quando comecei a reagir de forma negativa à circuncisão feminina. Eu tinha 24 anos, e aquilo para mim foi um "momento de iluminação".

Percebi que a circuncisão não era uma prática universal por motivos médicos muito evidentes. Queria correr para todas as garotas que via e alertá-las sobre o que poderia acontecer, mas não sabia como começar. Aquilo era uma tradição para nós e em muitos outros países de nossa região e do nosso continente. Era uma questão de honra e dignidade — a honra da família dependendo do que havia no meio das pernas da filha. Poucos homens, se havia algum, pensavam em reclamar. Era uma coisa de mulheres. Como poderia eu, Edna Adan Ismail, uma enfermeira órfã de pai num país que parecia estar à beira de uma guerra, lutar contra algo tão histórico e arraigado na nossa cultura? Suponho que o que acabou me dando a coragem de tentar foi a lembrança da fúria do meu pai quando aquilo foi feito comigo. Talvez se mais homens mostrassem sua repulsa e oposição como ele, mais meninas poderiam ser poupadas dessa experiência. Eu precisava encontrar uma maneira de transformar minha raiva interna em ação, apesar de terem se passado muitos anos até criar coragem suficiente para me expressar.

10

Hargeisa, 1963

No dia 1º de janeiro de 1963, finalmente as autoridades aprovaram o meu salário e me tornei a primeira mulher somali a ocupar um cargo importante no serviço público. Mas eles foram espertos e só me pagaram a partir da data em que a quantia foi aprovada, não desde quando tinha começado a trabalhar, em 10 de agosto de 1961. Tive que abrir mão de vinte meses de salário e me contentar com os louvores.

A primeira compra que fiz com meu salário foi um Fiat 600 de quarta mão, deixado em Hargeisa por um médico italiano que veio me ajudar por um tempo. Era um calhambeque velho, mas adorei a liberdade que me proporcionava para ir aonde quisesse. Tenho certeza de que Mohamed Ibrahim Egal deu um empurrãozinho para os funcionários do Ministério da Saúde entrarem em ação e me senti grata por isso. Voltei a encontrá-lo no fim de 1962, quando ele organizou uma grande festa em sua casa em Mogadíscio. Àquela altura ele já tinha se divorciado da mulher e era um homem livre, segundo me disse, e me apresentou às pessoas mais importantes da cidade. Ninguém nunca havia feito tanto espalhafato a meu respeito ou organizado uma recepção semelhante em minha homenagem. Ele contratou um bufê e distribuiu mesas e cadeiras no jardim, com garçons de paletó branco servindo bebidas e canapés. Usei meu melhor vestido, que acentuava a minha cintura, e salto alto para mostrar minhas pernas. Também cuidei especialmente do meu cabelo e da maquiagem para destacar bem os meus olhos.

Quando a festa acabou, ele me levou de carro ao hotel onde eu estava pelo caminho mais longo, parando na praia e caminhando ao meu lado até o mirante, onde ficamos batendo papo na brisa cálida da noite. No dia seguinte, ele me escreveu um bilhete, o primeiro de muitos que guardei durante anos, dizendo o quanto tinha sentido saudade de mim. Naquela noite ele me levou para jantar num restaurante de luxo, onde ficou claro que estava preparando outra proposta de casamento. Àquela altura nós tínhamos estabelecido uma ligação emocional e, embora me agradasse o quanto ele era solícito e romântico, senti que era cedo demais para tomar uma decisão tão importante. Eu precisava conhecer Mohamed melhor. Ele ainda estava atolado em políticas de oposição e eu não sabia bem que tipo de vida eu desejava. Voltei para casa, e três meses mais tarde, depois de várias cartas trocadas entre nós, Mohamed veio se encontrar comigo. Convidou Khadija, uma prima dele e da minha mãe, para ser minha acompanhante quando me levou para jantar no exclusivo Clube dos Oficiais de Hargeisa, um estabelecimento construído pelos britânicos.

— Eu estou aqui para pedir sua mão em casamento, Edna. Você vai me recusar mais uma vez? — abriu o jogo depois da refeição.

— Você nunca me pediu em casamento — lembrei-o com um sorriso.

— Você pediu ao meu pai.

— Então agora eu vou fazer a coisa certa — falou. — Estou pedindo agora. E a quem mais você quer que eu peça?

A meu pedido, ele mandou os tios dele falarem com os meus formalmente. "Nossa família está pedindo que sua família nos conceda essa honra." Quando meus tios me informaram sobre a proposta, eu respondi: "Por que não?". Na verdade eu nunca estive tão apaixonada. Nós parecíamos um casal perfeito, desafiando um ao outro intelectualmente e duelando verbalmente. Eu o admirava muito como um político íntegro. Ele era galante e respeitoso, e eu gostava de como ele lidava com as coisas. E também parecia muito apaixonado por mim; apesar de eu ter deixado claro desde o começo que jamais seria uma esposa somali tradicional.

— Não vou desistir do meu trabalho de jeito nenhum — alertei.

— Eu sei, Edna. Você é a filha do seu pai — respondeu Mohamed, com os olhos brilhando. Garantiu que me entendia, e assim o contrato foi negociado entre as duas famílias e sancionado pelo imã.* Quando meu futuro marido pagou o "preço da noiva", nós encontramos uma casa em Hargeisa. Fui morar lá com minha mãe e minha irmã enquanto nosso casamento era preparado, e a data das bodas e da recepção foi marcada para dali a três meses.

Nós nos casamos em 12 de abril de 1963. Rejeitei a ideia de um casamento somali tradicional, em que os homens festejam em separado enquanto as mulheres dançam, cantam e comem sozinhas e a noiva recebe conselhos sobre obediência e os deveres das mulheres mais velhas. Talvez não tenha sido surpresa eu ter preferido uma festa no estilo ocidental. Só queria que meu pai estivesse lá para compartilhar da minha felicidade.

Em vez de me envolver numa tradicional *subeia* listrada de vermelho e amarelo, usei um vistoso vestido de noiva estilo Dior feito pela costureira da cidade. O vestido chegava até o chão, era adornado com flores de seda e uma longa cauda e o véu era preso em uma grinalda branca bordada. Escolhi o estampado num livro e fui com minha mãe de avião até Áden para escolher o tecido e comprar roupas novas para o meu enxoval. Minha mãe se sentiu tão aliviada por eu finalmente me casar que ficou bastante contente em ir comigo. Poucas vezes eu a tinha visto tão feliz. Não só eu estava afinal me tornando uma esposa como também me casando com uma família respeitável, do mesmo clã, e meu futuro marido era rico e importante e o primeiro primeiro-ministro de um país somali independente. Era mais do que ela ousara imaginar.

A recepção ao ar livre contou com várias centenas de convidados, inclusive muitos de nossos amigos britânicos. Foi organizada no Clube dos Oficiais, com uma banda e discursos, tudo muito maravilhoso. Os britânicos tomaram champanhe enquanto os somalis brindávamos uns aos outros com refrigerantes, pois o álcool é proibido para muçulmanos no nosso país.

* Sacerdote encarregado de dirigir as preces na mesquita. (N. E.)

Minhas duas damas de honra, as primas de Mohamed, Khadija e Kinsie, usaram vestidos azul-claros.

No meio da noite chegou a chuva, crivando a terra rachada de um jeito que parece só acontecer na nossa parte do mundo. Apesar de chuva no dia da cerimônia ser considerada um bom presságio, que abençoará o casamento com filhos e riqueza, era sempre arriscado organizar um casamento no início da *Gu* (estação das chuvas) anual. Corremos para encontrar abrigo da melhor forma possível, mas às nove da noite continuava chovendo muito forte e alguns convidados começaram a ir embora; por isso decidimos que era o momento de fazermos o mesmo. Infelizmente, o *wadi*, ou leito de rio, mais próximo que precisávamos atravessar para chegar à nossa nova casa foi inundado. Como não havia uma ponte adequada, um carro da polícia nos levou até a margem do rio e mandou um rádio pedindo que outro nos encontrasse do outro lado. A única maneira de atravessar a torrente era via uma ponte de corda, que balançava violentamente na tempestade.

Não era assim que eu tinha planejado meu casamento ou minha saída da recepção, que deveria ter sido na melhor limusine de Hargeisa. Minha esmerada maquiagem escorria pelo rosto, minhas mãos pintadas com *henna* ficaram borradas, meu lindo vestido ficou encharcado e sujo de lama e meus saltos agulha se prendiam entre as tábuas de madeira da ponte. Com o rio espumando abaixo, pareceu demorar uma eternidade para chegar ao outro lado. Encharcada até as roupas de baixo, entramos na picape da polícia e deixamos poças durante todo o caminho até a nossa casa. O que restou do meu vestido, do véu e dos sapatos chiques não valia nem a pena salvar. Isso até acabou se tornando um prelúdio adequado para nosso tempestuoso casamento.

As coisas só pioraram. A noite do meu casamento se revelou a experiência mais horrível da minha vida desde o dia em que fui cortada, aos oito anos de idade. Todas as noções românticas que tinha sobre me casar com Mohamed — sentimentos de amor, afeição e conforto — se dissiparam na privacidade da nossa cama. As mulheres da minha família tinham me alertado de que minha noite de núpcias seria lembrada principalmente pela dor. Tendo visto pessoalmente o resultado de uma circuncisão em outras mulheres, eu já esperava por isso, mas ingenuamente não levei muito a sério aqueles alertas.

"Agora você está entusiasmada, Edna, mas espere só!", avisaram minha mãe e minhas tias e primas em tom conspiratório. "Você vai ter que ser corajosa. Não resista nem lute ou arranhe o seu marido. Lembre-se de que ele tem o direito de chamar os irmãos para segurar você, e ninguém vai querer isso." Sinceramente eu esperava que não chegasse a esse ponto e tinha certeza de que meu delicado e atencioso marido jamais faria nada que me machucasse ou envergonhasse, mas nossa primeira noite juntos tentando consumar nosso casamento não foi nada menos que traumática; uma luta vergonhosa e humilhante. Mohamed foi delicado e paciente comigo, mas no fim admitiu sua derrota e declarou ser impossível por causa da minha circuncisão.

Reza a tradição somali que, quando isso acontece (e acontece com frequência), o marido precisa dizer à família que o casal não conseguiu fazer sexo porque a esposa estava "toda bloqueada". Em vez de se sentir ofendida ou decepcionada, a família fica feliz com a notícia, exclamando triunfalmente: "Esse é o tipo da garota que criamos... Uma garota limpa! Foi essa a razão de termos feito isso. Ela está como deveria estar". O passo seguinte é o pior de todos. Tive que ser fisicamente examinada por minha mãe, por minhas tias, pela minha sogra e pelas parentes mulheres mais próximas do meu marido. Preferia ter sentido a dor de Mohamed me abrindo à força à humilhação desse exame público, que me trouxe de volta tantas lembranças indesejáveis. As mulheres — todas hospedadas na minha casa pelos sete dias de praxe — ululavam quando eu tirei minha roupa de baixo e sentei num banquinho antes de abrir as pernas.

Preparada para o que viria a seguir, insisti em que uma das minhas ajudantes de parteira realizasse a cirurgia necessária, e não uma parteira tradicional, como a que tinha me cortado tantos anos atrás.

— Traga um bisturi novo, anestesia local, algodão, gaze, seringas e agulhas limpas — pedi à enfermeira que conhecia e em quem confiava.

Se exigisse que ela me operasse em privado, longe dos olhos da família como eu teria preferido, minha honra e a da minha família seriam questionadas e o casamento correria o risco de ser anulado. Quando todas se reuniram para assistir, ela examinou meu tecido destroçado antes de me aplicar o anestésico e eu me contraí. Depois de alguns minutos e de um aceno meu enquanto segurava no banquinho com as duas mãos, ela se abaixou e me abriu com um corte.

Na minha cabeça, não pude deixar de voltar ao dia do corte na minha infância, com todo o choque e a dor e a sensação de vergonha e traição que me acometeram. Resistindo para não chorar, esperei até ela terminar, fechei as pernas com cuidado e me afastei das matriarcas mancando para chorar sozinha. Agora que eu tinha sido reaberta, fiquei com um novo ferimento em carne viva, com todas as agonias para urinar até sarar. Pelo menos dessa vez não havia espinhos de acácia e minhas pernas não ficaram amarradas. Engolindo aspirinas, me preparei o melhor possível, pois naquela noite Mohamed era obrigado a consumar nosso casamento, o que foi mais uma vez excruciante. Assim como antes, ele se desculpou profusamente. Percebeu a dor que eu sentia e tentou me consolar, mas nada pode consolar alguém numa situação como essa. Na manhã seguinte, as mulheres da casa examinaram os lençóis ensanguentados da nossa cama e declararam que minha honra estava intacta. Demorou uma semana para eu sarar fisicamente, apesar de toda minha experiência como enfermeira, usando vaselina, gaze e um creme antibiótico. Mas os danos emocionais na verdade nunca foram curados.

Eu e Mohamed ficamos sozinhos em Hargeisa por uma semana enquanto eu me recuperava; em seguida ele me levou para o Hotel Rock, na cidade de Áden, para a nossa lua de mel. Nunca vou me esquecer de nossas caminhadas românticas na praia sob a luz da lua todas as noites. Nunca tinha visto uma lua como aquela e nunca mais vi, com seu reflexo perfeito tremeluzindo na água enquanto a brisa quente do mar nos envolvia. Só então, e quando me recuperei totalmente, que senti que nosso romance realmente começou.

Quando a lua de mel acabou, Mohamed voltou a Mogadíscio como líder da oposição e eu fiquei em Hargeisa, onde minhas responsabilidades no hospital — e a memória do meu pai — me ocupavam dia e noite.

Parte dos meus trabalhos de emergência me faziam sair da cidade para ir a assentamentos nômades, como acontecia com meu pai. Essas visitas eram sempre uma experiência e me levavam direto às raízes do meu clã. Naqueles assentamentos remotos, as mulheres dormem em tendas tradicionais, conhecidas como *aqals,* feitas de peles de animais, ou debaixo de esteiras estendidas sobre uma pirâmide de galhos de árvore, enquanto os homens e os meninos dormem do lado de fora. Há um abrigo para os dromedários e outro para os nômades de turbante se reunirem ao redor de uma fogueira. O número e a qualidade dos camelos de uma família indicam seu prestígio e sua riqueza, de forma que os animais, em geral, são bem cuidados. Uma família sem camelos não é nada, pois não só eles são símbolos de status como também caixas eletrônicos móveis que se pode trocar por dinheiro sempre que for necessário. Também são usados para fazer pagamentos, compensações por ferimentos ou pagar o preço de uma noiva.

As fêmeas valem dinheiro, enquanto os machos servem principalmente para acasalamento e corte. Uma camela pode ser ordenhada várias vezes por dia e nada é mais gostoso que um filé de camelo. A pele dos camelos dá ótimos calçados e também é cortada em tiras longas usadas como cordas. Os nômades molham as tiras para fazer abrigos com galhos de árvores e, quando elas secam e endurecem, ficam mais resistentes que a própria madeira e duram toda uma vida. Os ossos dos camelos servem para construir ferramentas ou para serem vendidos para fazer ornamentos. Também podem ser triturados para fazer uma forragem animal com alto nível de cálcio. Essas criaturas não são apenas animais de aparência peculiar com lindos cílios nos olhos; são todo um meio de vida. Os nômades viajam centenas de quilômetros em busca de água e pastagem para as manadas, que se alimentam de vagens de acácia, folhas e capim. Um batedor vai na frente e volta para dizer para onde ir, em geral a dois ou três dias de viagem, e normalmente seguindo as nuvens, à procura de áreas onde pode ter chovido. O pessoal que mora nas cidades diz para nunca confiar quando um nômade diz que algo está a uma curta distância, pois isso pode significar uma marcha de doze horas.

Sem telefone ou rádio, os nômades não têm como se comunicar com o mundo exterior se alguém adoecer ou tiver uma gravidez difícil; por isso tentam lidar com esses eventos sozinhos, usando ervas como remédios e parteiras tradicionais. Só pedem ajuda em último caso, quando nada disso funciona. Era quando eu era chamada, em geral com o dr. Ali.

Sabendo que todos os vilarejos maiores têm um policial com um rádio, os batedores correm até a aldeia mais próxima e pedem para a delegacia de polícia de Hargeisa nos avisar sobre a emergência. A polícia nos traz a mensagem e precisamos avaliar se um de nós, ou os dois, vai precisar ir e ajudar. Se houvesse um quadro claro da situação, em geral podíamos decidir quem iria, mas quase sempre era tudo tão confuso que eu pedia a ele: "Por favor, não me mande lá sozinha. Eu não faço ideia do que vou encontrar". Então íamos os dois, levando o máximo de equipamento possível — fórceps e kits para parto, instrumentos cirúrgicos, analgésicos e anestésicos. A delegacia de polícia nos providenciava rastreadores que nos acompanhavam numa viagem de várias horas num velho furgão até o vilarejo ou acampamento longínquo dos nômades.

Em uma dessas noites, fomos até um acampamento e uma mulher tinha dado à luz antes de chegarmos, mas estava muito anêmica. Precisava urgentemente de uma transfusão de sangue, por isso decidimos levá-la para Hargeisa, providenciar o que fosse necessário e monitorá-la por alguns dias. Entrei com ela na traseira do veículo e o policial que nos acompanhava, e o dr. Ali foi na frente com o motorista. Foi quando o policial nos disse que os nômades tinham entregado um soldado etíope que abandonara sua unidade e queria desertar para a Somalilândia, uma ocorrência comum. A polícia era obrigada a levá-lo de volta à cidade; por isso ele viajou comigo na traseira, com a mãe nômade deitada numa manta com o bebê e um policial armado.

— Com licença, enfermeira. Eu estou com uma arma. O policial se esqueceu de me revistar e acho que eles deveriam me desarmar — falou o prisioneiro, em voz baixa, no meio do trajeto.

Fiquei chocada. Podia imaginar que, se ele me mostrasse a arma, o policial poderia achar que iria usá-la e atirar em todos nós naquele espaço fechado e seríamos atingidas no fogo cruzado. Respirei fundo.

— Não se mova e não mostre a arma. Onde ela está?

— Presa no cinto nas minhas costas.

— Tudo bem. Não faça nada. Mantenha as mãos à vista. Não vamos provocar nenhum acidente.

Falei com o dr. Ali no banco da frente e disse que estávamos com um problema que exigia sua atenção; em seguida me virei para o guarda armado.

— Policial, este homem acabou de me informar que está com uma arma e me pediu para tirar dele. É o que eu vou fazer. Por isso fique calmo e nada de ruim vai acontecer.

Com todo cuidado, enquanto o carro sacolejava na trilha de camelos, eu me posicionei ao lado da minha paciente.

— Vire-se de costas — disse ao etíope.

O mais lentamente que pude, puxei a camisa dele e enfiei a mão no seu cinto até meus dedos encontrarem o revólver carregado. Eu odeio armas; sempre acho que elas vão me morder. Erguendo-a como se fosse venenosa, entreguei-a ao policial. Em seguida eles pararam o carro, retiraram o soldado e o revistaram inteiro, enquanto eu fiquei na traseira tremendo ao lado da minha atônita paciente. "Ah, meu Deus", pensei comigo mesma. "Eu vim aqui para fazer partos, não para lidar com armas de guerra. Eles não me prepararam para isso em Hammersmith!"

Mohamed me visitava em Hargeisa sempre que podia, mas não era a melhor maneira de começar nosso casamento. Apesar de sua promessa pré-nupcial de que eu continuaria trabalhando, ele não gostava de que ficássemos separados, nem eu. Tampouco gostava do tipo de coisas que às vezes eu precisava fazer, como desarmar um soldado fugitivo. Afinal ele me arranjou um emprego em Mogadíscio, convencendo um velho amigo da família a me contratar. Joe Galea era um médico maltês que tinha trabalhado com meu pai e acabaria tendo uma importante influência na minha carreira. Era casado com uma inglesa chamada Dorothy e veio trabalhar no Protetorado da Somalilândia como funcionário médico distrital em 1955. O casal tinha quatro filhos. Enquanto moravam em Hargeisa, ele e a mulher passaram por uma terrível tragédia, perdendo os dois filhos mais novos num acidente com um caldeirão de água fervente. A morte dos dois comoveu toda a comunidade. Nunca pude imaginar como o casal conseguiu lidar com essa perda e com o inevitável sentimento de culpa, e os dois saíram do país logo depois, quando Joe aceitou um emprego em Bornéu. Felizmente, eles voltaram à Somalilândia logo depois da independência, para ajudar no serviço de saúde no país e se tornaram parte importante na minha vida. Alguns anos depois, Joe foi nomeado assessor de saúde pública da Organização Mundial da Saúde, uma agência da Organização das Nações Unidas, e designado para Mogadíscio. Dirigia o Instituto de Treinamento de Pessoal de Saúde, que trabalhava com técnicos laboratoriais e queria ampliar sua missão com a formação de parteiras profissionais. Foi aí que eu entrei.

— Você não consideraria a hipótese de vir me ajudar em Mogadíscio, Edna? — perguntou ele numa visita a Hargeisa que, como fiquei sabendo mais tarde, foi orquestrada pelo meu marido. — Você seria a educadora local para formar parteiras junto com uma profissional da OMS. Seria um trabalho importante, e você poderia também passar algum tempo com seu marido.

Mohamed foi totalmente a favor.

— Seria muito melhor você ensinar o que sabe a outras pessoas, em vez de desperdiçar seu tempo e sua energia cuidando de pacientes — insistiu. — O dr. Galea arranjou esse cargo para você, com o dobro do salário, e nós vamos poder viver juntos afinal.

A decisão de me mudar para a capital não foi tão difícil como teria sido alguns anos antes. O hospital de Hargeisa estava agora muito melhor do que quando eu tinha chegado. Àquela altura contava com a ajuda de dois outros médicos, mais três novos enfermeiros recém-chegados de Londres e minha amiga Jessica também tinha voltado. Os pacientes ambulatoriais da clínica estavam sendo bem cuidados pelas auxiliares e pelas garotas que eu tinha recrutado (algumas das quais tinham se tornado enfermeiras), e eu havia ensinado às parteiras os procedimentos mais importantes. Ademais, Hargeisa não era mais a mesma coisa depois da morte do meu pai, e todos os meus amigos britânicos tinham ido embora. O governo de Mogadíscio deu a todos 24 horas para arrumar a bagagem e partir quando decidiu que nossas longas e frutíferas relações com os britânicos deveriam ser totalmente cortadas. Agindo contra todos os conselhos protocolares, acompanhei-os até o aeroporto de Hargeisa para me despedir, quando todo mundo temia que fazer algo assim seria um suicídio político. Eu não me importei.

— Isso não tem nada a ver com ser contra os desejos do governo — protestei. — Eles são meus amigos e não posso deixar que saiam do país sem um bota-fora típico da nossa hospitalidade.

Minha atitude provavelmente deu aos futuros poderosos de Mogadíscio mais uma razão para me considerar uma encrenqueira.

Quando constatei que o hospital estava em boas mãos, fiz minhas malas e parti para a capital, despedindo-me de Hargeisa por um período de muitos anos. Com meu irmão ainda na escola em Sheikh, só precisei levar minha mãe e minha irmã adolescente para ajudar a me adaptar ao meu novo papel de esposa de um político. Foi triste, mas eu sabia que estava fazendo a coisa certa. Eu amava Mohamed, queria começar uma família e um novo desafio se apresentava pela frente. Fazia parte da minha natureza aceitá-lo.

11

Mogadíscio, 1964

EM 1964, MOGADÍSCIO ERA bem mais cosmopolita que Hargeisa. No lugar de bangalôs de tijolos rodeados de montanhas, havia edifícios altos pintados de branco entremeados por cafeterias, restaurantes e clubes noturnos. Parecia um lugar totalmente estranho para alguém da Somalilândia que não falava seu principal idioma, o italiano, ou qualquer outro dialeto somali falado ali, e iria demorar algum tempo para me acostumar.

Antes, porém, eu precisava me adaptar a morar na casa de Mohamed — a maior em que morei. Também tive que lidar com a novidade de ser madrasta de quatro de seus cinco filhos, com idades que variavam de três a onze anos. O mais velho, de quinze anos, estudava numa escola em Londres. Quando a esposa dele se mudou, deixou o resto para trás aos cuidados de uma babá e dos empregados.

De início, foi difícil para as crianças me aceitarem, mas elas acabaram se acostumando. A primeira vez que o pequeno Ibrahim, de três anos, me chamou de "mãe" foi quando estávamos nadando na praia e ele foi ferido por uma água-viva. Chorando de dor, ele veio correndo em minha direção gritando "*Hooyo! Hooyo!*" ("Mãe! Mãe!"). Era uma palavra que ninguém tinha usado comigo, mas que eu esperava que logo alguém usasse. Ibrahim me abraçou pedindo proteção. Fiquei abraçada nele até a dor passar, e o seu pobre coraçãozinho, que batia no dobro da velocidade, finalmente acalmar. A partir daquele momento, eu e ele estabelecemos uma ligação que durou até sua morte alguns anos atrás por um AVC, aos 55 anos.

Nunca me interessei muito por política, mas em Mogadíscio passei a seguir as atividades de Mohamed com interesse. Quando renunciou ao cargo de primeiro-ministro, ele criou o Congresso Nacional Somali, de oposição, uma aliança entre o clã Isaaq do Norte e uma parte do clã Hawiye do Sul. Seus membros afirmavam dividir um ancestral comum. Era normal os políticos somalis usarem seus clãs aliados para mobilizar seguidores políticos, e a nova aliança se opunha ao governo de Abdirashid Ali Shermarke, um membro do clã Darod do Nordeste.

Como líder da oposição, Mohamed era constantemente procurado para fazer comentários e críticas ao partido no governo e nunca se intimidou. Admirava e sempre citava Churchill, Benjamin Disraeli e Ernest Bevin sobre a necessidade de ações ousadas e não tinha paciência com caluniadores. Estava sempre fazendo discursos, e foi numa dessas ocasiões que vi pela primeira vez o maravilhoso orador público que Mohamed era. As pessoas ficavam hipnotizadas por sua oratória, assim como eu. Quando ficavam sabendo que ele iria falar em algum lugar, reuniam-se para o evento, embora a polícia quase sempre tentasse dispersá-los ou sabotar o discurso.

Mohamed também me ensinou um bocado sobre política internacional. Costumava se reunir com diplomatas estrangeiros e tinha forte apoio de governos ocidentais, em especial dos americanos e britânicos, que não contavam mais com uma representação oficial na nova Somália. Meu marido parecia pronto para continuar sendo uma grande influência no nosso país por muitos anos.

Enquanto ele se mantinha ocupado com tudo isso, comecei a trabalhar na escola de treinamento e também dava aulas práticas de enfermagem e obstetrícia no hospital local. De início foi um trabalho muito desalentador, pois minha única colega era uma parteira libanesa que sempre faltava por doença — ou talvez fingindo estar doente —, deixando-me com a maior carga de trabalho. Algumas de minhas alunas eram excelentes, mas muitas chegavam atrasadas e eram sujas e preguiçosas. Adolescentes de famílias abastadas, eram mimadas e indiferentes, com uma postura antipática em relação a mim, uma mulher jovem da Somalilândia.

Elas achavam meu somali clássico difícil de entender, e a maioria compreendia muito mal o inglês, por terem aprendido italiano na escola. Por ter visitado a Itália algumas vezes, eu sabia que era um lindo idioma, mas mal falava uma palavra. Tive que melhorar o pouco italiano que entendia, não só para me comunicar com as alunas como também com médicos e freiras do hospital. Não fosse pelo maravilhoso dr. Galea, que era um grande líder de projeto e que muito me apoiou, acredito que eu não teria cumprido os três anos do meu contrato. Tampouco meus problemas com o italiano se limitavam ao trabalho. Quando me mudei para Mogadíscio, foi um dos meus grandes desafios naquela ex-colônia italiana. As pessoas nas ruas me cumprimentavam em italiano, e a maior parte do comércio local tinha placas em italiano nas portas e vitrines.

Apesar de estar feliz morando com meu marido de novo e passarmos muitas noites em casa recebendo amigos ou dançando sozinhos ao som de Ella Fitzgerald, começamos a ter discussões, principalmente por causa do meu trabalho e por eu não estar em casa quando ele queria que eu estivesse. "Não adianta perguntar nada sobre a casa a Edna", queixava-se ele amargamente com as empregadas. "Ela quase nunca está aqui." Ou poderia dizer algo áspero sobre eu não ser uma boa esposa para um político. Seus comentários costumavam ser deselegantes e desanimadores, evocando lembranças indesejáveis das constantes queixas quanto ao trabalho do meu pai no hospital. Estávamos tentando formar uma família, e eu tinha intenção de tirar uma licença assim que engravidasse e ser uma grande mãe para os meus filhos, mas também pretendia voltar ao trabalho assim que pudesse. Para aumentar minha lista de deficiências, ao que parece, ainda por cima eu era infértil. Mohamed já tinha filhos, portanto o problema não podia ser dele. Os médicos que me examinaram garantiram que estava tudo normal fisicamente, mas ainda assim nada acontecia; por isso cada mês trazia uma nova decepção.

O ressentimento entre nós aumentou e começamos a nos irritar um com o outro. Alguns dos seus comentários agora parecem triviais, mas eu claramente fazia coisas que o deixavam agitado, sobre as quais inevitavelmente brigávamos. Lembro-me muito bem de um assunto que, quando olho para trás, simbolizava bem nossos diferentes pontos de vista. Nos primeiros anos do nosso casamento, eu e Mohamed tivemos uns bichos de estimação incomuns. Um deles era um adorável lince fêmea chamado Pixie, presente de diplomatas americanos amigos que estavam saindo do país e não podiam levá-lo junto. Tempos depois, ganhei um guepardo do dono de um clube de safari, no Quênia, que se tornou nosso amigo. Conheci esse homem quando alguns anos depois ele foi à nossa casa com o caçador e conservacionista Don Hunt, outro amigo. "Este é Bill", disse Don, e eu disse "olá" a um homem segurando um ramalhete de flores tão enorme que eu mal conseguia ver o seu rosto. Eles se acomodaram e chamei meu marido para dizer que tínhamos visitas. Demorou alguns minutos para perceber que "Bill" era o ator William Holden, que eu tinha visto em muitos filmes, inclusive em *O mundo de Suzie Wong*, quando morava em Londres. Junto com a namorada, a atriz Stefanie Powers, ele agora administrava a Fazenda de Entretenimento e Clube de Safári Monte Quênia, um centro de proteção da vida selvagem que também procurava animais novos para zoológicos do mundo todo.

A razão por ele e Don terem vindo nos visitar foi a de nos oferecer um filhote de guepardo doente chamado Sanu. Estavam partindo no dia seguinte e, se o devolvessem à floresta, ele iria morrer.

— Se ele sobreviver, você vai ter um lindo bicho de estimação — disse Bill, fitando-me nos olhos com aquele sorriso irascível.

Como eu poderia resistir? Eu já tinha um avestruz, um babuíno rabugento e outra lince chamada Pixie Número Dois, que também estava quase sempre doente, mas era uma criatura adorável. (Infelizmente, Pixie Número Um morreu ao ser picada por uma serpente.) Sanu era mirrado e feioso, mas Pixie imediatamente passou a cuidar dele. Bill e Don me deixaram cálcio em pó para misturar com sua comida e me recomendaram bastante que ele comesse coisas com pelo e cabelo para ajudar seu sistema digestório. Sanu sobreviveu, engordou, ficou bonito e muito grande. Era como um labrador doméstico e me seguia fielmente por toda a casa. Em troca, eu o amava como se fosse um filho.

Mohamed veio a amar nossos animais também, mas nunca foi tão entusiasta quanto eu. Repreendia sua "Edna maluca" sempre que eu levava nossos animais para a cama. Bem, eu precisava fazer isso. Pixie só sossegava se estivesse mamando no lóbulo da minha orelha. Uma noite ela estava deitada embaixo da cadeira de Mohamed; e, quando ele levantou, pisou sem querer na pata dela. Nós dois ouvimos o osso fraturar. Claramente ela estava com dor, então no dia seguinte eu a pus numa caixa grande e levei ao Hospital De Martino, no mesmo prédio onde meu pai fora dado como oficialmente morto anos atrás. A radiografia confirmou que vários ossos da pata estavam quebrados, e um dos técnicos sugeriu que eu a levasse a um veterinário muito conhecido em Merca.

Merca era uma cidadezinha portuária a mais ou menos cem quilômetros de Mogadíscio. Sem hesitar, fui até o posto de gasolina, enchi o tanque do meu Fiat e peguei a estrada esburacada até Merca com Pixie numa caixa ao meu lado. Estava tão preocupada com ela que me esqueci de avisar a qualquer pessoa. O veterinário italiano examinou a radiografia que levei comigo e confirmou a fratura. Deu um tranquilizante para Pixie dormir e engessou a pata quebrada.

— Você pode ir para casa almoçar enquanto o gesso seca — falou. — Pode vir buscá-la mais tarde. Ela deve acordar mais ou menos em uma hora. — Quando expliquei que tinha vindo de carro de Mogadíscio, ele ficou muito surpreso e insistiu em me preparar um sanduíche de queijo. Sentei no carro embaixo de uma macieira e comi meu lanche enquanto Pixie dormia dentro da caixa.

Quando ela acordou, o veterinário a examinou mais uma vez e a dispensou. Voltei para Mogadíscio, onde encontrei todos em grande alvoroço porque eu não tinha ido trabalhar naquela manhã. Eu não tinha dito para a minha mãe nem para Mohamed aonde estava indo, e a única pessoa que me viu saindo foi o técnico de radiologia do hospital. Minha família já entrara em contato com todas as delegacias de polícia e hospitais locais para saber se meu carro tinha sido visto ou se havia relato de algum acidente, mas ninguém sabia de nada. Eu tinha sumido, como quando era um bebê aventureiro.

Meu marido, meus enteados e minha mãe e irmã ficaram todos injustamente irritados.

— Como você fez uma coisa tão irresponsável? — gritou Mohamed. — Dirigir sozinha até outra cidade pela mata virgem só com uma lince ferida como companhia?

— E se tivesse furado um pneu? — perguntou minha mãe.

— Meu pneu está sempre furando — repliquei. — Eu teria trocado.

— E se tivesse acontecido alguma coisa com você? — perguntou minha irmã.

— Mas não aconteceu nada, Asha. Eu estou aqui e estou bem.

Essa discussão continuou entre mim e Mohamed por vários dias e foi registrada como mais um exemplo do quanto ele me achava teimosa e o oposto de uma boa esposa.

Porém, houve outro incidente que provocou um rompimento mais sério na nossa relação. Durante aqueles primeiros anos em Mogadíscio, Dorothy Galea ficou grávida de seu quinto filho, que eles esperavam que fosse uma menina. Joe veio falar comigo numa manhã dizendo que a levara ao hospital na noite anterior porque ela estava sangrando. Eles temiam que Dorothy estivesse abortando.

— Você se incomoda em me substituir nas minhas aulas da tarde para eu ficar com ela? — perguntou.

— Claro que não, e vou fazer uma visita a ela depois das aulas.

Quando terminei o trabalho, fui direto para o hospital, onde encontrei Dorothy em mau estado. Ela havia tido uma hemorragia, estava muito fraca e precisava urgentemente de uma transfusão. Como ambas tínhamos sangue A positivo, doei meu sangue imediatamente. Dorothy era uma amiga de muitos anos, e eu sabia que ela corria perigo de vida. Com os poucos recursos de apoio disponíveis no hospital naquela época, pareceu a coisa mais natural do mundo ficar com ela durante a noite até ter certeza de que estava fora de perigo, e foi o que fiz. Mohamed estava viajando e quando voltou, na manhã seguinte, viu que eu não estava em casa; e os empregados disseram que eu não estivera lá a noite toda. Na verdade, ninguém tinha me visto desde que eu saíra para o trabalho na manhã anterior.

Apesar de eu ter explicado onde estive quando voltei, Mohamed não entendeu minha necessidade de ficar com minha amiga. Para ele, era inadequado para uma mulher casada passar a noite fora de casa. Acreditava que minha primeira responsabilidade era com a nossa família e com a casa.

Foi essa falta de compreensão e apoio por algumas coisas que eu fiz, e o que percebi como falta de respeito pelas minhas responsabilidades profissionais, que causaram a nossa primeira separação. Exasperada e depois de dois anos de casamento, saí de casa e aluguei por três meses um lugar para mim, minha mãe, minha irmã e meus bichos de estimação. Eu e Mohamed continuávamos nos falando e ele sempre tentava me convencer a voltar, mas eu teimosamente dizia que precisava de um tempo.

Dorothy Galea acabou perdendo o bebê, infelizmente, mas se recuperou e engravidou de novo, dando à luz uma linda criança. Joe ficou muito grato pelo apoio que prestei à sua esposa e fez tudo o que podia para me ajudar quando me separei de Mohamed. Conhecendo minha situação doméstica, sugeriu que eu me candidatasse a um emprego na Organização Mundial da Saúde.

— Você já está fazendo o trabalho de uma funcionária civil internacional, mas está sendo paga como nacional — explicou. — Sua colega ganha dez vezes mais que você, e fazendo apenas parte do seu trabalho. Você devia receber o salário equivalente e nunca vai conseguir isso se continuar como funcionária do seu país. Ele recomendou que eu preenchesse os formulários de requisição necessários.

Fiquei muito lisonjeada, mas tinha sérias dúvidas de que a OMS contratasse alguém com experiências empregatícias e qualificações acadêmicas tão limitadas.

— Eu sou apenas uma parteira — repliquei e deixei o assunto esfriar.

— E aí, Edna? Já preencheu seu formulário de requisição? — perguntou ele, umas duas semanas depois.

— Ainda não. — Fiz uma pausa. — Eu nem sei onde está.

Ele sorriu.

— Vou arranjar outro para você. Isso não vai custar nada. O que você tem a perder? É só preencher, e eu mesmo mando. Só vai tomar uns minutos do seu tempo.

Mais para contentar Joe, preenchi o formulário e dei para ele pôr no correio. Algumas semanas depois recebi uma carta do Departamento de Recursos Humanos da OMS pedindo um exame médico, uma radiografia do tórax para saber se eu não tinha tuberculose e algumas referências profissionais.

Em questão de semanas, me senti surpresa ao começar a trabalhar para a organização de saúde mais prestigiada do mundo. Aliás, eu fui a primeira somali a exercer um cargo internacional na Organização das Nações Unidas naquela época. De um dia para outro eu estava recebendo um salário de 2 mil dólares por mês, mais plano de saúde, uma grande cota de compras no free shop e permissão para embalar, embarcar e transportar uma tonelada de pertences pessoais para qualquer lugar a que fosse designada no mundo.

Mal conseguia acreditar na minha sorte. Com apenas 28 anos eu era uma servidora pública creditada oficial e internacionalmente, com todos os privilégios agregados. Só gostaria que meu querido pai estivesse vivo para ver isso. Foi o começo de uma nova carreira para mim, mesmo que — como viria a acontecer — eu ainda estivesse ligada à política e certamente não preparada para ser parteira no Chifre da África. Ainda tinha negócios inacabados na Somalilândia e nunca chegaria a ficar muito tempo longe de lá.

Trípoli, Líbia, 1965

— Arábia Saudita, Iêmen ou Líbia? — perguntou Joe quando as ofertas de trabalho da OMS começaram a chegar. Havia três posições disponíveis e eu precisava organizá-las numa ordem de preferência. Voltei a me sentir uma garotinha tendo de escolher qual guloseima minha avó Clara escondia nas costas.

— Arábia Saudita, não — respondi, balançando a cabeça. — Não consigo me imaginar morando num lugar onde as mulheres não podem dirigir. — Quanto ao Iêmen, eu já tinha passado várias férias por lá e não gostaria de voltar, nem mesmo profissionalmente. Sabia muito pouco sobre a Líbia e tive que consultar a enciclopédia, onde li que tinha um rei chamado Idris e, assim como a Somália, era uma herança colonial italiana. Sem hesitar, anotei a Líbia em primeiro lugar; depois Iêmen e Arábia Saudita. Fiquei encantada quando eles concordaram com minha primeira escolha e disseram que devia me preparar para me mudar para Trípoli. Mohamed não ficou nada feliz, mas isso não era problema meu.

Minha primeira viagem como funcionária da OMS foi horrivelmente constrangedora. Antes de assumir meu posto, em outubro de 1965, fui mandada para Alexandria, no Egito, para receber instruções do escritório regional. Um colega em Mogadíscio gentilmente se ofereceu para me apresentar à família dele na cidade, fiquei muito grata e aceitei a proposta. Antes de ir para o aeroporto, ele me perguntou se eu poderia levar um presente para sua família. Abri espaço na minha mala para uma caixinha embrulhada para presente, mas surpreendentemente pesada. Meu voo era de Mogadíscio até Cairo via Áden, que estava envolvida em algo conhecido como "A Emergência de Áden", uma insurgência organizada pela Frente pela Libertação do Iêmen do Sul Ocupado (Fliso) contra os britânicos, que estavam de saída. Houve casos de bombas e assassinatos, e, quando pousei, o aeroporto que conhecia tão bem me pareceu quase irreconhecível, cercado de sacos de areia e soldados britânicos armados de metralhadoras em uniformes de combate, fazendo patrulhas. Todos os passageiros que chegavam eram levados a uma área de trânsito para as bagagens serem revistadas. Como era inevitável, os funcionários da alfândega encontraram a caixa embrulhada para presente.

— O que é isso? — perguntaram, olhando para mim com uma expressão curiosa.

— Eu não sei. Alguém me pediu para trazer. — Imediatamente comecei a suar. Burra que fui, não pensei em perguntar o que havia dentro da caixa.

— É o que todos dizem.

O funcionário chamou um soldado e um cão farejador e não soube o que fazer com o meu pacote. O esquadrão antibombas chegou e começou a abrir o pacote. Eu suava profusamente enquanto os via desembrulhando o papel, tão ansiosa quanto eles para saber o que havia dentro. Finalmente eles encontraram seis potes de caviar. Caviar! Era a segunda vez que aquilo me causava problemas.

— Você quer levar isso? — perguntaram depois de abrirem todos os potes e esvaziarem o conteúdo em busca de drogas ou diamantes ou o que fosse que esperavam encontrar.

— Não! Nunca mais quero ver essa coisa!

Depois de receber instruções no Egito, parti para a Líbia e para meu grande novo emprego, ganhando um bom dinheiro e dirigindo um carro novo, um Opel Kadett. A Líbia era um jovem país, que recentemente havia descoberto petróleo. Havia uma base britânica em Bengasi e a base da Força

Aérea Americana de Wheelus, em Trípoli. Como diplomata da ONU, eu tinha acesso à base, o que significava que podia comprar todos os tipos de artigos alimentícios de luxo, de geleias a carnes em conserva e até caviar se quisesse, embora não quisesse. Minha mãe e minha irmã vieram se encontrar comigo alguns meses depois, e Asha ficou estudando na escola da base da Força Aérea enquanto eu procurava uma escola de língua inglesa adequada. Quando não consegui encontrar uma no local, ela foi para um internato em Malta, recomendado por Joe Galea.

    Passei dois anos e meio muito feliz na Líbia. Comecei a ensinar parteiras e ganhei uma nova formação curricular. Havia um excelente representante da OMS no país, o dr. Rafik Khan, um coronel paquistanês aposentado, e duas outras parteiras da OMS da Síria, mas nenhuma delas falava inglês muito bem. Ao perceberem que eu era fluente, elas me disseram: "Edna, o seu inglês é melhor. Você escreve". E me deixaram escrever todos os relatórios. Quando o dr. Rafik ficou sabendo, falou: "Se você está fazendo esse trabalho também, precisa ser promovida". Fui promovida de educadora de enfermeiras e parteiras a administradora de serviços de enfermagem. Era uma vida boa. Encontrei uma casa agradável com um pomar de tangerineiras e laranjeiras no que fora a fazenda de um italiano. Fiz estantes e pintei o lugar com as cores de que gostava. Adorei comprar as mobílias e os utensílios de cozinha nos mercados de antiguidades e fiz da minha nova casa um lugar prático e agradável. Recebia os amigos que tinha conhecido e gostava de viver de maneira simples e livre.

    A maioria das minhas melhores lembranças daqueles dias felizes na Líbia envolve tomar chá doce e comer pratos deliciosos. O interior era lindo, cheio de vinhedos e pomares de oliveiras e árvores frutíferas — e os pêssegos mais deliciosos que já comi na vida. Pela primeira vez eu tinha um horário regular de trabalho e dias de folga. Podia fazer planos antecipadamente e gostava de levar minha mãe a excursões pelo campo. Eu e ela fizemos muitos amigos maravilhosos, tanto líbios quanto funcionários estrangeiros no país. Visitamos as ruínas romanas e outros sítios arqueológicos como Léptis Magna e Sábrata, um antigo centro de comércio fenício. Às vezes íamos de carro à praia ou organizávamos uma festa *wadi* — um piquenique com churrasco no leito de um rio seco. Viajávamos num comboio de carros e passávamos o dia inteiro ao ar livre. Quando ia para casa durante as férias, minha irmã ia conosco. Foram alguns dos dias mais felizes da minha vida.

Outra experiência inédita para mim foi cozinhar com minha mãe na minha cozinha, o que nos deixava surpreendentemente felizes. Tínhamos tantas laranjas e tangerinas caídas que fazíamos geleias e caldas e diversos doces deliciosos. Mas foram os pêssegos que se fixaram na minha cabeça. Em nossos passeios pelas grandes plantações, parávamos e nos regalávamos com aquelas frutas grandes e suculentas. "Vamos procurar a sede da fazenda e comprar alguns para levar pra casa", disse à minha mãe um dia. Demorou um tempão para encontrar o lugar, e quando chegamos eles deram risada quando dissemos que queríamos em torno de uma dúzia ou algo assim. "Nós só vendemos o caminhão cheio", responderam. "Abra o seu porta-malas que nós o enchemos." Voltamos para casa com tantos pêssegos que tivemos que distribuí-los.

Foi também na Líbia que vi velhas oliveiras retorcidas pela primeira vez e aprendi como colher, deixar de molho e maturar azeitonas. Amigos que cultivavam hortas familiares nos davam azeites aromáticos. Assim como em diversos países árabes, sempre havia alguma negociação, e uma das minhas pechinchas mais incomuns foi a que fiz com uma costureira italiana. Um dia ela veio me trazer alguma coisa e me viu pegando caramujos das laranjeiras e guardando num saco de plástico.

— O que você vai fazer com isso? — perguntou.

— Jogar no lixo.

— Não, não, não! — exclamou. — *Per favore*, dê isso para mim! Eu fico com todos os seus caramujos, faço uma sopa deliciosa com eles. Você precisa experimentar.

Nunca aceitei o convite, mas a partir daquele dia ela ficava com meus caramujos e em troca fazia todas as minhas roupas de graça. Fiz outros amigos maravilhosos em Trípoli, inclusive uma garota chamada Zanuba, filha de ex-escravos africanos que serviam uma rica família líbia. Normalmente, pessoas escravizadas não podiam estudar, mas Zanuba tinha ido para o Sudão com o intuito de aprender enfermagem e voltou para trabalhar no Departamento de Serviços de Saúde para Mães e Filhos, dirigido por uma dama inglesa chamada Betty Sims, assessora técnica do Ministério da Saúde. Zanuba convidou a mim e Betty para conhecer sua família, também muito simpática e generosa. A mãe dela praticamente me adotou desde o primeiro dia e sempre me convidava para almoçar e comer meu prato favorito — polvo grelhado com pão sírio. Elas pareciam orgulhosas por uma mulher negra ter conseguido trabalhar na ONU e me consideravam um exemplo. Quando chegou o dia do meu aniversário, Zanuba me disse que a mãe dela ia matar um cordeiro para mim.

— De que cor você prefere? — perguntou. Quando fiz uma expressão de surpresa, ela acrescentou: — Preto, castanho ou branco?

— Fica à sua escolha — respondi, conjecturando que diferença faria.

O que não tinha entendido foi que três meses depois eu ganharia de presente uma pele que a mãe dela tinha curtido, secado e penteado para mim até se tornar um lindo manto de pele branca, castanha e preta. Eu o usava como tapete ou estendia na minha cama ou no sofá. Eu tinha seis desses quando saí da Líbia. Não surpreende que tenha mantido contato com aquela maravilhosa família por mais de vinte anos.

Por mais que gostasse do meu cargo, meu trabalho tinha sérios desafios lá. Um dos maiores era convencer os pais a deixarem as filhas se tornarem parteiras. Quando começamos, havia só umas poucas líbias na minha equipe. Zanuba era meu melhor exemplo, por isso eu e ela fazíamos palestras nas escolas locais para tentar interessar as garotas e suas famílias a ingressar no programa de treinamento. Assim como na Somália, a educação básica para garotas era totalmente inadequada; então tínhamos que passar um bocado de tempo ensinando-as a ler e escrever em inglês primeiro. Quando passavam pelos difíceis seis primeiros meses ou algo assim, as garotas já sabiam trabalhar como parteiras com pacientes de verdade. Eu ia com elas ao hospital e supervisionava seu trabalho para aperfeiçoar as práticas introduzidas na sala de aula. Nosso programa de treinamento fez muito pela Líbia, e a Líbia fez muito por mim. Foi lá que me senti realmente independente pela primeira vez na vida, com meu próprio dinheiro e minha carreira, sem depender do meu pai nem do meu marido. Quando penso no estado em que se encontra agora aquele lindo e abundante país, sinto vontade de chorar. A Líbia era um paraíso mediterrâneo, mas dois anos depois que saí de lá o líder nacionalista, coronel Kaddafi, criado como um pobre pastor de cabras, tomou o poder num golpe militar. Apesar de ter feito muito para modernizar o país, reduzir o analfabetismo e manter os extremistas islâmicos sob controle, era um ditador excêntrico e ambicioso que também oprimia seu povo. Quando tropas ocidentais o depuseram e o mataram em 2011, o país se fragmentou em facções guerreiras que desde então despedaçaram a nação.

    Mohamed nunca deixou de me escrever, e eu respondia suas cartas, mas estava gostando da liberdade da minha nova vida. Voltei a Mogadíscio algumas vezes por breves períodos, mas secretamente alimentava a esperança de tirar uma licença para estudar depois de três anos na OMS, para voltar a Londres e aprender a ser uma professora melhor. Eu continuava amando Mohamed. Eu sempre o amaria, mas — como costuma ser o caso de muitos homens somalis —, ele tinha se casado de novo com a primeira esposa. Fiquei muito magoada e não imaginava que pudéssemos voltar a viver juntos.

    Depois de um ano em Trípoli, tive meu primeiro mês de férias, e só havia um lugar para onde eu queria ir — Djibuti. Saquei mil dólares da minha conta bancária, peguei um avião de Trípoli para o Cairo e de Áden para Djibuti e dei o dinheiro para minha tia Cecilia.

    — O que é isso? — perguntou, chocada.

    — É um pequeno sinal de gratidão por tudo o que você fez por mim quando eu era criança — respondi com um sorriso.

    Minha querida e laboriosa tia viúva, que nos levou como crianças abandonadas para sua casa e nos transformou nas pessoas que nos tornamos, ficou encantada. Com lágrimas de orgulho e felicidade nos olhos, ela me agradeceu do fundo do coração. Uma década depois ela viria a falecer por conta de um câncer; por isso me sinto grata por ter conseguido retribuir parte de sua bondade enquanto podia. Fiquei em Djibuti por algum tempo e me reencontrei com amigos e familiares, mas isso também parecia ter mudado.

    Eu queria passar por Hargeisa, por isso tomei um avião até Áden, só para ficar sabendo que uma greve estava impedindo voos para fora do país por vários dias. Pensei em ir de navio, mas o próximo só partiria em uma semana. Àquela altura meu dinheiro já tinha acabado; então a embaixada da Somália me hospedou num hotel perto do aeroporto para esperar o próximo voo. Cheguei tarde e dormi bem, pois o hotel era surpreendentemente silencioso. Quando desci na manhã seguinte, o lugar estava deserto.

— Onde está todo mundo? — perguntei a um dos funcionários.

— A senhora é a nossa única hóspede — respondeu. — A Fliso ameaçou explodir este hotel.

Entrei em contato com a embaixada e disse que queria ficar em algum outro lugar, mas eles disseram que não havia outro.

— Eu não posso dormir na embaixada?

Eles disseram que a embaixada já estava lotada de outras pessoas em busca de refúgio. Nas quatro noites seguintes, me entrincheirei num quarto dos fundos do hotel vazio enquanto esperava um voo partir, mas nada acontecia. Então peguei vinte libras emprestadas da embaixada e os convenci a me comprar uma passagem para voltar a Djibuti e prometi devolver. Assim que reencontrei minha tia, ela pagou um motorista de caminhão para me levar até a Somalilândia.

Viajei naquele caminhão sobrecarregado por um trajeto de quatrocentos quilômetros durante a estação das chuvas, com a cabeça descoberta e usando uma blusa de verão e uma saia curta. Minha mala foi colocada na capota do veículo, que encalhou na primeira travessia do leito de um rio. Foi como nos meus tempos de escola. Todos saíram, e eu tolamente me ofereci para ajudar a empurrar, só para ficar ainda mais enlameada. Chegamos até o vilarejo seguinte e encalhamos de novo ao anoitecer; por isso resolvemos desencalhar só na manhã seguinte. Todos estavam preparados para a viagem, com mantas para se enrolar, mas eu não tinha nada. Estava molhada e com frio, e havia nuvens de mosquitos. O motorista se trancou na cabine sozinho. Achando que estava sendo esperta, andei até a margem do rio e me enterrei numa cova que cavei com as mãos na lama e na areia molhada. Cobri os meus pés e me enterrei até o pescoço para me proteger dos insetos. De manhã, saí da minha tumba coberta de lama ressecada até o rosto e o cabelo. Alguns dos meus companheiros de viagem me viram e ficaram atônitos. "Você dormiu ali? Não tem medo de cobras?" Olhei ao redor, nervosa, e tive que lembrar a mim mesma que tinha sobrevivido. Exausta, subi no caminhão enquanto eles tentavam dar a partida, mas alguém se machucou, por isso tive que descer mais uma vez para cuidar do ferimento, que manchou de sangue o estampado da minha blusa. Eu não tinha dinheiro nenhum, e chegamos a Borama no meio da noite. Sentindo pena de mim, o motorista me deu um cobertor sujo de óleo de motor e suor e me deixou usar sua cabine. Acordei com o raiar do dia, desesperada para ir ao banheiro e — uma mulher somali imunda da cabeça aos pés com a bexiga cheia — andei quase trançando as pernas até a guarita da alfândega para pedir ajuda.

— Há algum lugar onde eu possa me lavar? Vocês têm água? — O funcionário da alfândega me olhou de cima a baixo com desprezo e deu de ombros. Fui andando no vento gelado até o hospital que conhecia bem e me aproximei do vigia encolhido no portão. Ele me olhou como se eu fosse uma doida. — Posso entrar, por favor? — perguntei.

— Isto aqui é um hospital — respondeu num tom entrecortado. — Se você entrar, eles vão chamar a polícia. Então, é melhor se afastar.

Naquele momento avistei uma enfermeira uniformizada e apontei para ela.

— Está vendo aquela enfermeira? Chame ela pra mim. Eu quero falar com ela...

Ele desviou o olhar de mim para ela:

— Você quer falar com a Fatima? — disse.

Concordei com a cabeça, batendo queixo.

Quando o guarda chamou a mulher, me levantei no meu 1,55 metro de altura.

— Eu sou a *Ina Adan Dhakhtar* — anunciei.

Ela olhou para mim por um instante com o cenho cerrado e logo depois arregalou os olhos.

— Enfermeira Edna? Você não é a Edna!

— Sou, sim. É que nós passamos vários dias na estrada. Por favor, você pode me levar a um banheiro?

Ela hesitou.

— Espere aí. — Fiquei olhando, surpresa, quando ela voltou depressa ao hospital e retornou com um homem do meu clã que trabalhava no laboratório.
— Essa mulher diz que é Edna Adan Ismail, sua prima. Você a conhece?

Graças às deusas ele me reconheceu de imediato:

— Edna! Como vai? — bradou.

Tirou o cobertor sujo de cima de mim, mandou o guarda abrir o portão e me levou até seu escritório. Na hora seguinte eu usei o banheiro, me lavei com água e sabonete, passei um pente no cabelo sujo e me deram um suéter limpo. Meu primo me levou para a casa dele, onde sua mulher preparou uma refeição e me deu algumas roupas, perfume e maquiagem. Fiquei muito grata aos dois.

Eu não tinha um centavo na bolsa, mas ele arranjou um grande automóvel oficial para me levar a Hargeisa. No caminho fizemos uma parada para o motorista se aliviar, onde nosso carro foi cercado por gente pobre pedindo esmola. Abaixei o vidro:

— Desculpe, mas não tenho dinheiro nenhum — disse.

Quando voltou, o motorista os afastou.

— Deixem ela em paz. Essa é a filha do Doutor Adan!

Um velho se afastou e depois retornou e bateu na minha janela para me dar uma cuia de leite morno, exatamente como o néctar que eu tomava quando era criança.

— Leite para a filha de Adan Ismail — disse o velho. — Seu pai fez muito por mim. Eu devo muito a ele. Por favor, beba. É para você.

Aceitei o leite com lágrimas nos olhos. Acho que foi o presente mais valioso que recebi na minha vida. Tomei um pouco e passei o restante para uma moça perto de mim, que percebi que estava amamentando. Enquanto nos afastávamos, eu me lembrei do passado e agradeci a meu pai por ainda estar cuidando de mim.

Em julho de 1967, dois anos antes de concluir meu estágio na Líbia, que me qualificaria para um período de estudos no Reino Unido, o recém-eleito presidente Abdirashid Ali Shermarke — numa tentativa de unir o país — nomeou meu marido como primeiro-ministro da Somália. Foi uma grande honra, em especial para alguém da Somalilândia.

Mohamed escreveu para mim imediatamente. "Você precisa vir para casa, Edna. Preciso de você aqui. Seu país precisa de você. A ONU pode arranjar outra pessoa por aí pelo mundo para substituir você... Eu não posso." Nossa correspondência foi retomada, e me lembrei da grande habilidade dele com as palavras. Mohamed disse que tinha sido convidado para uma turnê diplomática por Estados Unidos, Londres, Alemanha e Itália. No auge da Guerra Fria, o Ocidente estava ávido para reforçar suas relações com países como o nosso, localizados estrategicamente perto do canal de Suez. Isso era ainda mais importante naquela época, quando os soviéticos tentavam agradar as autoridades de Mogadíscio fornecendo generosamente enormes quantidades de equipamentos militares e fazendo doações financeiras para a nossa extenuada economia. Também ofereciam bolsas de estudos a todos os oficiais do Exército (inclusive meu irmão Farah) para academias de treinamento em Odessa e outros lugares. Isso acontecia porque, apesar de os britânicos terem treinado os oficiais do Exército da Somalilândia segundo os mais altos padrões, todos tinham sido exonerados depois de 1961. O que não se aplicava aos da Somália Italiana. Antes da independência, eles raramente ascendiam ao posto de oficiais e agora estavam sendo promovidos sem a devida experiência ou competência.

Mohamed insistiu que seria considerado um "escândalo" se o primeiro-ministro da república embarcasse nessa importante turnê mundial sem sua esposa. Montou um argumento convincente. Naquele verão ele me convidou para um encontro em outra pequena viagem internacional que iria fazer, para conversarmos mais a respeito. Fui até Roma e me hospedei no Grand Hotel, onde provavelmente desfrutei dos momentos mais românticos que já tive com o homem com quem tinha me casado quatro anos antes.

— Eu te amo, Edna — disse-me num jantar à luz de velas. — E sinto muita saudade. Não vamos cometer o mesmo erro duas vezes. Nós dois estamos mais maduros. Eu preciso de você e você precisa de mim. Nós precisamos um do outro. Nosso país precisa de nós dois.

Eu também amava Mohamed. Apaixonei-me por ele na noite em que dançou comigo em Londres e me mandou flores no dia seguinte. Queria estar com ele tanto quanto ele me queria ao seu lado. Mas eu não era boba; sabia que ele queria minha companhia não só por vontade pessoal. Eu era um troféu e um ativo para sua carreira — não somente uma funcionária da ONU bem-vestida que falava várias línguas e sabia como se comportar de forma educada, mas também como filha do Doutor Adan. Não estar com ele refletiria mal para nós dois. Ainda não muito convencida se queria ter um emprego de primeira-dama em tempo integral, voltei para a Líbia para encerrar meus compromissos e pensar sobre minhas opções, enquanto Mohamed continuou a me bombardear com cartas e telefonemas internacionais.

— Volta para casa, Edna — insistia. — O que você acha?

Apesar de ter que voltar como sua segunda esposa, já que ele se casara de novo com a mãe dos seus filhos, ele me garantiu que eu seria a esposa "oficial", com todos os direitos e privilégios. Quando afinal ele me cansou e resolvi dar uma segunda chance, eu tinha acabado de assinar um novo contrato para continuar em Trípoli. Meus colegas na Líbia ficaram chocados com minha decisão e se recusaram a aceitar minha demissão. "Você não pode sair agora, acabou de começar as coisas aqui!", disseram. O melhor que eles conseguiram foi me convencer a tirar uma licença não remunerada de um ano, e durante esse período reconsiderar minha decisão. Eu continuaria com meu plano de saúde e a aposentadoria, e em doze meses poderia dar minha resposta final. Para mim pareceu a melhor solução.

E foi assim que voltei a Mogadíscio e para a política. Não havia nenhuma razão para voltar a não ser o meu marido. Minha lealdade não era com a Somália, mas com a Somalilândia, e até certo ponto também com a OMS. No avião em que voltava para me tornar a consorte do primeiro-ministro, fiquei pensando por que diabos eu estava me metendo naquela situação.

12

Washington, Estados Unidos, 1968

O HELICÓPTERO PRESIDENCIAL nos levou até o Gramado Oeste da Casa Branca naquele tempestuoso dia em meados de março de 1968. Estávamos vindo da base Andrews da Força Aérea para começar nossa turnê de uma semana e, quando aterrissamos, uma limusine nos levou por um pequeno trajeto para nos encontrarmos com o presidente dos Estados Unidos. Eu tinha voltado para o meu marido havia menos de três meses e mal tive tempo de respirar.

O presidente Lyndon Johnson e sua esposa, Lady Bird, aguardavam para nos cumprimentar na brisa fria da manhã, e nossa limusine — com as bandeirinhas dos EUA e da Somália — foi recebida com uma salva de 21 tiros ao estacionar. Ajeitando o vestido amarelo-limão combinando com o casaco que tinha comprado em Roma para a ocasião, segurei meu chapéu de pele, fui ajudada a descer da limusine e tomei meu lugar ao lado do meu marido quando ele apertou a mão do homem que substituíra John F. Kennedy depois de seu assassinato, cinco anos antes. Eu estava com trinta anos, e o presidente tinha o dobro da minha idade.

— Seja bem-vinda a Washington, sra. Egal — falou, abrindo um sorriso caloroso e deixando-me imediatamente à vontade.

Eu e Mohamed não fazíamos ideia de que, poucas semanas depois, o homem conhecido como LBJ chocaria o país ao anunciar sua decisão de não concorrer a um segundo mandato. Lady Bird foi educada, mas muito mais fria comigo; por isso fiquei aliviada ao ser apresentada a Virginia Rusk, mulher do secretário de Estado Dean Rusk, e a Muriel Humphrey, mulher do vice-presidente Hubert Humphrey. As duas senhoras logo se mostraram maternais comigo, a "garota jovem" entre elas.

Também me designaram uma espécie de dama de companhia. Uma mulher chamada Evelyn Symington, esposa de um senador, cuidou de mim e me orientou pelo campo minado dos protocolos diplomáticos. Por exemplo, ninguém havia me dito que, se me presenteassem com flores em um evento público, era melhor entregá-las a uma auxiliar para continuar apertando a mão de outras pessoas. Nosso dia tinha começado muito cedo, com uma cabeleireira para mim às quatro da manhã no Hotel Waldorf Astoria, em Manhattan, seguida pelo voo até Washington. No gramado da Casa Branca, Lady Bird Johnson me deu um buquê de rosas, que mantive durante todo o encontro e a cerimônia de recepção antes de ser acompanhada até o Gramado Sul para uma entrevista coletiva à imprensa.

As máquinas fotográficas clicavam e as câmeras de TV filmavam, e me agarrei a meu buquê como um colete salva-vidas murcho, enquanto o presidente se dirigia a Mohamed publicamente.

Temos observado com interesse e admiração o desenvolvimento da República da Somália durante os últimos oito anos. Sabemos que vocês conseguiram formar um dos governos democráticos mais eficazes em toda a África. Estamos cientes de seus nobres esforços para enterrar antigos antagonismos e seguir com o trabalho de pacificação... Tinha esperanças de poder recebê-los esta manhã sob o brilho suave da primavera de Washington, porém a Mãe Natureza considerou mais apropriado nos conceder um sabor de despedida do inverno. Mas sei que vocês vão perceber que nossa amizade com seu país e com seu povo florescerá em todas as estações. Senhor primeiro-ministro, oferecemos a você e à sua adorável esposa nossas mais cálidas boas-vindas.

Depois de mais apresentações e apertos de mão, foi a sra. Rusk que salvou o dia — e as flores.

— Quer que eu leve essas flores para você, querida? Pode ser mais fácil — perguntou. Se ela não tivesse intervindo, eu teria passado o dia carregando aquele buquê. Então, como você pode ver, eu não estava bem preparada para a vida diplomática.

Nossos dias seguintes na capital dos Estados Unidos foram uma estonteante rodada de compromissos, com intensas discussões de Mohamed com os preocupados americanos sobre o interesse cada vez maior da Rússia no Chifre da África. Como era costumeiro, não fui incluída nessas conversas, mas, sim, levada para visitar um hospital e uma escola onde crianças e adultos se perfilaram nas ruas e se apresentaram para nós. Às vezes me pediam para fazer discursos, mas eu não estava preparada para isso e não tinha ideia do que dizer.

Foram coisas que fui aprendendo gradualmente com o passar do tempo. Ganhando mais experiência, aprendi a improvisar melhor. Porém, recém-chegada a esse estilo de vida e com uma câmera ou um microfone na cara, eu achava difícil falar em público. Quando me reencontrava com Mohamed no nosso hotel eu o culpava pela minha frustração, mas ele só achava engraçado:

— Fale com eles sobre enfermagem se não conseguir pensar em qualquer outra coisa.

Era da natureza da nossa relação eu tomar isso como uma ofensa, uma depreciação da enfermagem, como se fosse o único assunto sobre o qual podia falar. Ficávamos nos bicando a noite inteira, mas depois tínhamos de sorrir para as câmeras no dia seguinte. Viajar como uma primeira-dama nem sempre era um mar de rosas.

Uma coisa pela qual fui grata a Mohamed, contudo, foi a verba de 10 mil dólares que ele me deu para comprar roupas para meu novo papel. Por ter sido criado numa família rica, dinheiro não significava nada para ele; e tudo tinha um preço. Era normal ele me encher de extravagantes presentes, como uma cigarreira de ouro Christian Dior e um isqueiro combinando ou seis bolsas de grife da Europa. Ele demonstrava o tipo de generosidade que a maioria das mulheres teria apreciado. Mas, infelizmente para Mohamed, a filha do Doutor Adan considerava esses gastos um desperdício, e seus gestos nem sempre eram apreciados.

Lembro-me de uma vez que comentei por acaso que a mulher de um embaixador indiano estava usando o sári mais lindo que eu já tinha visto, e com muita elegância. Antes de eu perceber, durante uma viagem diplomática a Nairóbi, Mohamed mandou um de seus ajudantes ao bairro indiano e me comprou doze dos mais caros sáris que conseguiu encontrar. Um sári teria sido um gesto atencioso, mas doze eram uma obscenidade, e eu disse isso a ele. Esse fato provocou uma briga que durou dias.

— Uma echarpe de seda ou um frasco de perfume teriam bastado — falei. — Alguma coisa simples, só para mostrar que você pensou em mim. A essa altura você já devia saber que esses gestos são muito mais valiosos para mim do que presentes.

Mas, na hora em que ele me forneceu uma verba para nossa futura turnê pelo mundo, eu não me queixei. Primeiro me encontrei com a esposa do *chargé d'affaires* da embaixada dos EUA em Mogadíscio, que me esclareceu sobre o itinerário e sugeriu que eu comprasse capas de chuva e me preparasse para um clima mais frio. Em seguida, fui a Roma na companhia de uma linda italiana chamada Maria Louisa Bonanni, conhecida como Marilou, a secretária de imprensa do gabinete do primeiro-ministro. Com Marilou ao meu lado em Roma, escolhi o vestido amarelo-limão e o casaco branco longo que me lembravam da elegância de Jackie Kennedy. Depois selecionamos sapatos, luvas e uma bolsa que combinavam. As orientações dela eram para garantir que eu ficasse bem no meu papel, o que de início achei bem ridículo, pois me sentia perfeitamente capaz de decidir o que e quando usar — se chegasse a ser notado. Algumas semanas antes, eu tinha me vestido para uma visita oficial do presidente da Zâmbia, Kenneth Kaunda, só para ser apresentada a ele uma vez com um breve aperto de mão e um sorriso e ser posta de lado como um requerimento supérfluo. Esperava ter um envolvimento bem maior como esposa do primeiro-ministro, mas ainda não tinha entendido o quanto os homens dominavam aqueles eventos. Indignada, pensava que poderia ter ficado um pouco mais na Líbia e continuado com meu valioso trabalho.

Nem eu nem Mohamed conhecíamos os Estados Unidos, por isso estávamos muito animados com a viagem. Ao chegarmos, fomos alojados na histórica Blue House, a casa de hóspedes do presidente, localizada na avenida Pennsylvania, onde fui apresentada a uma "assistente de guarda-roupa".

— Você precisa de ajuda para se vestir? Há algo que gostaria que eu passasse a ferro? — perguntou. Tenho certeza de que a deixei ofendida quando respondi que eu mesma podia passar minha roupa, pois ela continuou: — Mas, madame, eu posso fazer isso.

Mais tarde naquela noite fomos os convidados especiais de um cintilante jantar de gala na Casa Branca e, na noite seguinte de uma recepção na embaixada da Somália em Washington. Em vez de ostentar um dos meus caros vestidos de festa italianos, preferi usar um *guntiino*, um traje tradicional somali meio parecido com um sári, com um estampado colorido e comprado por cerca de cem xelins (quinze libras) em um *suuq*, ou mercado, de Mogadíscio. Parecia certo para a ocasião, e todo mundo comentou sobre o quanto meu vestuário foi adequado. No dia seguinte, viajamos no Air Force One de Washington para a Tennessee Valley Authority para visitar a imensa Barragem Wilson, onde os engenheiros asseguraram à nossa delegação que dispunham de experiência e de dinheiro para construir projetos semelhantes em qualquer lugar do mundo. Depois fomos ao Cabo Canaveral, na Flórida, para ver o Centro Espacial Kennedy. Fizemos uma visita ao foguete *Apollo 11*, que desembarcaria o primeiro homem na Lua no ano seguinte, e assinamos um livro de registros que foi para o espaço.

Durante a maior parte do tempo, as pessoas se desdobravam para nos fazer sentir muito bem-vindos e confortáveis. No entanto, lembro-me de um episódio desagradável em nossa visita que afetou alguns membros da nossa delegação. Alguns quiseram conhecer a vida noturna de Coco Beach depois da nossa visita ao centro espacial e saíram desacompanhados naquela noite. Pararam num restaurante, mas não foram servidos por conta da cor de sua pele. Eles voltaram ao hotel e informaram a todos que a segregação ainda ia bem, obrigado, nos EUA, ou ao menos naquela parte da Flórida. Lembro-me de ter ficado muito chocada com esse fato. Sabíamos sobre o *apartheid* na África do Sul, é claro, e eu tinha participado de manifestações contra essa política no Hyde Park quando estudava em Londres, mas os Estados Unidos pareciam liberais e diferentes. Só entendi melhor as coisas por lá quando um de nossos adidos explicou as questões por trás da ascensão do movimento pelos direitos humanos no país.

À parte os supremacistas brancos, os americanos viam Mohamed como um amigo do Ocidente — um líder político africano eloquente e pró-democracia que apoiava seus interesses e queriam muito agradá-lo para ganhar sua lealdade. E ninguém mais do que o presidente, que no banquete oficial da nossa última noite proferiu um discurso muito acolhedor:

— Todos nós somos iguais esta noite, não apenas em nossa convicção da igualdade entre os homens, mas em nossa admiração por um homem cujo nome poderia definir essa filosofia — começou. — Nenhum estadista está lutando mais arduamente hoje para realizar o sonho da democracia para seu povo do que o homem que homenageamos esta noite, o primeiro-ministro Egal.

Então, ele se virou para Mohamed:

Suas palavras sempre serviram à causa da paz. Você deteve as flechas do conflito que ameaçavam causar um derramamento de sangue no Chifre da África. E não perdeu tempo nem negligenciou nenhuma oportunidade na busca por um verdadeiro progresso para todo o seu povo. Você vem a nós de uma nova África, onde a mudança é tão certa quanto o nascer do sol. Você é um daqueles que determinaram que a mudança deve sempre significar uma promessa para o seu povo. Você ajudou a fundar uma verdadeira democracia, em que cada homem tem uma voz no futuro do próprio país. Você fez muito para aliviar as tensões que ameaçavam o leste da África com o desperdício de uma guerra. E começou o longo e difícil trabalho de desenvolvimento econômico para dar ao seu povo o alimento, a moradia e a educação que todos os homens buscam e que todos os homens merecem [...]. Nós aqui nos Estados Unidos nos sentimos inspirados pela sua coragem. Admiramos a sua perseverança. E, acima de tudo, estamos encantados com a sua presença aqui esta noite. Senhoras e senhores, agora eu convido a todos para brindar comigo a um sábio líder e ao seu povo. Ao presidente e ao povo da República da Somália... e ao primeiro-ministro e sua encantadora esposa, a sra. Egal.

Acho que nunca me senti tão orgulhosa de Mohamed como naquela noite. Nosso relacionamento era *sui generis*. Alguns poderiam definir como tumultuado, mas mesmo quando estávamos zangados um com o outro perdurava o reservatório de um profundo respeito mútuo. Ele costumava me dizer: "Edna, você é a parceria intelectual mais à altura que eu poderia encontrar na Somalilândia". Mesmo quando estava no comando do nosso país, quase sempre ele me pedia para ler seus discursos mais importantes, propostas ou comunicados políticos do gabinete do primeiro-ministro. Eu não sabia taquigrafar, por isso anotava suas palavras à mão, pedia à secretária para datilografar o texto, fazia correções e o devolvia a ele. Quando estávamos viajando, eu anotava ideias em qualquer lugar, de guardanapos a pedaços de papel higiênico, e guardava no bolso para nós dois discutirmos depois.

Sei que ele também sentia orgulho por mim, principalmente na Casa Branca. Sentada ao lado do presidente com meu vestido amarelo coberto de lantejoulas e sapatos combinando, eu e LBJ tivemos uma conversa fácil, encontrando um terreno comum em nosso amor pela gastronomia. Quando ele me passou o molho chutney, comentamos sobre nossa paixão por pimenta, molhos picantes e temperos. Ele era muito galante e sabia como fazer as pessoas se sentirem à vontade. Perguntou sobre minha carreira como enfermeira e meu curso em Londres e ficou surpreso ao saber que eu queria continuar trabalhando num hospital de Mogadíscio.

— Meu marido e seus auxiliares odeiam que eu fale sobre isso — confidenciei. — No meu país é uma coisa impensável e sem precedentes. Ficam dizendo a Mohamed que ter uma esposa que trabalha vai fazer com que ele perca votos, mas eu nunca fui mesmo uma primeira-dama convencional. Para começar, eu sou magra demais.

— É mesmo? — perguntou LBJ, surpreso.

— Sim, senhor presidente. Espera-se que a esposa de um primeiro-ministro da Somália seja gorda, pois ser gordo é ser rico, e também um sinal de maturidade e, portanto, de sabedoria.

Nós rimos dessas palavras e nos demos bem pelo resto da noite — tanto que depois Mohamed brincou que talvez devesse estar preocupado sobre o motivo de eu e o presidente rirmos tanto. Era o jeito de me dizer que eu tinha me saído bem. No fim do jantar, o presidente assinou o cardápio oficial para mim e, depois, o serviço de bufê da Casa Branca me surpreendeu com um chocolate branco chamado Mousse Shukri, preparado em minha homenagem, que quase me fez chorar. Se ao menos eu pudesse contar ao meu pai sobre essa noite tão memorável...

Da Flórida voamos para Nova York, onde Mohamed discursou na Organização das Nações Unidas pela primeira vez. Eu estava muito mais entusiasmada para entrar naquele Templo do Mundo do que tudo mais que já tinha feito. Olhava com admiração todas aquelas bandeiras e pinturas de diferentes países, os tesouros nacionais e troféus, e me senti honrada ao conhecer U Thant, o secretário-geral. Estar lá foi uma coisa muito especial, e ainda sinto o mesmo cada vez que visito a ONU.

Talvez a experiência mais agradável da nossa visita aos EUA tenha sido tirar uma noite de folga de nosso sempre presente guarda-costas para ir ao Times Square. Encontramos um pequeno restaurante italiano e nos sentamos numa mesa de canto para saborear um prato de filé com espaguete. Parecia a primeira vez que estávamos tendo alguma privacidade, sem estarmos cercados por gente nos dizendo o que fazer e aonde ir. Pelo menos naquela noite, nos sentimos como um casal normal em férias, apesar de depois ficarmos sabendo que homens e mulheres do serviço de segurança usando roupas civis estavam nos vigiando o tempo todo.

De Nova York fomos a Londres, onde nos hospedamos numa suíte no Hotel Dorchester, na Park Lane. Em nosso almoço com o primeiro-ministro Harold Wilson, o secretário do Exterior e o ministro da Saúde, eu cometi outra gafe. Naquela época eu fumava, e depois da sobremesa tirei a cigarreira de ouro que Mohamed tinha me dado e peguei um cigarro. O ministro da Saúde inclinou-se na minha direção:

— Será um prazer acender esse cigarro para você depois de fazermos um brinde à Sua Majestade — falou em voz baixa.

Ninguém tinha me ensinado aquele protocolo e eu me senti uma boba.

Recebi presentes do presidente Charles de Gaulle durante a visita oficial de Mohamed à França, e na Alemanha Ocidental fomos convidados do chanceler Kiesinger. Em Roma, cometi meu segundo erro ao sair para fazer compras em vez de me encontrar com Mohamed para um almoço diplomático com o ministro do Exterior italiano Amintore Fanfani, que foi primeiro-ministro nos anos iniciais da independência da Somália. Seus auxiliares me encontraram numa loja e me levaram depressa para o casarão, onde participei envergonhada de parte da refeição. Na nossa última noite, quando não havia mais nenhuma reunião, eu e Mohamed fomos a uma boate e dançamos ao som de "I Left My Heart in San Francisco" cantada por Tony Bennett, uma música cuja letra pareceu muito apropriada antes de voltarmos para casa, na nossa cidade perto da baía. Foi um fim romântico para nossa turnê, e eu me sentia muito orgulhosa pelo que meu marido tinha conseguido, mas acho que já sabia que aquela vida não era para mim. Eu ainda era muito jovem e não conseguia deixar de pensar que o mundo político era feito para gente muito mais velha que eu. Não estava preparada para visitas oficiais e reuniões com presidentes. Não tinha estudado para isso. Não gostava de pompas e cerimônias, não queria estar na ribalta política. Eu era simplesmente a filha do Doutor Adan.

Eu era simplesmente uma parteira.

De volta à nossa casa em Mogadíscio, eu e Mohamed retornamos à vida que tínhamos construído lá. Nossa nova casa era a residência oficial do primeiro-ministro, na exclusiva região do Lido, onde a maioria dos diplomatas e consultores estrangeiros alugava suas casas. Mohamed contratou um designer de interiores italiano para redecorar a casa num estilo luxuoso e extravagante, com o tipo de mobiliário esquisito e prepotente que eu detestava. Eu não fui consultada — ele quis me fazer uma surpresa e ficou decepcionado quando eu disse o quanto odiei.

Não foi por coincidência que diplomatas russos tenham se mudado para a casa ao lado. Na verdade eram agentes da KGB, e por isso tínhamos de lidar com um escrutínio cada vez mais intenso. Mohamed me avisou desde o começo que nossa casa estava grampeada, e que se quiséssemos discutir sobre coisas pessoais devíamos fazer isso na varanda do outro lado da casa. As políticas da Guerra Fria começavam a afetar até a nós. Afinal, para o Ocidente ele era o "menino dos olhos", e o fato de termos voltado daquela viagem bem-sucedida aos EUA e outros países capitalistas não ajudava em nada.

Na época, Hassan Kayd, meu amigo de infância e líder do golpe de 1961, tinha voltado da ONU de Nova York e estava trabalhando em Mogadíscio como consultor de segurança. Mohamed achou que a formação militar de Hassan e sua ligação de longa data comigo por ter salvado sua vida o tornavam ideal para verificar o sistema de segurança da nossa casa à luz dos nossos novos vizinhos. Hassan concordou e voltou no dia seguinte sem ser anunciado, pulou o muro que cercava nosso terreno, entrou na casa e roubou um dos cachecóis do meu marido do quarto. Quando foi nos devolver no dia seguinte e explicou com que facilidade tinha entrado na casa, ficamos sabendo que precisávamos melhorar nossa segurança. Graças a ele, o muro foi aumentado, foram colocados cacos de vidro na parte de cima e Hassan substituiu nossos guardas de segurança por homens que conhecia e em quem confiava.

Não é fácil ser mulher de um político e, quando me tornei a "primeira-dama", muita coisa era esperada de mim, com infinitas obrigações. Além de todas as atividades cerimoniais, havia campanhas e eleições regionais que me faziam viajar pelo país, às vezes com meu marido e às vezes sozinha, para tentar convencer as pessoas a apoiar Mohamed e o presidente Shermarke. Apesar das nossas diferenças, sempre achei que estava fazendo campanha para o melhor político que o povo somali poderia ter, uma convicção que tenho até hoje. Também estávamos sempre recebendo diplomatas, dignitários estrangeiros, políticos locais e homens influentes. Um dos convidados de quem eu menos gostava, que chegava pontualmente às nove da noite para relatar a Mohamed os eventos do dia, era o comandante em chefe do Exército da Somália, o major-general Mohamed Siad Barre. Ele era vinte anos mais velho que eu, alto e com um bigode esquisito e eriçado que o deixava parecido com Adolf Hitler. Falava muito alto e tinha uma postura autoritária e regimental. Eu o apelidei de General Botas, pois ele usava botas militares emplastradas de uma graxa que parecia geleia. Toda vez que entrava no meu vestíbulo, o qual tinha um tapete e sofás cor de creme, ele deixava irritantes manchas escuras, principalmente quando balançava os pés enquanto falava. Reclamei com Mohamed.

— Pelo menos faça esse General Botas sentar sempre na mesma cadeira, porque cada vez que vem aqui ele mancha um lugar diferente. — Outro irritante hábito de Barre era que, quando fumava, ele tinha o desplante de jogar as cinzas no tapete e não nos cinzeiros oferecidos. Usava fósforos, que depois de acesos ele mastigava e cuspia as lascas de madeira por todo o tapete também.

Nascido na região de Ogaden, do império etíope, Siad Barre tinha ascendido a uma posição de poder por um forte senso nacionalista. Também se tornou um grande defensor do socialismo, depois de um estágio de treinamento na União Soviética. Mohamed também não gostava e não confiava nele, mas nós dois sabíamos que assim mesmo precisávamos ser educados. Na minha luta para ser uma melhor esposa de político, resolvi convidá-lo para um acontecimento social em nossa casa uma noite — apesar das botas. Às vezes pegávamos filmes americanos emprestados da Biblioteca de Informações dos Estados Unidos e passávamos na nossa casa, convidando amigos e colegas de corpos diplomáticos estrangeiros para assistir conosco. Eu gostava especialmente da esposa do embaixador da França, que nos visitava com frequência. Certa vez convidei Barre para assistir conosco a *Doutor Jivago*, mas meu marido não gostou muito:

— Espero que sua inclusão desse paspalhão nas nossas reuniões não tenha posto ideias na cabeça dele. Acho que ele é um homem ambicioso — comentou Mohamed quando ele saiu.

Logo saberíamos o quanto ele era ambicioso.

Sempre que não estava amarrada a algum compromisso diplomático ou algo assim, eu vestia meu uniforme branco de enfermeira, prendia meu cabelo num coque e ia trabalhar duas vezes por semana na ala da maternidade do Hospital Geral Digfer de Mogadíscio. Eu parecia qualquer outra enfermeira do hospital, só que minhas roupas eram lavadas e passadas a ferro duas vezes por semana.

Não deveria ser surpresa que muita gente considerasse que fazer partos e supervisionar estudantes de enfermagem não fossem algo apropriado para uma primeira-dama. "Como pode a esposa do primeiro-ministro trabalhar num hospital?", perguntavam. "Isso é uma vergonha e uma falta de dignidade; é um constrangimento político para Egal e para o Partido." Eu achava que àquela altura as pessoas já soubessem que a enfermagem era minha verdadeira vocação. Afinal, de quem eu era filha? A política era um fardo, algo que eu precisava aguentar por causa do meu marido e, suponho, pelo bem do meu país. De início Mohamed tentou me dissuadir dessa prática, mas acho que no fundo ele sabia com que espécie de mulher tinha se casado. Ignorando suas objeções, eu chegava ao hospital no meu impecável uniforme pontualmente às sete da manhã, mesmo sem ter de bater ponto, pois queria ensinar às minhas alunas o valor da pontualidade. Assim como meu pai antes de mim, insistia para que elas tratassem os pacientes com dignidade, independentemente do quanto fossem pobres ou pouco educados. Queria mostrar a elas que, se a esposa de um primeiro-ministro podia falar respeitosamente com um paciente, ser pontual, saber ouvir e realmente "entender" o que o paciente estava tentando dizer, com certeza elas também poderiam fazer o mesmo. Era uma questão de estabelecer padrões para futuras profissionais de saúde, uma oportunidade de ouro que eu não ia deixar passar.

    Os italianos construíram o Hospital Digfer nos anos 1960, mas sem dúvida quem o construiu jamais tinha trabalhado num hospital e certamente não em um país em desenvolvimento. Para começar, tinha quatro andares, em vez de um pavilhão térreo de fácil acesso como a maioria dos hospitais. Malconservado desde o início, os elevadores deixaram de funcionar nos primeiros meses, o que significava que todos tinham que subir pelas escadas ou ser carregados. O centro cirúrgico era acessível por todos os lados, como o Arco do Triunfo, o que significava que não podia ser mantido esterilizado. As alas eram compridas e sombrias, e quando as portas eram fechadas os corredores ficavam tão escuros que era preciso acender as luzes — se houvesse eletricidade.

    Ser a esposa do primeiro-ministro tinha algumas vantagens, por permitir que eu fizesse algumas coisas pelo hospital que de outra forma não teriam sido possíveis. Por conta da minha posição, convenci o governo a pagar uma pintura das paredes e fazer as reformas necessárias. Remobiliamos toda a ala da maternidade e recebemos novas roupas de cama para os leitos e novos uniformes para o pessoal. Eu sabia que meu velho hospital em Hargeisa e muitos outros no nosso país estavam igualmente necessitados, mas meu plano era reformar o Digfer e mostrar o que poderia ser feito antes de começar com os outros. Também entrei em contato com miss Markham, minha antiga orientadora no Hospital West London, e comecei a providenciar para que fosse trazida para a Somália. Ela era uma grande professora, por isso a convidei para vir como consultora e para me assessorar com o treinamento de parteiras. Para minha surpresa e meu deleite, ela concordou, e estabelecemos uma data no fim de 1969, quando ela estaria disponível. Mal podia esperar para voltar a vê-la e aprender com sua experiência.

Meu maior desafio no Digfer era livrar o hospital da praga dos percevejos. Primeiro tentamos fumigar os leitos e usar inseticidas, mas não adiantou nada. Toda a ala da maternidade estava bastante infestada. A única coisa que funcionou foi levar os leitos para fora e passar um maçarico por toda a estrutura até queimar os insetos. Depois raspamos e lixamos os leitos antes de pintá-los novamente.

Mohamed odiava mais do que tudo que eu fizesse esse trabalho.

— Não está certo, Edna! — dizia, exasperado, quando me perguntava como tinha sido o meu dia. — E se alguém vir a esposa do primeiro-ministro no pátio do hospital matando percevejos com um maçarico? Pense no constrangimento!

Uma olhada minha para ele já demonstrava que sua única opção era que ninguém ficasse sabendo. A melhor coisa que ele conseguiu de mim foi uma garantia de não trazer percevejos do hospital para casa.

Uma das coisas que me causava grande irritação era a insistência do governo para que eu tivesse um guarda-costas, o que parecia ridículo, pois eu não era o tipo de pessoa que alguém quisesse matar, e com certeza não era fácil de ser seguida. Até hoje colegas reclamam por eu andar por toda parte, fazendo paradas aleatórias para falar com pacientes e bater papo com seus familiares. Eu sou difícil de ficar parada. Durante meus deslocamentos, quase sempre parava para dar carona a estranhos ou aceitava carona de algum conhecido. Como um guarda-costas poderia me acompanhar? Ignorando minhas objeções, as autoridades me designaram um homem alto e forte, que sabia pouco sobre saúde e absolutamente nada sobre maternidades. Mesmo assim, tinha instruções para me seguir por onde quer que eu fosse. Eu reclamava com aquele pobre homem todos os dias.

— De quem você está tentando me proteger? Dos bebês recém-nascidos? Das mulheres em trabalho de parto? Das minhas alunas? E não, você não pode entrar na sala de parto. É proibido.

No fim ele se resignou a ficar sentado na porta da sala de parto. Assim que eu saía correndo para outra ala, ele pulava para me seguir, só parando quando eu impedia.

— Não, não, não. Eu ainda estou dentro do hospital, lembra? Você não me segue no hospital. Ponto-final.

Eu tornava a vida dele difícil, não por nada que tivesse feito, mas por me sentir irritada com a simples ideia de ele me seguir. Nada na minha experiência me levava a acreditar que morávamos num país onde os políticos e suas esposas pudessem ser sequestrados ou mortos. Sabia que outros políticos africanos tinham sido assassinados nos últimos anos, inclusive três primeiros-ministros de Burundi, três ministros de gabinete do Congo, o primeiro-ministro da Etiópia e dois ministros quenianos, mas nada semelhante tinha acontecido na Somalilândia ou na Somália na época, e eu não acreditava que jamais poderia acontecer.

Ao menos era o que eu pensava.

13

Londres, Inglaterra, 1969

Em 15 de outubro de 1969, eu estava descansando no meu quarto de hotel em Londres depois de mais um dia de exames de fertilidade no Hospital St. Thomas', onde dez anos antes tinha prestado meu exame final como estudante de enfermagem. Apesar de nossas frequentes discordâncias, eu e Mohamed nunca deixamos de querer ter um filho, mas com 32 anos e depois de seis anos de tentativas, parecia cada vez mais improvável que isso me fosse possível. Pensar que eu jamais poderia ter um filho quase me partia o coração.

Alguém batendo freneticamente na porta me acordou da minha soneca, e quando abri vi Marilou Bonanni, minha amiga e auxiliar, aflita no corredor.

— Ah, Edna, *mia poverina*!* — gritou, agitando as mãos de forma expressiva e misturando italiano com inglês. Entrando depressa no quarto, me olhou com os olhos arregalados. — Acabei de ouvir no noticiário da BBC. O presidente foi assassinado! — falou.

Sem fôlego, desabei na cama e pedi para repetir o que tinha falado.

— O presidente Shermarke morreu. Foi morto a tiros pelo guarda-costas numa visita oficial à cidade de Las Anod — ela repetiu. — Meus contatos na imprensa acabaram de confirmar.

---

* Minha pobre! (N. E.)

Segurei a cabeça entre as mãos e comecei a chorar. Não conseguia acreditar no que ela estava dizendo. Shermarke era um homem bom, o presidente que tinha nomeado meu marido apesar da oposição, e vinha tentando conduzir o nosso país pelo labirinto do governo pós-colonial. Eu só o havia encontrado uma ou duas vezes, mas era aliado político do meu marido e eu sabia que sua morte criaria um vácuo perigoso. Quando finalmente recuperei o fôlego, telefonei para a embaixada da Somália em Londres para perguntar sobre o fato. Para minha surpresa, eles disseram que já tinham sido informados havia algumas horas, mas não sabiam como me comunicar a notícia. Acrescentaram que a Rádio Somali só estava transmitindo orações do Corão.

— Meu marido foi informado? — perguntei. A resposta foi que eles ainda estavam tentando entrar em contato com ele. Olhei para o relógio e calculei que Mohamed devia ter chegado havia pouco na Califórnia, tendo sido convidado para uma visita depois de mais um discurso na ONU, em Nova York. Estava pensando em ficar com seu velho amigo William Holden em Los Angeles antes de voltar a Londres para me encontrar.

Não tive dúvidas sobre para quem telefonar a seguir — para o coronel Crook, meu amigo e mentor, aposentado havia muito tempo do Gabinete Colonial. Eu sempre o visitava quando ia a Londres e o vira alguns dias antes. Sabia que ele conseguiria obter mais informações por meio dos seus contatos na inteligência. E estava certa.

— Fique onde está e não fale com ninguém — me orientou pelo telefone, depois de confirmar que o nosso presidente tinha morrido. — Eu estou indo para aí. — Aquele homem adorável, com bigode em forma de guidom, saiu de sua casa à beira do rio, em Surrey, e foi direto até meu hotel em Lancaster Gate para se oferecer para me ajudar da forma que pudesse. O generoso coronel trouxe um médico amigo meu, no caso de eu precisar de cuidados por conta do choque da notícia.

Com sua eficiência habitual, o coronel Crook falou com o gerente do hotel e conseguiu que Marilou se mudasse para o quarto ao lado do meu, o tempo todo me assegurando que o assassinato havia sido um incidente isolado e que eu não tinha nada a temer. Nós dois continuamos ligando para a embaixada para saber mais notícias e acabamos sabendo que Mohamed estava em trânsito e que me encontraria no aeroporto de Heathrow na manhã seguinte.

— Ele vai seguir para Mogadíscio em seguida para organizar o funeral e iniciar o processo da indicação de um novo presidente — disseram.

— E eu vou estar com ele — repliquei.

Pela primeira vez na minha vida de casada, eu sabia exatamente onde precisava estar. Muitas horas depois eu estava com minha mala esperando meu marido na área VIP do aeroporto, vendo o avião em que ele estava taxiar na pista. Imaginei que ainda havia muito tempo para tomar nosso voo da Alitalia até Roma e Adis Abeba e chegar a Mogadíscio, onde sabia que minha mãe, meu irmão e minha irmã estariam esperando ansiosamente. Quando afinal entrou no salão, Mohamed parecia cinco anos mais velho, e isso não tinha nada a ver com as onze horas de voo. Sua mandíbula estava crispada numa expressão de pesar. Nós nos abraçamos.

— Tudo bem com você? — perguntei em voz baixa. Ele aquiesceu rapidamente antes de se virar para seus diplomatas e fazer alguns arranjos de última hora.

Depois de alguns minutos ele voltou até mim e, segurando-me pelos ombros, olhou fundo nos meus olhos.

— Edna, você não vai voltar comigo — disse com firmeza.

Balancei a cabeça.

— Não! Por que não? E quanto a você? — comecei a protestar.

— Eu preciso voltar. Há muito a fazer, e eu sou o chefe do governo.

— Mas...

Ele me silenciou com um olhar.

— Nenhum de nós sabe o que vai acontecer a seguir, Edna... Nunca se sabe quando surge um tumulto político na África. Você precisa ficar aqui, onde sei que estará em segurança. Depois eu mando alguém vir te buscar... Certo?

Não havia como discutir, por isso enxuguei as lágrimas e concordei. Ele tinha outras instruções para mim:

— Você precisa sair do hotel imediatamente. Arranjei para você ficar com amigos em West London. Eles vão ficar muito felizes em te hospedar. Não diga a ninguém para onde você vai e não ligue para ninguém a não ser o coronel Crook — acrescentou.

— Eu estou em perigo? — perguntei.
— Não sei.
— E você?
— Não se preocupe comigo. Siad Barre e o Exército da Somália vão me proteger. Só preciso voltar e descobrir qual clã está por trás desse assassinato e quem poderá ser o próximo. — Ele me deu algum dinheiro para minhas despesas pessoais e combinou com a embaixada o pagamento da conta do hotel e de providenciar um automóvel e um motorista. Seu último pedido foi que eu ficasse de olho na filha dele, Amina, que estudava em Londres, e dois de seus filhos, Ali e Ahmed, que estudavam na Suíça. — Diga para eles serem discretos.

Tentando não chorar, dei um beijo de despedida em Mohamed e fiquei olhando enquanto se afastava, sem saber se voltaria a vê-lo algum dia.

Atordoada, fui levada de volta ao hotel, onde fiquei esperando o coronel Crook para me acompanhar até um local seguro — algum lugar onde nem a embaixada conseguiria me encontrar. O coronel chegou com a notícia de que os britânicos me ofereceriam asilo político se eu quisesse ficar no Reino Unido por tempo indefinido.

— Obrigada, mas não quero — respondi. — Vou me encontrar com meu marido assim que for possível.

O sr. e a sra. Holland, um casal aposentado na casa dos setenta anos que foi locatário de Mohamed quando ele estudava em Londres, me receberam bem e foram muito gentis, e eu fiz o melhor possível para me acomodar na casa deles em Chiswick, no oeste de Londres, onde os dois viviam modestamente como professores aposentados. A sra. Holland, que Deus a abençoe, chegou a comprar lençóis de cetim para minha cama, imaginando que a esposa de um primeiro-ministro não poderia dormir sem aquele luxo. Durante os dias seguintes eu mal saí de casa, esperando ter notícias de Mohamed, mas ele não me telefonou. Disse a mim mesma que com certeza ele estaria muito ocupado. Fiquei sabendo pelo coronel Crook e por outros que os preparativos para o funeral oficial do presidente seguiam de acordo com o planejado, com a presença de chefes de Estado regionais e internacionais. Um toque de recolher noturno havia sido imposto para evitar quaisquer manifestações, e o clima estava tenso. Eu me sentia muito impotente em Londres e só queria estar ao lado de Mohamed.

Então, em 21 de outubro, um dia depois do funeral, houve mais notícias chocantes: um golpe militar na Somália. Os relatórios diziam que o Exército tinha assumido o poder para "evitar agitações civis". O coronel Crook me informou que todos os membros do Parlamento haviam sido levados para um local seguro para se protegerem. A verdade, como descobri muito mais tarde, era bem mais aterradora. Às três horas da manhã, soldados seguindo ordens de oficiais superiores acordaram Mohamed e seus ministros em suas casas, ordenaram que se vestissem e os levaram a um local distante trinta quilômetros de Mogadíscio, para a casa de campo fortificada do presidente numa cidade rural chamada Afgoye, onde todos ficaram em prisão domiciliar. Os demais integrantes do Parlamento também foram mandados para lá, e quaisquer outros suspeitos de criarem problemas foram presos.

Durante 24 horas terríveis, ninguém me disse o que havia acontecido com Mohamed e com o restante do governo. Tampouco sabia se minha mãe, meu irmão e minha irmã estavam em segurança enquanto imaginava conflitos nas ruas e todos os tipos de horrores. Só fiquei sabendo que a mudança do poder era oficial quando a embaixada da Somália em Londres começou a não aceitar mais meus telefonemas e deixou de me fornecer um carro com motorista. Eles me isolaram. Fiquei sem nenhum status diplomático ou acesso a informações. Sentia-me indefesa e com medo. Frustrada, liguei para o coronel Crook:

— Eu preciso voltar para casa.

Ele fez o possível para me dissuadir, assim como meus generosos anfitriões:

— Você pode ficar aqui o quanto quiser.

Mas eu já tinha me decidido.

— Muito obrigada, mas não posso ficar — respondi. — Minha família, minha casa e meus animais estão em Mogadíscio. Só me restam 83 libras na bolsa e ainda tenho a minha passagem de volta. Preciso voltar e fazer o que for necessário. Prefiro me arriscar indo para lá a ficar aqui sem fazer nada.

Foi só no terceiro ou quarto dia que tivemos confirmação de que o líder do golpe era o próprio General Botas, o major-general Siad Barre, apoiado por cerca de trinta oficiais superiores e assessores soviéticos que o adulavam havia anos. De início, Barre não se coroou como presidente, mas como dirigente do Conselho Revolucionário Supremo (o título de "presidente" viria depois), criando o tipo de junta socialista que os americanos e os britânicos temiam. Meu marido, que em geral se mostrava inteligente, que acreditou que Barre o protegeria, tinha caído direto numa armadilha.

Felizmente, minha passagem aérea ainda era válida. Então mandei um telegrama para o meu irmão avisando em qual voo eu chegaria. Só quando cheguei ao aeroporto de Mogadíscio, três semanas depois do golpe, e fui recebida por membros da polícia de segurança, que percebi que Farah nem chegou a receber meu telegrama.

— Seja bem-vinda, sra. Egal — disse um homem sorridente de terno e óculos escuros. Eles logo se tornariam parte do temido Serviço Nacional de Segurança de Siad Barre, ou SNS, treinado pela KGB. Eles me conduziram rapidamente até um carro e me levaram do aeroporto.

— Para onde você está me levando? — perguntei quando o motorista virou à esquerda e não à direita.

— Você não quer dizer um alô para sua mãe?

— Bem, sim, é claro.

Meus familiares não faziam ideia de que eu estava no país e ficaram muito emocionados ao me verem. Farah e Asha e minha mãe me abraçaram e choraram de tristeza pela nossa situação. Assim que entrei pela porta, a polícia de segurança pegou o meu passaporte e disse que eu estava detida em prisão domiciliar. Não podia sair do edifício, sob o risco de ser levada para a prisão. Acrescentaram que qualquer um saindo da casa ou me visitando seria parado e revistado pela polícia de segurança, que permaneceria noite e dia do lado de fora. Quando comecei a protestar que precisava ir para casa ver meus animais e pegar minhas roupas e outros pertences, todos pararam de sorrir.

— Nós estamos sendo respeitosos, sra. Egal — disseram, friamente. — Não nos cause problemas. Sua casa, seus automóveis e o terreno agora pertencem ao governo.

Exausta e emocionalmente esgotada, não tive energia para argumentar. Só queria que eles saíssem da casa de três quartos que eu tinha comprado para minha família quando voltei da Líbia. Desabei numa poltrona, e aquelas notícias me fizeram perceber, chocada, que eu também tinha caído direto na armadilha de Siad Barre.

Minha maior preocupação era com Mohamed. Então comecei a escrever a primeira de muitas cartas para ele, explicando que tinha voltado ao país para fazer uma campanha pela sua libertação. Perguntei se precisava de alguma coisa, imaginando que talvez só estivesse com as roupas com que fora preso. Nunca soube se ele recebeu essas cartas. Pedi para a polícia de segurança entregá-las, mas nunca tive resposta.

Farah estava casado, e minha irmã Asha havia ficado noiva recentemente de um amigo dele e fora morar com minha mãe até o dia do casamento. Ela e minha mãe podiam sair de casa para trabalhar, cumprir pequenas tarefas, fazer compras e se abastecer com galões de água. Sem dinheiro e com minha conta bancária confiscada com os 20 mil dólares que eu tinha economizado trabalhando para a OMS, não tínhamos escolha a não ser viver com o salário de oficial do Exército do meu irmão. Graças a Deus ele continuava recebendo. Fiquei aliviada também por Asha estar em um lugar onde eu podia ficar de olho nela. Caso contrário, não conseguiria mais vê-la. Também fiquei grata pelas roupas que ela me emprestou, pois eu só tinha o pouco que levara na mala para a viagem à Europa, que era totalmente inapropriado para a Somália. Todos os dias eu dizia à polícia que eles precisavam me deixar voltar para casa, mas eles ignoravam os meus pedidos. Eu tinha ouvido rumores de que nossa linda casa no Lido havia sido transformada em algo que Barre e seus homens apelidaram de "Clube Noturno da Edna". Preocupada com meu adorado guepardo Sanu, fiz alguns telefonemas, mexi alguns pauzinhos e finalmente consegui permissão para ir até minha casa acompanhada por uma escolta armada para pegar alguns objetos pessoais.

O cenário que me esperava era realmente horrível. A casa estava irreconhecível, abarrotada de garrafas vazias, cinzeiros transbordando e manchas por todos os tapetes e a mobília. Havia pratos sujos de comida em toda parte. Nossos objetos pessoais, como valiosas cigarreiras, isqueiros e uma adaga de ouro, tinham sumido, sem dúvida dados de presente às famílias dos oficiais ladrões, e nosso cofre estava escancarado com todo seu conteúdo desaparecido. Além de documentos pessoais insubstituíveis, fotografias e as cartas de meu pai para mim quando eu estava em Londres, também tinha perdido todas as joias que me restavam e as da minha mãe, a quem — ironicamente — eu tinha convencido a me deixar guardá-las por segurança. Nossa casa parecia invadida e contaminada.

Quase chorei quando vi Sanu, ainda vivo em sua jaula, porém magro, sujo e apavorado. Reuni minhas forças, determinada a não deixar os soldados me verem chorar e implorei aos policiais para me deixarem levar meu filhote.

— Ele precisa ficar comigo — expliquei. — Por favor, podem ficar com tudo mais que eu tenho. Só me deixem levar meu guepardo pra casa.

— Não. Ele agora pertence ao governo.

— Mas ele foi criado por mim! É como um filho pra mim!

Lutei para me manter calma. Não fez diferença o quanto implorei. Eles se recusaram a me deixar levar Sanu e me tiraram logo da casa, levando somente uma mala cheia de roupas. Não demorou muito para ficar sabendo que meu querido Sanu tinha sido morto a tiros quando os soldados alegaram que tinha se mostrado agressivo com eles. Sanu jamais atacaria ninguém. Tenho certeza de que o mataram pela pele. Meu coração se apertou de tristeza.

Pelos seis meses seguintes eu continuei presa na casa da minha mãe, sem poder sair, encontrar qualquer amigo ou mesmo ir até o mercado. Ainda não sabia nada sobre Mohamed e me sentia cada vez mais impotente. Naquele sufoco, eu teria ficado mais contente se eles tivessem me condenado a algum trabalho forçado, quebrando pedras ou arando a terra, do que presa em casa dia e noite. Era o pior castigo a que eles poderiam me impingir. Eu ansiava por caminhar livremente pela mata com os camelos, visitar as verdejantes montanhas de Borama. Queria chapinhar nas águas do oceano Índico, onde pescávamos lagostas na maré baixa sob a lua cheia, ou apenas ver mais que um pedaço de céu acima da nossa casa. Se alguém viesse me visitar — e poucos tinham coragem de fazer isso —, era maltratado e inteiramente revistado, para garantir que não trazia mensagens ou que eu estivesse dando algo para levar. De tempos em tempos, a polícia de segurança invadia o lugar sem ser convidada e vasculhava a nossa casa, revistando as caixas d'água dos banheiros, abrindo gavetas e armários e examinando tudo, de alimentos a maços de cigarros que eu tinha voltado a fumar por causa do estresse.

A estação nacional de rádio e os jornais tinham sido tomados pelas autoridades. Portanto nosso acesso a notícias verdadeiras era limitado. As transmissões do exterior foram proibidas, mas nós conseguíamos ouvir o Serviço Somali da BBC no rádio de ondas curtas se conseguíssemos comprar pilhas, apesar de a transmissão ter ficado terrível quando a Somália destruiu a estação retransmissora de Berbera. Basicamente, só ouvíamos o que o regime queria que ouvíssemos — principalmente a tonitruante voz do nosso novo "líder" berrando planos para o nosso país sob o que chamava de "socialismo científico". Barre, que se tornou conhecido como *Afweyne,* ou Boca Grande, surgiu com essa ideologia política específica porque não podia nos chamar de comunistas, pois eles são ateus e isso teria afastado todos os muçulmanos. Por essa razão, ele desenvolveu uma espécie de "mistura" política combinando marxismo com os ensinamentos do Corão. A disciplina regimental foi implantada em todos os aspectos da nossa vida e não havia liberdade de expressão ou de movimento, nem uma imprensa livre ou partidos políticos.

O novo regime permitiu que ele fosse um ditador. Todos os capitalistas eram rotulados como "porcos imperialistas", e centenas de pessoas foram presas. O capitalismo era ruim para todos, menos para Barre e seus amigos, que foram generosamente recompensados com propriedades, contratos e comércio. Nomes de clãs foram abolidos, assim como, em teoria, as alianças entre eles. Agora todos éramos chamados de *jaale*, que significa "camarada", e deveríamos nos adaptar de imediato às novas políticas decretadas pelo seu Politburo.

Quando a tensão aumentava, homens de uniforme e armados irrompiam tarde da noite, deixando minha mãe em estado de pânico. Eles nos empurravam para um quarto enquanto mais uma vez revistavam nossa casa, rasgando almofadas e colchões com suas facas, emborcando a mobília e tirando meus adorados discos das capas. Esse tipo de brutalidade estava sendo replicado por todo o país de forma ainda pior — com filhos sendo levados e mães sendo estupradas se não entregassem suas joias ou dinheiro. Ou até mesmo se entregassem. Furiosa com a maneira como nós e outros estávamos sendo tratados, eu recebia nossos invasores com nada além de desprezo.

— Vocês têm certeza de que não querem revistar o helicóptero no meu telhado? — perguntei em uma das revistas feitas na nossa casa tarde da noite.

Para minha surpresa, um deles subiu para dar uma olhada. A única maneira de fazer uma desfeita era mostrar meu rosto sorridente quando eles saíam da casa.

Minha prisão domiciliar terminou inesperadamente graças aos meus conhecimentos em enfermagem e à infelicidade de outras pessoas. Certo dia a Rádio Mogadíscio transmitiu um apelo urgente pedindo doadores de sangue e qualquer um que tivesse conhecimentos de enfermagem. O prestigioso Hotel Juba tinha sofrido um incêndio, e muitas pessoas estavam feridas. Assim que ouvi aquilo sabia que precisava ajudar, por isso vesti meu jaleco branco e me preparei para andar até o hospital.

— O que você está fazendo, Edna? — gritou minha mãe, com uma expressão horrorizada.

— Vou cuidar dos feridos no hospital — respondi, dando de ombros. — O que eles vão fazer comigo, mãe? Me matar?

No fundo eu sabia que era uma possibilidade, mas mesmo assim criei coragem e saí da casa e confrontei os surpresos guardas.

— Eles precisam de mim urgentemente no Hospital Digfer — falei. — Estão precisando de ajuda para as vítimas do incêndio, e vocês sabem que eu posso ajudar. Vocês podem me seguir ou esperar até eu voltar pra casa. — Em seguida comecei a andar. Eles me seguiram por um tempo, mas depois ficaram para trás, provavelmente para informar sobre minha insubordinação.

Encontrei o hospital em meio ao caos e à confusão. Havia pacientes no chão com fraturas, pequenas queimaduras, ferimentos graves e sérios problemas respiratórios. Imediatamente assumi o comando e organizei um sistema de triagem com a equipe de enfermagem, trabalhando o dia inteiro e à noite. Quando afinal voltei exausta para casa na manhã seguinte, meus guardas não estavam lá. Mais uma vez, a enfermagem me salvou.

Justamente quando a vida estava ficando um pouco mais suportável para todos nós, Farah, com 26 anos, foi preso. A polícia militar invadiu a casa e acusou-o injustamente de desertar de sua unidade algumas semanas antes. Como tenente de duas estrelas, ele podia enfrentar uma corte marcial e uma possível execução, o que deixaria minha mãe, minha irmã grávida e eu quebradas e destituídas.

O motivo para sua prisão era tão espúrio que chegava a ser risível. Estava relacionado a um dia em que todo seu comboio não conseguiu passar por um acampamento devido a uma epidemia de cólera e não teve escolha a não ser dar meia-volta e retornar. Ficamos em dúvida se na verdade ele não estaria sendo preso por conta de sua relação comigo e com Mohamed. Por esse alegado "crime", ele foi mantido em confinamento solitário por seis meses e tive que contratar um advogado para defendê-lo. Para piorar, quando o processo de corte marcial começou, minha irmã de 21 anos estava prestes a dar à luz seu primeiro filho. Naquela manhã eu a deixei no hospital e fui correndo até o tribunal para saber o que estava acontecendo. Quando percebi que não havia nada para ver ou fazer pelo meu irmão, voltei correndo para minha irmã. Na minha ausência, a vida de Asha e a do bebê haviam sido postas em perigo. Uma parteira sem formação tinha erroneamente aplicado nela uma injeção intramuscular de oxitocina para aumentar suas contrações — algo que nunca deve ser feito durante a gravidez, pois pode provocar uma ruptura uterina. Apavorada com a possibilidade de perder meus dois irmãos — uma para incompetência médica e outro para os militares —, chamei o médico sudanês dela, que imediatamente a levou para a sala de cirurgia e ministrou um anestésico para relaxar seu útero estressado e permitir que voltasse ao trabalho de parto. Para meu grande alívio, Asha acabou dando à luz um saudável menino, meu sobrinho Mohamed. Fui eu quem fiz o parto dela.

Houve outras boas notícias naquele dia — meu irmão e estudante com honras foi inocentado de todas as acusações e esperava por mim quando cheguei em casa. Foi um fim miraculoso para os dias mais assustadores da minha vida. A má notícia foi que, embora tivesse sido libertado, Farah foi dispensado do Exército sem nenhuma indenização; por isso agora nós dois estávamos desempregados. Minha família estava pobre de novo, e eu não fazia ideia do que me deixariam fazer para salvar a situação. Secretamente, ponderei se não era o momento de pedir para devolverem meu passaporte confiscado e pedir asilo em outro país e continuar minha carreira sem opressão, mas logo percebi que Siad Barre jamais me deixaria sair do país.

O evento que mudou as coisas para melhor aconteceu graças a um veículo. Com tudo o que havia acontecido, esqueci totalmente que antes de partir para Londres com Mohamed, no que parecia ter sido anos atrás, eu tinha feito um depósito de 10 mil xelins por uma picape Toyota nova em folha que planejava sublocar para ganhar algum dinheiro. O depósito equivalia a cerca de 1.600 dólares, e consegui convencer o comerciante a me devolver o dinheiro. Sabendo que aquele dinheiro seria engolido por nossas despesas, eu queria aplicá-lo para nos render alguma coisa; então requisitei uma licença para abrir uma farmácia e clínica para exames pré-natais e pós-natais que eu pensava em chamar de Clínica de Saúde para Mães e Filhos. Preenchi todos os formulários e paguei as taxas, só para receber uma notificação dizendo que o governo "socialista" havia proibido clínicas particulares. Mas consegui permissão para distribuir medicamentos e abri a Farmácia para Mães e Filhos no bairro de Maka Mukarama, em Mogadíscio, que logo ficou conhecida por todos como a Farmácia da Edna.

Eu fazia exames em mulheres grávidas numa sala no fundo da loja e às vezes as ajudava no parto na casa delas ou as mandava para o hospital, quando necessário. Naturalmente, elas também me pediam para examinar os filhos se estivessem com tosse ou alguma erupção cutânea, para cuidar de machucados ou aplicar uma injeção, então minha farmácia acabou se tornando uma clínica para mães e filhos. O trabalho lá me evocou muitas lembranças dos tempos em que fazia partos nas casas do sul de Londres, e utilizei as lições daqueles dias como uma "fora da lei" em Mogadíscio. Seis meses depois de abrir minha farmácia, que ia muito bem, dois oficiais vieram me informar sobre um novo regulamento que transformava todas as farmácias particulares em cooperativas do governo. O meu negócio e vários outros da vizinhança foram agrupados em uma Farmácia Internacional, no "espírito do socialismo científico". Da noite para o dia, eu tinha como sócios nos negócios seis pessoas que não conhecia.

Até hoje o bairro onde eu tinha o meu negócio ainda é conhecido como Farmácia da Edna, como se isso fosse um topônimo, da mesma forma como o Hospital de Grupo de Hargeisa ainda é lembrado por alguns como o Hospital Adan Ismail. Foram coisas a respeito das quais Said Barre não pôde fazer nada.

Apesar do meu valioso trabalho, o governo ainda me considerava uma dissidente burguesa e continuou a me assediar. Todos os cidadãos do nosso país eram obrigados a frequentar centros de orientação política pelo menos uma vez por semana, para aprender mais sobre o socialismo científico. Cada comunidade tinha o seu centro, ao qual grupos diferentes eram convocados para sessões especiais de doutrinação. Quando a convocação obrigatória para o Exército foi introduzida para todos os cidadãos do sexo masculino, da adolescência à meia-idade, eles também recebiam o treinamento inicial nesses locais. Esses prédios eram forrados com enormes cartazes com os grandes revolucionários do mundo, como Karl Marx, Fidel Castro, Camarada Mao, Kim Il-sung, Che Guevara e Lênin, ao lado de imagens do nosso "grande líder". Alguns eram pinturas realistas a óleo criadas por lacaios comunistas da Coreia do Norte e ficavam ao lado de retratos de Siad Barre, que todos os escritórios eram obrigados a ter nas paredes.

Uma de nossas tarefas de doutrinação era preparar o desfile anual de 21 de outubro: o evento de um dia que marcava a data em que Barre tomou o poder à força. Numa imensa pista de desfile na periferia da cidade, conhecida como Salaanta, que significa saudação, crianças chamadas "flores da revolução" ensaiavam durante meses com funcionários norte-coreanos e alemães orientais para apresentar danças sincronizadas. No dia, elas saíam marchando com seus uniformes escolares para fazer demonstrações meticulosamente orquestradas de adoração a Barre enquanto as mulheres, ou "mães da revolução", tinham que cantar juntas. Agricultores marchavam com suas pás e enxadas e pescadores puxavam barcos sobre rodas. Cantavam-se hinos, acenavam-se bandeiras e jogavam-se flores, enquanto uma grande representação de poder militar desfilava com tanques e armamentos russos. Ondas de aviões sobrevoavam acima, e intermináveis colunas de soldados em uniforme de campanha adornados com tranças douradas marchavam em perfeita sincronia.

Em uma de minhas sessões de orientação especial, numa rua que fora rebatizada October Road [Estrada de Outubro], fiquei surpresa ao encontrar o General Botas em pessoa, pronto para discorrer para mim e todos os outros proprietários de farmácias sobre os males do capitalismo. Esperava-se que cantássemos nosso novo hino nacional, enaltecendo Barre como o salvador da nossa nação e desejando-lhe vida longa. Aproveitando o momento, fiquei na frente do grupo enquanto ouvia suas palavras ocas.

— O que vocês estão fazendo é ruim — discursou, apontando um dedo para nós. — Vocês estão tirando dinheiro de pessoas pobres. Este não é o espírito do nosso país.

De vez em quando ele dava um brado repentino:

— Viva a revolução! — E nós deveríamos repetir o slogan e aplaudir.

Sempre que isso acontecia, eu olhava nos olhos do homem que deixava graxa de sapato em todos os meus tapetes e móveis, o homem que provavelmente tinha ordenado a morte do meu adorado Sanu e prendido meu marido e botava as mãos atrás das costas de forma bem ostensiva.

Olhando direto para seu rosto, chamando a atenção para ele me notar, minha expressão dizia: "O que você pode fazer comigo? Já tirou tudo o que eu tinha. Quer ser visto castigando uma mulher por não aplaudir?". Era minha maneira de protestar — meu pequeno ato desafiador. Não dava para dizer pela sua expressão de pedra se isso o incomodava ou não, mas com certeza me fazia sentir melhor.

Outra coisa que ele não conseguiu me impedir de fazer naquela época foi de participar do rali automobilístico de Mogadíscio, não muito depois de ser libertada da minha prisão domiciliar, em 1970. Meu Fiat 132 havia sido devolvido recentemente, depois de um apelo às autoridades explicando ser vital para os meus serviços de saúde. Pouco tempo depois, ouvi um anúncio na rádio convidando motoristas a se registrar para um rali pelas ruas de Mogadíscio, e meu espírito se animou. O regulamento estipulava que cada veículo deveria ter "um motorista e uma acompanhante do sexo feminino" — com a suposição de que o motorista seria um homem, pois quase nenhuma mulher dirigia na Somália. Registrei-me imediatamente como E. Adan Ismail, motorista do meu Fiat 132, com a mulher do meu irmão, Layla Yusuf, como minha companheira. No dia do rali, vesti uma camisa, calça e um boné de beisebol para disfarçar minha feminilidade e dirigi até a linha de largada, onde acelerei o motor do meu carro como todos os outros competidores. A corrida começou, e lá fomos nós pelo tortuoso trajeto de pelo menos dez quilômetros por ruas secundárias da capital. A linha de chegada era no estádio de futebol, onde tínhamos de concluir diferentes tarefas em frente a Siad Barre e seu Politburo, sob os aplausos de milhares de somalis.

Em uma das tarefas, Layla, que já tinha sido comissária de bordo e também sabia dirigir, teve de sair do carro e abastecer o tanque com cinco litros de combustível correndo contra o relógio, depois de me dar a quantidade de bananas e sorvete que eu conseguisse consumir no tempo estabelecido. Qualquer um que nos visse de longe teria pensado que éramos apenas mais uma dupla de homens somalis magrelos. Quando concluíssemos a nossa tarefa, tínhamos de dar uma volta pelo estádio, e assim que eles registraram o nosso tempo de percurso ficamos em quinto lugar entre cinquenta competidores, o que nos deu muita satisfação, pois os cinco primeiros colocados ganhavam um prêmio. O próprio Siad Barre desceu para a pista para entregar os pequenos troféus e, um a um, os vencedores subiam os degraus até o pódio onde ele os esperava. Quando chegou a minha vez, esperei até estar na frente dele para tirar meu boné de beisebol. Um funcionário de pé ao seu lado viu a expressão de Barre.

— N-não, não, não, onde está o motorista? — começou imediatamente a gaguejar.

— Eu sou o motorista — declarei.

— Não, não, isso não é permitido! Você está desclassificada! Você não pode se disfarçar de homem!

— Eu não me disfarcei de homem — insisti. — O seu regulamento só estipulava um motorista. Eu sou um motorista que por acaso é uma mulher. Só isso.

Exasperado, o funcionário teve uma conversa rápida com seus colegas e virou-se:

— Esta motorista está multada por se disfarçar de homem. Ela perdeu pontos e agora ficou em nono lugar — anunciou ao microfone. — Sem premiação! — gritou, virando-se para mim.

Os aplausos da multidão quando todos viram quem eu era e perceberam o que havia feito eram o único prêmio de que eu precisava. Muitos inclusive gritaram o meu nome. Fiz um aceno para um fumegante Siad Barre:

— Pode ficar com o seu troféu — falei, e desci do pódio comemorando a vitória com os braços erguidos.

14

Mogadíscio, Somália, 1970

FRUSTRADA POR NÃO TER NOTÍCIAS de Mohamed havia mais de um ano e convencida de que ele não estava recebendo minhas cartas, resolvi tentar mandar uma mensagem de alguma outra forma. Queria que ele soubesse que eu estava na Somália, livre para me locomover e pensando nele.

Levando um primo junto comigo para o caso de ser presa, cheguei com meu valente Fiat o mais próximo que pude do complexo de segurança máxima em Afgoye, onde meu marido continuava preso com o restante do Parlamento anterior ao golpe e outras figuras proeminentes. Corriam boatos de que seriam julgados em breve e em seguida executados; por isso eu estava tremendamente preocupada por ele e com o que país tinha se tornado.

Estacionei numa ponte sobre o rio Shebelle, a poucas centenas de metros da fortaleza murada ao redor do que fora a residência do governador italiano, bloqueei uma pista, saí do carro e desatarraxei a válvula de um pneu para esvaziá-lo. Voltei ao veículo e inseri uma das minhas fitas cassete preferidas e aumentei o som ao máximo para tocar a nossa música, "These Foolish Things", na voz de Ella Fitzgerald. Em seguida, arranquei o botão do volume e guardei no bolso.

Em minutos chegou um policial que não me reconheceu e, apesar de ser incomum ver uma mulher dirigindo, sua prioridade era liberar a estrada.

— Você precisa tirar esse carro daí — ordenou enquanto outros veículos manobravam para passar, buzinando.

— Não posso. Estou com um pneu furado — respondi, dando de ombros.

— Abaixe essa música! — gritou, enquanto a música soava alto ao redor.

— Eu perdi o botão do volume. Olha — continuei, apontando o toca-fitas.

— Você tem um macaco?

— O que é isso? — perguntei, fingindo ignorância.

Até ele encontrar o macaco e trocar o pneu, meu toca-fitas já tinha reproduzido duas ou três músicas em alto e bom som para Mohamed ouvir — ou ao menos era o que eu esperava. Só descobri que ele tinha ouvido muitos anos depois. Dando risada, ele sabia que ninguém mais teria aquelas músicas gravadas e que ninguém mais seria suficientemente maluca para fazer o que fiz. Repeti a performance duas ou três semanas depois, indo até lá para tocar exatamente as mesmas músicas. Tive a sorte de ser abordada por um policial diferente dessa vez. Assim que ouviram o som alto do meu toca-fitas tocando "Island in the Sun", com Harry Belafonte, os companheiros de prisão de Mohamed correram para chamá-lo para ouvir também. Eu teria continuado a fazer isso toda semana, não fosse o risco de acabar sendo presa.

Eu só queria que meu marido fosse solto para juntarmos os pedaços da nossa vida e começar de novo. Nunca deixei de amá-lo e temia tanto pela sua segurança quanto pelo seu bem-estar. Infelizmente para nós, o governo não tinha intenção de libertar uma figura tão influente e popular, por isso Mohamed continuou atrás de muralhas de concreto por quatro longos anos. Só depois dos primeiros três anos eles finalmente permitiram que nos escrevêssemos, mas as cartas eram severamente censuradas e adulteradas. Qualquer coisa que mencionasse a nossa situação ou demonstrasse qualquer afeição ou alguma queixa era riscada, deixando o que era escrito meio sem sentido. O que sobrava parecia mais uma lista de compras de coisas que ele queria. Não me era permitido mandar nenhum alimento para Mohamed, só alguns artigos essenciais; por isso mandei uma muda de roupa e roupas de baixo e seu tabaco para cachimbo. Ele sentia muita falta de ler, mas eu só podia mandar livros de ficção, e nenhum jornal ou revista. Então eu empacotava tudo o que conseguia, principalmente romances em inglês, como *Os insaciáveis*, de Harold Robbins, e alguns resumos de livros da *Reader's Digest*. Mais tarde Mohamed me contou que eles arrancavam páginas ou rabiscavam partes para deixá-lo frustrado.

Aprisionados dentro daquelas muralhas, ele e seus cerca de quarenta companheiros de prisão estavam totalmente isolados do mundo. Não foram espancados ou torturados, mas o tormento mental era grande. Nascimentos de familiares, mortes e casamentos aconteciam sem que soubessem. Eles preenchiam os dias com leituras, preces e meditação. Estabeleceram uma rotina e se dividiram em grupos, mas durante todo o tempo não faziam ideia do que viria a seguir ou do que estava acontecendo com seus entes queridos. As únicas informações que recebiam vinham das autoridades que manipulavam as notícias como bem quisessem.

O regime de Siad Barre tampouco tinha se esquecido de mim. Minha ligação com Mohamed mantinha o interesse do regime, e eu continuava sob suspeita. Era comum ver um automóvel sem placas estacionado na nossa rua com policiais à paisana, e eu ainda era sujeita a revistas aleatórias na casa. A polícia parecia particularmente intrigada com o conteúdo na minha valise de parto, sempre pronta para qualquer nascimento de emergência. Eles reconheciam os instrumentos cirúrgicos básicos, mas não entendiam as ligaduras brancas retorcidas guardadas em álcool para amarrar cordões umbilicais. Eu dizia que eram vermes, para que não mexessem nelas com seus dedos sujos.

Um dia voltei do trabalho para casa e encontrei um homem vestido à paisana na minha porta. Quando ele disse que precisavam de mim para uma emergência, imaginei que fosse parente de uma de minhas pacientes. Era algo que me acontecia regularmente, assim como com meu pai. Só depois que saímos de casa ele me informou que era um oficial do SNS e que eu estava sendo presa. Mandou que eu dirigisse até a delegacia de polícia, onde me trancaram num escritório vazio. Depois de muitas horas sozinha, me serviram comida num prato que reconheci ser da minha casa, e foi confortante saber que Farah devia ter descoberto onde eu estava sendo detida. Com a chegada da noite, os mosquitos se tornaram insuportáveis e esmurrei a porta exigindo algum inseticida. O policial me fez ficar de pé fora da sala durante dez minutos enquanto borrifou o lugar antes de me deixar voltar. Depois, no meio da noite, me senti desesperada para usar o banheiro e chamei os guardas mais uma vez. Com sorrisinhos, eles me levaram até uma cela cheia de presos homens com um só banheiro sem porta. A instalação era suja e malcheirosa, mas minha bexiga estava estourando e aquela era minha única opção. Enquanto me preparava para me aliviar, olhei por cima do ombro e vi que os homens me observavam.

— Que vergonha! Foi nesse tipo de homens que vocês se transformaram? Eu poderia ser sua esposa, sua irmã ou sua mãe. Respeitem a minha privacidade como vocês respeitariam a delas! — gritei, depois de olhar em volta.

Alguns viraram o rosto, mas outros riram com escárnio, até que um preso mais velho bateu nas barras da cela e mandou que se virassem de costas para mim. Sempre fui grata àquele homem. Enquanto era levada de volta à minha "cela", os policiais pareceram frustrados por eu não ter passado por mais vergonha e humilhação e depois disso me deixaram usar o banheiro pessoal do oficial no comando — que tinha uma porta.

Eu não fazia ideia de por que tinha sido presa ou quanto tempo ficaria dessa vez. No escaldante calor do dia eles me deixavam ficar fora sob a sombra de uma miri-miri, cujos gravetos os somalis usam para escovar os dentes. Só no terceiro dia dois policiais à paisana me interrogaram, junto com três outros presos. Todos nós fomos mantidos isolados, e ninguém conhecia ninguém.

A primeira pergunta da polícia me deixou chocada.

— Como você planejava matar Haile Selassie?

Meu queixo caiu, e eu dei uma risada.

— Quem? Do que vocês estão falando?

— Haile Selassie, o imperador da Etiópia.

— Eu sei quem ele é! Era amigo do meu marido. Mas por que eu ia querer matá-lo? — O ridículo da pergunta deles me pegou de surpresa, mas não a idiotice.

Logo ficou claro que vários políticos africanos de destaque estavam de visita a Mogadíscio em preparação para a Organização da Convocação da Unidade Africana, programada para acontecer no ano seguinte. Com um misto de choque e divertimento, fiquei sabendo que eu e diversos colegas de Mohamed dos tempos do Parlamento havíamos sido detidos por supostamente tramarem o assassinato de Haile Selassie, que compareceria ao encontro. Claramente eles não queriam que qualquer um de nós, "contrarrevolucionários", entrássemos em contato com os dignitários visitantes. A ideia toda era absurda e sem dúvida tinha vindo de algum informante querendo ganhar dinheiro das autoridades, ou pelo menos continuar nas suas listas de colaboradores.

— Eu posso ser muitas coisas, mas não estou no negócio de assassinatos — disse aos meus interrogadores. — Se as autoridades estivessem me acusando de um plano para assassinar Siad Barre, teria sido algo mais plausível.

Quatro dias depois, todos fomos libertados após assinarmos documentos prometendo que não tentaríamos assassinar ninguém. Nunca fomos acusados por nenhum crime, nem levados a um tribunal. Fomos presos meramente para não constrangermos o governo na frente dos visitantes VIP.

Mohamed não sabia de nada disso, nem do quanto era difícil a vida para mim e minha família. Seus captores só disseram que eu tinha aberto uma farmácia e que estava ganhando "muito dinheiro". Em seu isolamento e sua paranoia, ele se convenceu de que eu devia ter vendido todas as nossas coisas para investir na farmácia, sem saber que todos os nossos pertences haviam sido levados pelo governo ou saqueados por soldados. Logo depois fiquei sabendo que Mohamed estava se comunicando mais abertamente com sua primeira esposa e pedindo que mandasse coisas para ele, o que me magoou. A gota d'água foi quando escrevi perguntando o que ele queria que eu fizesse com o dinheiro arrecadado com o aluguel de sua casa.

— Mande para minha mulher e meus filhos — respondeu.

— Mas eu também sou sua mulher — repliquei, esperando que me oferecesse um terço ou um quarto e me dissesse para mandar o resto para sua primeira família.

— Essa é a minha decisão — foi sua resposta.

Demorou anos para saber que tinham dito a Mohamed que eu estava nadando em dinheiro enquanto os filhos do seu primeiro casamento passavam fome. Sem saber disso e não conseguindo entender seu raciocínio, fiz o que ele pediu, mas escrevi uma carta amargurada: "Isso significa que não sou mais sua esposa?".

A resposta dele partiu meu coração: "Edna, você é livre como um passarinho".

Em um lugar onde os guardas da prisão alteravam deliberadamente minhas cartas para alimentar suas suspeitas, as respostas dele se tornaram cada vez mais iradas. Eu me sentia cada vez mais magoada com suas acusações injustificadas e frustrada com a impossibilidade de sentarmos para conversar sobre tudo aquilo, como deveríamos fazer. Numa situação impossível como aquela, não havia possibilidade de reconciliação — somente tristeza e recriminações. Quando ele pediu o divórcio eu não pude contestar, pois era prerrogativa do marido, nunca da mulher, recusar ou aceitar um divórcio. Agora me sinto mal por causa disso e gostaria de ter sido mais paciente. O regime sabia que nós dois juntos éramos fortes, e por isso nos separaram intencionalmente. Até hoje me arrependo de ter entrado no jogo deles.

Inesperadamente solteira de novo aos 35 anos, eu ainda trabalhava fazendo partos em casa e mandando os casos mais complicados para o Hospital Digfer, onde tinha trabalhado em turnos como primeira-dama. Foi lá que conheci um médico chamado Federico Bartoli, que já conhecia o meu trabalho. Quando ficou estabelecido que eu não falava italiano e ele não falava inglês, encontramos um intérprete e ele me perguntou se eu era médica. Quando expliquei que era parteira, ele quis saber onde eu havia estudado. Assim que soube que foi na Inglaterra, me convidou para trabalhar com ele no hospital da polícia de Medina, fundado pelos italianos, que atendia somalis ricos e expatriados como pacientes particulares.

    O hospital não tinha uma maternidade nem parteiras, por isso fazer o parto de mulheres era algo casual e nós precisávamos improvisar. O melhor da equipe era formado por seis enfermeiras italianas que trabalhavam lá sem nenhuma formação em enfermagem, mas que se mostraram uma das equipes mais dedicadas e eficientes com que trabalhei. Sempre que uma mulher entrava em trabalho de parto, o bom doutor me chamava para seu atulhado consultório, sem água corrente nem um banheiro adjacente, e afastava a escrivaninha para a mãe ser trazida numa maca. Eu e ele cuidávamos do parto do bebê naquela sala inapropriada e não esterilizada, auxiliados apenas por uma das enfermeiras, e depois mãe e filho eram levados para uma das alas.

Quando terminávamos, uma faxineira ia limpar o consultório do médico e colocar os móveis no lugar.

Além da urgente necessidade de uma maternidade adequada, com uma sala de parto apropriada, nosso maior problema era a barreira idiomática. Imagine meu choque quando — alguns meses depois — uma francesa chegou ao hospital e cumprimentou o dr. Bartoli na sua língua nativa. Para minha surpresa, ele respondeu em um francês perfeito. Quando a visitante saiu, virei-me para ele com uma expressão incrédula.

— Dr. Bartoli, *vous parlez français?*[*]

— *Bien sur, ma femme est française!*[**] — Fiquei tão atônita quanto ele. Nunca lhe ocorreu que alguém da Somália que estudara na Grã-Bretanha pudesse falar francês.

— Você me fez falar italiano durante meses — disparei. — E não me disse que falava francês!

— Você nunca me perguntou. Só perguntou se eu falava inglês, e eu não falo.

Agora que conseguíamos conversar livremente, concordamos que as condições do Hospital Medina estavam longe de serem satisfatórias, e o dr. Bartoli convenceu o governo italiano a construir uma nova ala com uma maternidade. Quando chegaram a um acordo, eu sabia que ele precisava de alguma ajuda.

— Por que você não faz o projeto para nós, Edna? — me perguntou.

— Faça como você achar melhor.

Ele jamais poderia saber que eu vinha sonhando em projetar e construir um hospital desde os doze anos, que já tinha uma planta pronta e à espera na cabeça. Desde os tempos em que cortava ataduras para meu pai, eu fazia anotações mentais de quando alguma coisa funcionava ou não e não consegui acreditar que finalmente teria a oportunidade de pôr os melhores aspectos em prática.

Com a ajuda do dr. Bartoli e de um arquiteto, comecei imediatamente o trabalho, esboçando meus planos num pedaço de papel, tirados das minhas

---

[*] O senhor fala francês? (N. E.)
[**] Claro, minha esposa é francesa. (N. E.)

lembranças e experiências. Juntei os layouts de todos os hospitais em que estivera e de que gostara, e de alguns que não estivera. Tendo trabalhado na linha de frente, sabia em primeira mão o que funcionava e o que não funcionava e fiquei empolgada em finalmente ser capaz de colocar minhas experiências em prática. Insisti em que o prédio fosse simples e eficiente e queria que o local fosse luminoso e arejado. Deveria ter uma sala de parto capaz de atender duas mulheres de cada vez, uma zona de esterilização por perto e uma ala de repouso. Os italianos não seguiram todas as minhas instruções ao pé da letra, e havia diversos pormenores irritantes quando foi concluído, mas era um grande avanço se comparado ao consultório do dr. Bartoli. Meu espaço favorito era uma varanda de frente para o leste, que projetei entre a cozinha e a ala principal, com uma perfeita visão do sol nascendo no horizonte logo de manhã. Era também um ótimo lugar para fazer uma pausa durante um plantão noturno.

Meu projeto e minha diligência devem ter causado boa impressão, pois assim que a ala pré-fabricada foi concluída os italianos me pediram para administrar a nova unidade. Em seguida o governo da Somália renovou minha nomeação como funcionária pública, mantendo o salário que eu recebia no hospital; então de repente eu estava ganhando um bom dinheiro de novo — suficiente para sustentar minha família com certo conforto.

Houve outras grandes mudanças na minha vida, pois em 1973, quatro meses depois do fim do meu casamento com Mohamed, eu me casei de novo — dessa vez com um servidor público chamado Ahmed Hussein Bulbul. Confesso que fiquei muito abalada emocionalmente quando meu casamento acabou e que voltei a me casar principalmente por despeito. Sabia que aquilo iria magoar Mohamed e — àquela altura — era o que eu queria. Mohamed continuava preso, e eu ainda nutria sentimentos por ele, mas não pude deixar de me sentir profundamente magoada por suas atitudes. Queria que achasse que eu tinha seguido em frente. Bulbul era um parente distante do mesmo clã, um amigo do meu irmão e muito bom jogador de baralho, tendo jogado buraco com minha família em diversas ocasiões. Era auditor em um ministério do governo e tinha estudado na Alemanha. Alto e atraente, de cabelos meio grisalhos, era extremamente eloquente no idioma somali. Era também articulado e inteligente e conhecia muito sobre poesia, história e todos os costumes tribais. Àquela altura eu já estava sozinha havia muito tempo, por isso, quando ele começou me dar atenção, eu naturalmente me senti lisonjeada e receptiva à companhia de um homem. Apesar de já ter sido casado três vezes e de ter um filho de cada mulher, quando Bulbul me disse um dia "eu te amo e gostaria de me casar com você", eu me ouvi respondendo "tudo bem".

Olhando para trás, nosso casamento provavelmente estava condenado desde o começo. Casamentos somalis normalmente envolvem três estágios. Primeiro, há o pedido formal pela mão da noiva pelos parentes do homem. Depois vem o noivado oficial, ou *meher*, registrado na presença do xeique, quando o dote é acertado. Finalmente acontece o casamento em si. Os dois primeiros estágios em geral não requerem a presença da noiva, só dos parentes homens — meu irmão e meus tios. Porém, em meio ao *meher* eu recebi um chamado de urgência do dr. Bartoli me pedindo ajuda para um caso de cesariana urgente. Sem hesitar, saí da comemoração e corri para o hospital, me lavei, vesti meu avental e participei da equipe cirúrgica. No meio do procedimento, olhei pela janela da sala de cirurgia e vi meu irmão, meus tios e o xeique batendo no vidro para chamar minha atenção.

Um auxiliar médico foi falar com eles a meu pedido e voltou com uma mensagem: "Sua família e o xeique precisam do seu consentimento para o casamento com Bulbul". Como estava no meio do processo de trazer uma nova vida ao mundo, mandei o assistente voltar com a resposta: "Sim".

Ele voltou logo depois.

— O xeique insiste em que precisa ouvir dos seus próprios lábios.

Exasperada, fui até a partição de vidro e pedi para o auxiliar abrir a porta para mim.

— Sim, sim — disse num tom ríspido, antes de mandar todos embora com as luvas sujas de sangue.

Desde aquele dia, passei a ser acusada de não respeitar as minhas responsabilidades com o casamento, tanto pelos meus parentes quanto pelos de Bulbul. Apesar das minhas deficiências, porém, eu continuava sendo a filha do Doutor Adan, e o fato de Bulbul ser do meu clã mandou a todos a mensagem de que eu ainda era considerada uma esposa valiosa. Da minha perspectiva, o casamento com Bulbul significava me mudar com minha mãe e minha irmã para sua residência do governo, maior, e alugar a casa da minha mãe para ter um dinheiro extra. Meu irmão se mudou para a casa ao lado com a esposa, então ficamos todos juntos de novo.

Não muito depois do meu segundo casamento, soube que Mohamed tinha sido libertado. Senti-me aliviada e feliz por ele, e também um pouco triste. Numa situação pungente, a primeira vez que vi Mohamed depois de ter sido solto foi em um restaurante mais ou menos um ano depois do meu casamento com Bulbul. Mohamed estava prestes a se mudar para a Índia, para onde as autoridades o mandaram como embaixador da Somália por um período de dois anos, principalmente para mantê-lo afastado. Eu nem sabia que nós dois estávamos no mesmo recinto até ele vir até a nossa mesa para dar um alô.

— Cuide bem dessa garota. Eu deveria ter feito isso, mas não fiz. Por isso preste atenção — disse, pousando uma das mãos no ombro de Bulbul.

Nada mais foi dito e levaria muitos anos até eu e Mohamed finalmente fazermos as pazes, mas fiquei comovida pelas suas palavras, que interpretei como um pedido de desculpas para mim.

Trabalhar no Medina era gratificante, mas às vezes tremendamente frustrante, como o incidente com a supercola, quando precisei ameaçar o diretor para ele providenciar o oxigênio de que meus pacientes precisavam. A propósito, aquela garotinha sobreviveu, e até hoje tenho uma peça de crochê que ela fez para mim na escola. A mãe deu a ela o nome de Culus, que significa "peso-pesado". Porém, muitas e muitas vezes experiências como aquela não só me lembravam da importância do meu trabalho como do quanto era gratificante salvar uma vida, mas também me faziam querer construir meu próprio hospital e administrá-lo do jeito que desejasse, sem a interferência de políticos, de dinheiro ou de influências negativas.

A maternidade onde conseguimos salvar a vida de Culus logo se tornou um lugar para onde todos os principais políticos e homens de negócio italianos mandavam as esposas e filhas dar à luz, em vez mandá-las para Roma. Cheguei a fazer o parto de duas filhas do presidente Siad Barre, e suas duas esposas foram tratadas ali. Ministrei pessoalmente suas medicações, com medo de que alguém as envenenasse e eu fosse fuzilada por isso. Um dos episódios mais tristes dos meus tempos no Medina envolveu a primeira esposa do tenente-general Mohamed Ali Samatar, vice-presidente e parte do círculo íntimo de Barre. Mulher adorável da antiga cidade de Barawe, ela estava prestes a dar à luz seu décimo filho, mas por ter um histórico de muito sangramento eu a aconselhei numa consulta pré-natal a ir para o hospital assim que sentisse as primeiras contrações. Estranhamente, nunca mais a vi.

Duas semanas depois, um soldado me trouxe um bebê envolvido numa manta ensanguentada e me disse que era a filha de Ali Samatar. Uma das enfermeiras me ajudou a limpar a criança enquanto eu tentava saber do soldado onde estava a mãe. Em seguida chegou o próprio Ali Samatar para ver sua filha recém-nascida. Quando perguntei sobre a mãe, ele começou a chorar de forma incontrolável.

— Ela morreu — soluçou.

Não consegui deixar de me comover com a sua dor. Quando parou de chorar, me perguntou o que deveria fazer com o bebê. Eu o aconselhei a procurar alguém em quem confiasse e me ofereci para ensiná-la a cuidar da criança. Ele voltou ao hospital alguns dias depois com a irmã, e nós a preparamos para se tornar a substituta da mãe.

Demorou algum tempo para eu descobrir os detalhes do que tinha acontecido. Uma parteira que era parente de Siad Barre, que eu já tinha demitido do Medina por incompetência, tinha montado seu próprio consultório particular. Foi ela quem recomendou a Samatar que sua mulher tivesse a filha em casa, ignorando o fato de ser uma paciente de alto risco, com um histórico de sangramento excessivo. Como esperado, a mulher teve uma hemorragia depois do parto e morreu antes que o médico russo chamado por Ali Samatar chegasse. A pobre mulher deve ter perdido quase quinhentos mililitros de sangue por minuto depois do parto. Claramente a parteira estava despreparada para lidar com essas complicações.

Seguindo o costume somali, Ali Samatar se casou com a irmã da falecida esposa, e tempos depois fiz o parto de seus dois filhos antes de sair do Medina. Ali Samatar se tornaria o ministro da Defesa de Siad Barre e, por fim, seu primeiro-ministro. Sob seu mandato, nos anos 1980, mais de 250 mil pessoas do nosso povo na Somalilândia sofreu hediondas violações de seus direitos humanos: expulsões de lar, torturas, bombardeios de civis e extinções em massa. Devo a essas vítimas atestar que Ali Samatar foi um criminoso de guerra. O marido que chorou copiosamente por sua amada esposa e buscou cuidados para sua filhinha não mostrou nenhuma compaixão pelos cidadãos do meu país. Nossos caminhos se cruzariam mais tarde, e Samatar não se esqueceu da minha neutralidade quando chegou a hora de cuidar de doentes e necessitados, independentemente de quem eles fossem ou com quem estivessem casados. Como se diz, a chuva de Deus cai tanto sobre os justos quanto sobre os injustos.

Apesar de eu nunca ter sido o tipo de esposa convencional que cozinhasse, limpasse a casa ou enrolasse as meias de Bulbul, fomos felizes no primeiro ano do nosso casamento e parecíamos formar um bom casal. Como qualquer homem somali, de vez em quando se queixava de eu não saber onde estavam as suas roupas ou do desperdício de contratar empregadas para fazer os trabalhos de casa que eu deveria fazer, mas ao menos no começo ele lidou melhor com a minha carreira do que Mohamed.

O que ele achou difícil foram as outras consequências, inesperadas, de ser casado comigo. Nunca tendo sido antes monitorado ou preso, de repente ele se encontrou sob constante vigilância da polícia. Depois foi preso junto comigo, pela primeira vez em sua vida, o que o deixou chocado até o último fio de cabelo. Aconteceu pouco depois do meu aniversário de 38 anos, em setembro de 1975. Eu tinha acabado de voltar de Roma e de outra rodada inconclusiva de testes de fertilidade e ia tirar um curto período de férias com Bulbul em Baligubadle, o vilarejo do nosso clã, setenta quilômetros ao sul de Hargeisa, onde os parentes dele iam matar um cordeiro em nossa homenagem. A cerca de oito quilômetros do nosso destino, dois carros de polícia pararam o nosso veículo, nos mandaram sair e revistaram o carro todo. Sem qualquer explicação, eles nos prenderam e nos fizeram voltar a Hargeisa.

Permanecemos sob custódia na varanda fechada com tela da delegacia de polícia por dois dias (com os presos lá dentro me ofendendo) e depois levados para passar uma noite em outro lugar antes de sermos trancados no que parecia um container abafado durante seis dias. Foi onde passei o meu aniversário. Andando pela nossa "cela", Bulbul se convenceu de que nossa prisão fora por minha culpa e passou a semana toda me perguntando: "O que você disse dessa vez? O que você fez?". No sétimo dia, três policiais à paisana nos interrogaram em separado sobre nosso "plano" de fugir da Somália, o que era risível, pois eu tinha acabado de voltar da Itália. Afinal, sem quaisquer provas diante das nossas constantes negativas, eles nos libertaram.

A gota d'água para mim e Bulbul aconteceu em janeiro de 1976, não muito depois de sermos soltos. Fui chamada para o que me disseram ser um importante encontro com o ministro da Saúde, que sem mais me informou que eu seria mandada para prestar serviço militar obrigatório em Halane. O acampamento havia sido transformado num campo de treinamento e centro de orientação política, onde a disciplina e o zelo revolucionário eram instilados em funcionários do governo, professores e servidores públicos.

Na preparação para minha partida, fui levada à sala de orientações no Ministério e vi que estava cheia de militares e de novos recrutas que, como eu, haviam sido inesperadamente convocados. Ouvi as respostas aos que protestavam que até mulheres grávidas ou pessoas que só tinham um rim teriam que servir o país. Logo percebi que, em forma e com 38 anos, não haveria como escapar. Um oficial me entregou uma lista de regulamentos: os homens deveriam cortar o cabelo e trazer uma muda de roupas de atletismo. As mulheres precisavam cobrir o cabelo e usar moletons. Só era permitida uma mala por pessoa, e não mais de cem xelins, ou treze dólares em dinheiro.

Quando cheguei em casa e contei a Bulbul que estavam me mandando para Halane, não conseguiu acreditar, convencido de que eu tinha me apresentado como voluntária para me afastar dele. De certa forma ele tinha razão. Provavelmente eu poderia ter me recusado a ir alegando que meu trabalho era essencial, mas teria que implorar, e esse não era o meu estilo. Eu tinha outra razão para não me recusar: estava determinada a mostrar aos "rapagões" que eu não era uma "molenga" e não seria intimidada, da mesma forma que tinha que me mostrar aos garotinhos do bairro quando era criança.

Assim que cheguei ao campo, 24 horas depois, me acomodei na cama de cima de um beliche perto da janela. Recebemos ordens de pegar nossos uniformes num velho hangar lotado de pilhas de uniformes militares soviéticos usados, camisas cáqui sujas e calças rasgadas. Eu usava sapatos número 37, mas tive que me ajeitar com um tamanho 40, o menor que eles tinham. Imaginei que poderia usar camadas de meias, inclusive para proteger meus pés em todas as marchas que esperava fazer. Não pensei que o dobro de meias também significava o dobro do calor quando a temperatura externa já estava em trinta graus. Depois aprendi a encher as botas de algodão para preencher o espaço vazio na ponta dos dedos do pé. Nosso primeiro trabalho foi lavar o cheiro de suor e o bolor dos nossos uniformes, engraxar os sapatos e polir os botões de metal dos nossos trajes, tarefas que realizei com determinação, para demonstrar que também estava acostumada àquele tipo de trabalho e que ninguém estava me ensinando nada de novo.

Nosso pelotão era formando por umas duzentas pessoas, e, desde o início, nós competimos uns com os outros em tudo, desde nossa resistência física ao nosso comprometimento revolucionário. Um dia típico começava às quatro da manhã, quando éramos despertados por apitos estridentes. Corríamos e fazíamos ginástica até as seis, tomávamos banho e vestíamos os uniformes para o desjejum, antes de uma hora de marcha e ordem unida. Também havia sessões diárias de doutrinamento, em que ouvíamos palestras sobre a história e as glórias do socialismo científico e do comunismo comparadas aos males do capitalismo. Nossas tarefas envolviam projetos de retirada de terra de dunas de areia, montar e desmontar barracas rapidamente, pintar velhos celeiros e limpar grandes depósitos de lixo. Com todos os exercícios físicos, que incluíam corridas e alongamentos, Halane era um campo de treinamento fantástico. Nunca estive tão em forma, apesar de ter engordado três quilos por comer com tanto apetite, enquanto a maioria dos meus companheiros emagreceu. Para eles, Halane representava quatro meses de inferno, mas eu nunca me queixei, pois esse era o meu jeito de resistir.

Aguentamos tudo isso por quarenta dias até nos permitirem sair do campo pela primeira vez. Meu trabalho seguinte foi com um comitê que construía dormitórios para soldados. Tínhamos que levantar fundos de cidadãos patriotas e homens de negócios e recolher materiais de construção de fornecedores locais. Eu usava o meu carro, que eles deixaram comigo, e tinha direito a cinco litros de combustível por viagem para rodar pela cidade e saber do que precisávamos. Outra de minhas responsabilidades era fazer o parto das esposas dos oficiais, inclusive a do general em comando. Certa noite, às nove horas, em posição de sentido e com o uniforme de campanha, na última chamada do dia, o comandante me tirou da formação. O médico do campo Halane precisava falar comigo. Eu já o havia ajudado na cesariana dos filhos de sua irmã, e agora ele me disse que a irmã estava no Medina passando por outro longo e difícil trabalho de parto.

— O médico de lá disse que ela pode ter esse filho normalmente, mas você falou que qualquer outro parto teria que ser feito cirurgicamente. Caso contrário, seria muito perigoso para ela e o bebê. Por favor, você pode ir até lá e cuidar dela? — Acrescentou que o bebê era muito grande, e quando me disse o nome do médico, eu realmente temi pela irmã dele. Apesar de ser de um clã importante, como médico ele era um incompetente — eu não o deixaria fazer o parto nem da minha jumenta.

Ele telefonou para o hospital, e eu disse para a enfermeira preparar a sala de cirurgia e chamar o anestesista, pois a paciente iria precisar de uma cesariana. Ainda de botas e com meu uniforme de campanha, entrei no carro do médico e ele me levou até o hospital.

Assim que examinei a irmã dele, percebi que ela sofreria uma ruptura se não fosse operada com urgência e pedi à enfermeira para chamar o médico imediatamente. Quando o médico chegou, me instruiu a simular as contrações dela, que eu sabia ser um perigoso equívoco.

— O senhor quer mesmo que eu faça isso? — perguntei. — Sabia que ela já fez uma cesariana antes?

Ele insistiu. Então eu o fiz assinar suas instruções para não me culparem de ter feito algo errado. Imperturbável, ele fez o que eu pedi e disse que ia verificar se a sala de cirurgia estava pronta. Comecei um gotejamento lento do remédio que imediatamente causou fortes contrações; por isso parei e fui falar com o médico. Foi quando descobri que ele tinha ido embora do hospital. O carro não estava lá, e os guardas me disseram que ele tinha passado pelos portões algum tempo antes. Ninguém atendia o telefone da casa dele, então lá estava eu, isolada no meio da noite, sem um médico capaz de realizar aquela cirurgia de emergência. Não tive escolha a não ser chamar o inexperiente médico de plantão para tirar o bebê a fórceps. Quando conseguimos tirá-la, a criança estava morta, e tivemos que fazer muitas incisões na mulher para extrair o corpo do bebê. Fiquei tão furiosa com aquela morte sem sentido que escrevi tudo o que tinha acontecido no meu relatório, anexando as ordens escritas pelo médico incompetente. No fim do relatório, declarei que não poria mais os pés no Medina até que o médico envolvido fosse exonerado do trabalho. Ele não foi demitido, e eu nunca mais voltei àquele hospital.

Quando Bulbul ficou sabendo que eu tinha sido levada de Halane no meio da noite por um médico, imediatamente deduziu que eu estava tendo um caso amoroso. Reclamou do que via como meu "comportamento inapropriado para uma esposa" e se queixou mais uma vez que eu punha meus pacientes em primeiro lugar. Ele costumava dizer às pessoas: "Eu sou o secretário e o banco de sangue da Edna, lavo a roupa e faço café, mas ela não tem tempo de ser minha mulher". Justiça seja feita, ele tinha certa razão.

Assim como meu pai, eu estava sempre de prontidão para qualquer emergência hospitalar. Da mesma forma que faziam com o meu pai quando eu era pequena, as pessoas iam à nossa casa a qualquer hora do dia ou da noite para me chamar ou perguntar sobre seus parentes. Uma noite o hospital mandou uma ambulância para me pegar no Cinema Centrale, numa das raras noites em que eu e Bulbul saímos juntos. O gerente parou o filme para me localizar, para grande constrangimento do meu marido.

— Você não deveria ter informado ao hospital onde estava — resmungou, irritado, quando afinal cheguei em casa, muito mais tarde da noite.

Pouco ele sabia do quanto o altruísmo do meu pai estava arraigado em mim quando surgiam essas necessidades ou do quanto me sentia pronta para sair em campanha por melhores serviços de saúde para todos no meu país. Assim como meu pai, eu era casada com o hospital — o que era o fato mais difícil de aceitar — e ninguém poderia competir com isso.

As autoridades devem ter ficado bem impressionadas por eu não ter tentado me safar de Halane e de ter feito tudo o que esperavam de mim sem reclamar, pois quase de imediato me designaram para um alto cargo no serviço público. Esse era o nível de esquizofrenia do regime. Ou talvez eles simplesmente soubessem que saúde pública era a minha fraqueza e resolveram tirar vantagem disso.

De qualquer forma, assim que voltei do campo de treinamento fui chamada pelo ministro da Saúde, que me ofereceu o cargo de diretora de Desenvolvimento de Recursos Humanos para a Saúde em seu ministério. Era a primeira vez que uma mulher era encarregada de um novo departamento ministerial. Eu seria responsável pelo treinamento, e minhas prioridades eram monitorar, avaliar e, quando necessário, aperfeiçoar o currículo de cada programa. Também precisava analisar o desempenho de enfermeiras, parteiras, técnicos de laboratório, farmacêuticos, sanitaristas e profissionais de saúde pública que trabalhavam em instalações do governo e organizar seus treinamentos internos.

Meu escritório se transformou num mercado, sempre lotado de visitantes, com reuniões, seminários, reclamações e burocracia. Como se já não tivéssemos muito que fazer, todas as segundas-feiras eu e meus colegas tínhamos de passar por orientações políticas sobre socialismo científico organizadas pelo *Guudida Shaqaalaha*, o comitê dos trabalhadores. Numa grande sala de conferências, recebíamos instruções para entoar com entusiasmo canções revolucionárias enaltecendo o Camarada Siad Barre, além de aprender listas de regulamentos que deveriam ser seguidos. Um desses regulamentos estabelecia que, com a intensificação dos conflitos na região de Ogaden com as preparações do regime para declarar guerra à Etiópia, todos os diretores do nosso departamento precisavam estabelecer um rodízio para que um de nós estivesse de plantão todas as noites para agir em casos de emergência e tratar os feridos do front. Em parte por meu casamento estar se desintegrando, mas principalmente por querer exercer o meu trabalho, fiquei contente em participar. Aquela noite em cada semana era o meu tempo para me concentrar, escrever, pensar e ser criativa. Os outros, todos homens, faziam de seus plantões noturnos folguedos de rapazes, trazendo *khat* para mascar com os guardas de segurança enquanto discutiam sobre política, ouviam música e se divertiam de forma geral. *Khat* é uma planta da família celastrácea que se tornou um flagelo no nosso país. Quando mascada, libera um estimulante que induz uma sensação de euforia, como as anfetaminas. Todas as pessoas no leste da África eram viciadas e, na minha opinião, ninguém que tenha mascado *khat* consegue desempenhar bem o próprio trabalho.

Em uma das sessões de orientações das segundas-feiras, um membro do comitê dos trabalhadores me acusou publicamente:

— Acho que vocês devem saber que certa diretora se acha acima dos outros e se tranca no seu escritório com ar-condicionado quando está de plantão, recusando-se a se relacionar com os funcionários — declarou.

Furiosa, levantei e afirmei que trabalhava mais horas que qualquer um e que estava simplesmente fazendo o meu trabalho — esperando perto do telefone e pronta para cuidar dos feridos a qualquer momento. E aproveitei a oportunidade:

— Já que você falou em ar-condicionado, quando meu escritório nem sequer tem um ventilador, agora eu gostaria que um aparelho fosse instalado.

Na semana seguinte, fiz o que sempre fazia, trabalhando arduamente sozinha até bem depois da meia-noite, só para ouvir na sessão de orientações seguinte que eu não estava seguindo os princípios do Partido Socialista Revolucionário de Barre. No fim do mês fui multada em três dias de salário — por ter feito a coisa certa. Minha reação foi me recusar a comparecer nos dias do meu rodízio, mas estar lá em qualquer outra noite da semana. Ninguém se atreveu a fazer nada a respeito da minha rebelião particular e ninguém nunca mais mencionou ou me multou por minha desobediência ostensiva.

Como diretora de Treinamento de Saúde, fiz diversas viagens para o Norte para inspecionar e avaliar o programa de treinamento do ministério na Somalilândia, fazer palestras para profissionais de saúde e supervisionar os exames finais das alunas de enfermagem. O que descobri lá em 1977 me deixou horrorizada. A Guerra de Ogaden iniciada por Barre no verão, que já durava nove meses, estava se revelando um desastre, principalmente porque os soviéticos tinham mudado de ideia sobre ele, abandonando a Somália e rearmando outros aliados, inclusive a Etiópia. Contra essa oposição, um terço da força de invasão do Exército Nacional da Somália foi morto e metade da nossa Força Aérea foi destruída.

A partir do momento em que cheguei a Hargeisa, fui assolada por pedidos de ajuda. Os feridos no front tinham sido evacuados para celeiros vazios convertidos em hospitais improvisados na região de Ganat, nas montanhas perto da cidade. Em seguida os feridos mais graves eram transportados para o Hospital de Hargeisa, onde a equipe de enfermagem informou que eles estavam morrendo às centenas. Vários soldados tinham perdido braços e pernas simplesmente porque os torniquetes não foram retirados depois de vários dias. Fui examinar pessoalmente a situação em Ganat e fiquei chocada com o que vi. Além de instruir minhas enfermeiras e parteiras a serem mais proativas, também me ofereci para ensinar princípios de primeiros socorros aos soldados quando um deles fosse ferido, para que soubessem que medidas tomar para evitar complicações e possíveis amputações que poderiam ser curadas e evitadas. Eu tinha interesses pessoais, pois meu irmão Farah fora reconvocado pelo Exército e lutava no front em algum lugar perto da fronteira com o Quênia.

Fui mandada para falar com o representante de Siad Barre, Ali Samatar, então ministro da Defesa e comandante em chefe do Exército. O homem cuja esposa havia morrido em casa por causa de uma parteira inepta concordou que suas tropas precisavam urgentemente aprender certos procedimentos médicos, desconfiando com razão de que o conflito se transformaria numa guerra em alta escala. Com sua autorização, passei os dois meses seguintes ensinando procedimentos de primeiros socorros a quarenta soldados para tratar de feridos no campo de batalha. Fui ajudada em minha missão por um inesperado aliado — Hassan Kayd, meu amigo de infância e o soldado cuja vida eu tinha salvado depois do malogrado golpe militar. Foi bom reencontrá-lo. A última vez em que o vira foi quando ele nos assessorou sobre a segurança da nossa casa no Lido, o que parecia ter acontecido havia uma centena de anos. Agora ele estava de uniforme de novo e era o coronel no comando, de cuja cooperação eu precisava. Acho que Hassan sempre se sentiu em débito comigo por ter salvado sua pele e conseguiu tudo o que requisitei, inclusive transporte militar diário para o campo do Exército de Dararweyne, no meio do nada, a cerca de quarenta quilômetros da cidade.

Depois de uma intensa batalha entre forças rivais na região fronteiriça de Jijiga, em Karamara, quase tão distante quanto Harar, o comandante do Exército me pediu para acompanhar um jovem médico e evacuar os mais gravemente feridos do front. Concordei prontamente, ansiosa por ver pessoalmente as condições do local. Partimos à noite num caminhão do Exército com os faróis apagados, para não sermos alvejados pela força aérea etíope. Um mecânico que nos acompanhava foi no banco da frente usando uma lanterna para iluminar a estrada de terra esburacada e as traiçoeiras valetas. Quando nos aproximamos de Jijiga, começamos a ouvir o som de canhões e artilharia pesada, o que nos indicou que estávamos perto do conflito. Uma escolta armada nos levou até o complexo militar.

O cenário que nos esperava nos celeiros foi a coisa mais horrenda que eu já tinha visto. Senti o cheiro dos duzentos e tantos pacientes bem antes de vê-los, deitados no chão do enorme espaço sobre as próprias fezes, os ferimentos infeccionados, sem ninguém para cuidar deles e quase sem suprimentos médicos. Se pudesse, eu teria evacuado todos eles, mas só havia lugar para cinquenta dos pacientes em estado mais crítico no caminhão, e ainda assim só os que eu determinasse que conseguiriam sobreviver à árdua viagem. Resolver quem seria deixado para trás foi uma das decisões mais difíceis que já tive que tomar. Nunca vou me esquecer da expressão daqueles que eu optava por não levar.

Esperamos o cair da noite e voltamos por estradas tão sacolejantes que os soldados gritavam de dor. Foi excruciante para eles, sem sedativos ou analgésicos. O fedor de seus ferimentos gangrenados inundava o nosso veículo. No meio da nossa jornada, o caminhão deu uma brusca guinada para um dos lados quando um pneu estourou ao se chocar numa pedra. Quando nosso mecânico desceu para consertar o pneu com a lanterna, pudemos ver o brilho dos olhos de hienas se aproximando no escuro, atraídas pelo cheiro de carne humana, que elas estavam comendo à vontade nos campos de batalha. Foi sem dúvida o momento mais assustador da minha vida.

"O que eu fiz?", perguntei a mim mesma, quase em pânico. "Salvei esses pacientes de uma situação terrível só para vê-los serem despedaçados por hienas famintas!" Os soldados estavam muito fracos e doentes para nos proteger ou a si mesmos, e só tínhamos uma arma conosco, que só então fiquei sabendo que tinha somente uma bala. Indefesos, batemos com pedras na carroceria do caminhão e gritamos para as feras a cada vez que chegavam mais perto. Graças a Alá, o motorista e o mecânico de alguma forma conseguiram trocar o pneu e pudemos partir em segurança.

15

Mogadíscio, Somália, 1977

VOLTEI A MOGADÍSCIO E AO MEU casamento fracassado pouco sabendo que meus esforços para salvar vidas na frente de batalha foram apenas o prelúdio do que se tornaria a campanha mais árdua e desafiadora da minha vida — a batalha para acabar com a circuncisão feminina.

Minha oportunidade para agir surgiu em 1976, quando o ministério me mandou para um congresso da OMS sobre obstetrícia e ginecologia em Cartum, no Sudão, junto com dois ginecologistas. Havia pelo menos quatrocentos participantes no evento, incluindo médicos, líderes religiosos e parteiras, porém do que mais me lembro é do número de anciões de clãs tradicionais com seus turbantes, túnicas e barbas ao lado de mulheres ativistas. Eram muitos os assuntos da agenda relacionados à obstetrícia e à ginecologia, inclusive doenças dos órgãos reprodutivos, complicações de parto e doenças sexualmente transmissíveis. Já perto do encerramento do congresso, um médico sudanês chamado dr. Taha Ahmed Baasher, à época trabalhando na Assessoria Regional sobre Saúde Mental da OMS, levantou-se e fez uma apresentação. Se alguém me jogasse um balde de leite de camela, eu não teria ficado mais surpresa. Lá estava eu, num auditório lotado, ao lado de dois homens somalis, ouvindo um colega bem formado discorrendo abertamente sobre as complicações clínicas e psicológicas da circuncisão feminina — um assunto sobre o qual nunca, jamais, discutíamos em público no meu país, e certamente nunca entre homens e mulheres. Para aumentar o meu choque, o dr. Baasher fez sua exposição com uma sequência de slides com imagens em close da anatomia feminina numa tela imensa, ilustrando as várias formas de circuncisão praticadas por toda a África.

Assim que me recuperei do choque inicial, percebi que ele estava descrevendo exatamente algo por que eu havia passado e vinha observando diariamente nas minhas alas de maternidade. "Meu Deus", pensei. "Eu não fazia ideia de que isso era uma prática tão generalizada." Meu coração batia forte no peito enquanto meu cérebro tentava apreender tudo o que estava ouvindo. Não tinha ideia do que iria fazer com aquela informação ou como conseguiria apresentá-la a uma plateia somali, mas minha cabeça girava em torno das possibilidades. Quando voltei a Mogadíscio com meus colegas, ninguém disse uma palavra sobre o que tínhamos acabado de ver e ouvir. Sentamo-nos lado a lado no avião, evitando o assunto, envergonhados demais para falar sobre o tema, conversando sobre trivialidades.

Algumas semanas depois da minha volta, o ministro da Saúde me chamou ao seu gabinete para dizer que, na semana seguinte, o governo iria realizar um congresso de mulheres para lançar uma nova entidade, a Organização Democrática das Mulheres Somalis. Vários ministros tinham sido convidados a apresentar iniciativas para obter a contribuição das mulheres para o desenvolvimento da Somália e do socialismo científico.

— Como única diretora mulher do Ministério da Saúde, você terá o prazer e a responsabilidade de falar com as suas mulheres — explicou, com um sorriso.

— Muito bem, camarada ministro, sobre o que gostaria de que eu falasse a respeito?

— Ah, o de sempre, Edna... Vacinação, sarampo, coqueluche... O que você quiser — respondeu ele, sabendo que eu tinha uma audiência cativa.

Até aquele momento eu nunca tinha imaginado abordar o tema da circuncisão feminina com aquele homem, ou com qualquer homem, mas de repente me ouvi dizendo:

— Bem, sr. ministro, se a decisão é minha, eu vou falar sobre circuncisão feminina. — Foi a primeira vez que essas palavras saíram da minha boca.

O ministro literalmente pulou da cadeira.

— Edna! O que deu em você? Você não pode falar sobre isso! — exclamou.

Eu o conhecia muito bem; havia feito o parto de três de seus filhos e tínhamos um respeito mútuo um pelo outro. Mesmo assim, pude notar sua aflição.

— Está se esquecendo de quem você é? — acrescentou, com uma expressão horrorizada. — Você é a filha de Adan Ismail. Não pode falar sobre isso em público. Por favor, nem considere essa hipótese.

Balancei a cabeça:

— Sr. ministro, é *justamente* por ser a filha de Adan Ismail que devo falar sobre isso. Se não for eu, quem vai falar?

O ministro fez todo o possível para me convencer do contrário. Quando seus pedidos não funcionaram, ele tentou me assustar.

— Vão... atirar sapatos em você — gaguejou. — Vão cuspir em você. Não vão querer ouvir o que tem a dizer. Fale sobre alguma outra coisa, Edna, por favor. Que tal sobre amamentação ou poliomielite, ou qualquer outro assunto sobre o qual gostaria de falar?

— Não, camarada — repliquei, decidida. — Já falei o suficiente sobre essas coisas. Dessa vez eu vou falar sobre circuncisão feminina.

Sabia de coração que, a partir daquele momento, não haveria mais volta. Era o momento certo. Aquele assunto não seria trancado no armário mais uma vez. Precisava ser exposto em público, e isso teria que ser feito por mim, ainda que — secretamente — não tivesse certeza se teria a coragem e a competência para ser convincente.

Quando não conseguiu me convencer a mudar de ideia, meu chefe estabeleceu um acordo.

— Por que você não me traz um esboço sobre o que gostaria de falar e eu vou pensar a respeito? — falou depois de um longo suspiro.

— Amanhã de manhã vai estar na sua mesa — respondi, muito mais confiante do que me sentia.

Voltei para o meu escritório e relembrei tudo o que o dr. Baasher tinha falado em Cartum sobre os riscos da circuncisão feminina para a saúde. Sabia que iria falar para um público somali não especializado, que nunca tinha ouvido esse assunto ser discutido em público. Eu precisava de alguns conselhos. Quando era casada com Mohamed, eu discutia tudo com ele; então, quando voltei para casa para almoçar, levantei o assunto com Bulbul.

Meu marido ficou de queixo caído.

— O que você está dizendo? — gritou. — Você não pode falar sobre isso!

— Posso e devo — repliquei. — Mas antes eu preciso da sua ajuda. Quero que me diga o que um homem sente realmente a respeito disso.

Para minha surpresa, Bulbul se tornou um aliado. Foi ele quem sugeriu que eu falasse com alguém que conhecesse os aspectos religiosos da circuncisão e chamou Yaxye Sheikh Ibrahim, um amigo dele, que foi à nossa casa. Pela terceira vez no mesmo dia, me vi conversando com um homem sobre esse tabu. Felizmente o amigo dele não ficou chocado ao saber sobre os meus sentimentos e confirmou que o Corão não exigia essa prática. Para os meninos muçulmanos a circuncisão era obrigatória, mas não havia uma diretiva para meninas no Corão. Para me ajudar, comentou sobre uma citação do profeta Maomé; que Alá o abençoe. Quando *Umm Atiya*, uma mulher que fazia circuncisões em mulheres árabes, perguntou ao profeta o que os muçulmanos deveriam fazer, ele respondeu: "Tocar, mas não cortar". Parecia ser uma instrução explícita para não circuncisar mulheres, apesar de muitos usarem essa frase para afirmar que a prática era recomendada ou até obrigatória.

Munida dessa informação, terminei o esboço da minha apresentação e a entreguei ao ministro na manhã seguinte. Ele estava saindo do gabinete para um encontro com o presidente, mas levou meu texto e prometeu me retornar.

— Você quer falar sobre isso? Vá em frente — falou quando voltou algumas horas mais tarde.

Sua dramática mudança de opinião me deixou desconfiada, principalmente depois de ter passado muito tempo tentando me dissuadir. Deveria haver alguma pegadinha. Depois percebi o que era. Eu e Siad Barre éramos inimigos jurados; ele me via como uma dissidente antirrevolucionária, contra tudo o que ele representava. Dava ordens frequentes para revistarem minha casa e mandava a polícia me prender. Mas também sabia que eu era popular com o público e haveria muita indignação se alguma coisa grave acontecesse comigo. Só o que podia fazer era me dar um aperto de vez em quando, como me prender por alguns dias para demonstrar sua contrariedade ou me lembrar do seu poder. Quando o ministro comentou com Barre sobre minha intenção de falar publicamente sobre circuncisão, o presidente deve ter visto isso como um presente de Deus. "Deixe que ela fale de coisas sobre as quais não se pode falar", deve ter dito. "Ela vai se envergonhar aos olhos do povo. Edna Adan Ismail vai cortar a própria garganta."

Agradeci ao ministro por ter conseguido a aprovação do presidente e em seguida lancei outra bomba:

— E, claro, o senhor precisa estar lá quando eu fizer meu discurso. — Ele quase caiu da cadeira.

— Não, não, não! — protestou. — Isso não faz parte do nosso acordo. Se você quiser falar, tem minha permissão, mas será a única a falar sobre... *isso*. — Ele nem sequer conseguia usar as palavras.

Neguei com a cabeça.

— Não, sr. ministro. Eu vou fazer a conferência como diretora do Ministério. Vou falar sobre algo que o senhor me autorizou a falar. O senhor precisa estar lá, representando o Ministério.

— Mas eu não posso, Edna! — choramingou. — Eu sou homem! Não posso estar no recinto quando você falar sobre essa parte do corpo!

Fiz um muxoxo.

— O senhor é o ministro da Saúde... Até mesmo *dessa* parte do corpo.

Quando ele continuou protestando, eu ameacei falar então sobre sarampo, poliomielite e vacinação, que agora sabia não ser o que o presidente queria ouvir. Discutimos a questão por vários minutos até ele afinal conceder.

— Tudo bem, Edna, eu vou. Vou fazer a abertura do seminário. Vou apresentar você e sair.

Eu não ia deixá-lo escapar tão fácil e disse que, assim que ele saísse, eu mudaria o assunto. No fim ele não teve opção a não ser concordar com o meu plano.

A conferência foi realizada na academia de polícia. Quando chegamos, encontramos o prédio cercado por guardas equipados com escudos e cassetetes. Não era uma norma para reuniões governamentais, e me disseram que o pelotão de choque havia sido mobilizado porque as autoridades acreditavam que o público se revoltaria quando eu começasse a falar. Depois de passar pela cerimônia de abertura sob uma enorme tensão, fui apresentada pelo ministro. Andei até o púlpito, respirei fundo e comecei:

— Mulheres, hoje eu vou conversar com vocês sobre um assunto da maior importância. Vocês estão acostumadas a me ouvir falar sobre vários assuntos de saúde. Lembram-se de quando falei sobre vacinação, mas que, quando chegou a hora, vocês esconderam seus filhos embaixo da cama? Agora que todo mundo sabe sobre a importância de proteger os filhos contra doenças, as mães enfrentam longas filas para vacinar os filhos. Nós percorremos um longo caminho. Devem se lembrar de quando passavam os meses de gravidez sem serem examinadas e havia complicações. Agora muitas mulheres fazem exames durante toda a gravidez. Sinto-me muito grata por terem ouvido os nossos conselhos. Hoje eu vou falar com vocês sobre outro problema, e não apenas preciso de ajuda como preciso que aceitem esse conselho, da mesma forma que fizeram antes. O assunto sobre o qual vou falar não vai ser confortável, mas afeta todas as nossas mulheres, afeta a mim e a vocês, afeta o nascimento dos nossos filhos, afeta o bem-estar de nossas filhas. Provoca dor, provoca sangramento.

Enquanto eu aumentava o suspense, a plateia devia estar pensando sobre qual nova doença seria discutida. Quase dava para sentir as mulheres tentando imaginar. Era o momento de acabar com aquela angústia.

— O assunto que vou abordar, a coisa que causa todos esses problemas para vocês e para mim... é a circuncisão das nossas garotas.

Uma onda de choque percorreu o salão de conferências. Alguns arquejos foram audíveis. Quase todas as mulheres no auditório abaixaram a cabeça e puxaram o véu para cobrir o rosto.

— Vocês estão fazendo exatamente o que achei que fariam! — continuei. — Estão se escondendo. Estão com vergonha de me ouvir falar sobre isso. Pois, acreditem em mim, eu também estou com vergonha, mas não tenho opção. Eu preciso falar... Nós precisamos falar sobre isso, como adultas responsáveis que se preocupam com os próprios filhos. Vocês precisam me ouvir e precisam entender. Não estou falando de algo que vocês não conhecem. Sei que passaram por isso, como eu passei. Cada uma de nós teve essa experiência, e chegou a hora de falar a respeito.

Eu mal parava para respirar enquanto mantinha o embalo e falava sobre os sangramentos, as dificuldades para urinar, as complicações durante o parto e todas as infecções de que havia tratado.

— Deve haver mulheres por aí... aqui mesmo nessa plateia, que são mais velhas que eu e que têm muito mais experiência que eu nesse assunto. Se houver, eu gostaria que elas falassem conosco também.

Uma a uma, cabeças foram se levantando. Elas estavam curiosas. Estavam ouvindo. Pude ver algumas mulheres concordando. Estavam atentas e envolvidas. O ministro, que se remexia na cadeira, também percebeu e, de repente, pareceu muito interessado, pronto para ganhar os créditos por ter introduzido o assunto que deixou todo mundo eletrizado.

Fiz uma pausa antes de continuar:

— Se alguém aí tiver alguma coisa a dizer, por favor, nós queremos ouvir. — Depois de uma leve hesitação, uma mulher pequena e mais velha sentada no fundo da plateia ergueu a mão. Levantou da cadeira e começou a andar devagar até o palco. — Isso, sim. Venha até o palco — encorajei-a. — Chegue mais perto do microfone.

Quando chegou à frente do público, ela começou a falar.

— Eu sou uma mulher velha. Já perdi a conta de quantos anos vivi. Mas sou muito velha. Para mostrar a vocês o quanto sou velha, vou deixar que vejam meus cabelos brancos, que ninguém viu a não ser meu marido. — Tirou o véu para mostrar os cabelos cor de algodão. — Isso é para mostrar o quanto sou velha. E durante todo esse tempo em que esses cabelos brancos cresciam na minha cabeça, eu queria falar sobre isso.

Virou-se para mim:

— O que você está dizendo foi feito comigo. Eu sangrei, sofri e tive uma infecção — acrescentou. Sem fazer pausa, ela continuou falando sobre todos os problemas médicos que teve de enfrentar depois do seu corte. — Minha filha passou por isso também. Ela também suportou as mesmas coisas. E, ainda recentemente, minha neta passou por isso também e sofreu. Sinto-me grata por ter sido poupada da cova para poder ver este dia e falar sobre essa prática terrível.

Aquela senhora realmente salvou o dia. Todas aplaudiram, algumas chegaram a ovacioná-la de pé. Aquela reação encorajou outras mulheres a levantarem a mão:

— Eu também tenho um problema!

Outras se sucederam. Antes de pedir um pequeno recesso, resolvi chocá-las com a revelação de que a circuncisão feminina não era universal.

— Os muçulmanos do Sudão não adotam essa prática nem as mulheres da Arábia Saudita — disse enquanto me olhavam com surpresa. Citei o verso do Corão que dizia "Não cortar" e perguntei por que os somalis estavam entre os poucos países muçulmanos que iam contra os ensinamentos do islã. Em seguida, pedi que se agrupassem de acordo com a região a que pertenciam e escolhi uma porta-voz de cada uma. — Quando voltarmos do nosso intervalo, vamos ouvir todas as dezesseis regiões. Digam o que vocês pensam sobre circuncisão. Vamos lutar e continuar falando a respeito ou vamos esquecer e ficar em silêncio? Queremos que vocês nos digam o que desejam.

Durante o intervalo para o chá, as mulheres me abordaram por todos os lados — não revoltadas ou furiosas como as autoridades poderiam esperar, mas disparando perguntas e me parabenizando pelo que eu tinha feito. Quando voltamos a nos reunir, elas tinham tanto a dizer que tive que limitar o tempo para cinco minutos para cada grupo. Aquele dia de março de 1976 realmente marcou o início da nossa luta contra a circuncisão feminina. Lançamos a Organização Democrática das Mulheres de Somália e formamos um comitê nacional para abordar questões femininas.

Não quer dizer que falar sobre circuncisão feminina em outros lugares tenha sido tão fácil quanto naquela conferência. Muita, muita gente nos criticou e afirmou que nossas ideias eram resultado de influências ocidentais perniciosas. Insistimos em que a campanha não era um plano ocidental e que tinha sido iniciada por nós.

— As mulheres ocidentais não precisam fazer circuncisão — protestei. — Nós, africanas, somos as únicas que sentem a dor e sofrem as hemorragias, as infecções e os problemas. Esta luta é nossa, e cabe a nós encontrarmos nossa própria solução para o problema.

Nesses mais de quarenta anos desde que abordei o assunto pela primeira vez, tenho sido incansável em campanhas contra a circuncisão feminina.

Representei a Somália e depois a Somalilândia em tantas conferências sobre o tema que perdi a conta. Voltei a Cartum em 1979 e depois me associei a colegas sudanesas para apresentações no Senegal e no Egito sob os auspícios da Organização Mundial da Saúde. Já fiz palestras nos EUA e em Genebra, por toda a Holanda, inclusive em Amsterdã e em Haia, na Grã-Bretanha, na Escandinávia e na Alemanha. Tornei-me a principal assessora sobre circuncisão feminina do escritório regional da OMS na região mediterrânea, onde foi cunhado o termo "mutilação genital feminina", ou MGF, para substituir o mais benigno "circuncisão feminina". Tive o privilégio de participar da Quarta Conferência Mundial sobre Mulheres em Pequim, em 1995. A primeira-dama Hillary Clinton estava presente, bem como as primeiras-damas de Gana e do Egito, a rainha da Jordânia e a atriz e ativista Jane Fonda, entre outras. Depois dos discursos de abertura, fui a primeira pessoa a levantar a mão:

— E o que o mundo vai fazer quanto à mutilação genital feminina? As mulheres nunca seguirão em frente enquanto essa prática persistir.

Quando terminei de falar, Jane Fonda desceu do palco e veio me dar a mão.

A batalha contra a circuncisão feminina percorreu um longo caminho, mas está longe de terminar. Com certeza levará mais tempo do que a vida de uma parteira teimosa para atingir seu objetivo. A porcentagem de mulheres afetadas ainda é muito alta, mas, segundo as últimas estimativas obtidas em um estudo que realizamos no Hospital-escola Edna Adan, pelo menos um quarto da nossa população feminina foi poupado (esse estudo pode ser acessado na íntegra no site do hospital: www.ednahospital.org).

Uma das táticas que estamos usando agora é o envolvimento e a educação de homens sobre a MGF. A questão sempre foi considerada um assunto só de mulheres, mas chegou o momento de fazer disso um problema de todos, de avôs a pais e líderes religiosos. Precisamos mostrar a eles fotos de circuncisão feminina para provar o quanto é radicalmente diferente da circuncisão masculina, bem mais do que eles ingenuamente supõem. Meu pai ficou transtornado pelo que foi feito comigo por já ter visto os resultados da MGF como médico. Sabia da dor das possíveis complicações que enfrentei. Se conscientizarmos outros homens sobre essa questão e exortarmos sua coragem para se unirem a nós nessa luta, tenho certeza de que começaremos a reduzir esses números.

Um novo problema é que a prática está se disseminando pelo mundo todo com a migração das somalis e de outras mulheres do nosso continente que são obrigadas a fugir. Na Grã-Bretanha e nos EUA, parteiras como eu estão tomando conhecimento de todas as complicações associadas a mulheres das quais cuidam do parto e tendo de lidar com elas pela primeira vez. Também enfrentam batalhas jurídicas se os médicos precisam operá-las, por ser considerada uma "violação" da virgindade de uma mulher. Quando Theresa May era secretária do Interior do Reino Unido, tive um encontro com ela e implorei que tornasse a MGF ilegal na Grã-Bretanha para impedir que a prática se disseminasse. Em 2012, a Organização das Nações Unidas adotou uma proibição mundial, definindo a MGF como "um abuso irreparável e irreversível" dos direitos humanos. Também implantaram um Dia Internacional de Tolerância Zero para a MGF, e em 2018 a primeira presidente mulher da África, a liberiana Ellen Johnson Sirleaf, decretou a MGF oficialmente ilegal em seu país no último dia de seu mandato.

Ao longo da minha campanha, tenho preferido escolher minhas palavras cuidadosamente, tentando me limitar aos problemas de saúde como mortes por tétano e sepse, infertilidade e infecções crônicas. Se não fizesse isso, o povo do meu país se sentiria ainda mais ofendido e não teria me ouvido. Eu os lembrei de que tudo o que desejo — o que todos desejamos — é um filho saudável. "Tenho um compromisso de honra de me expressar", costumo dizer. "Vocês confiam em mim quando têm um filho e agora devem confiar em mim nessa questão. Se uma serpente estivesse rastejando em direção a um filho seu, eu estaria faltando com a minha responsabilidade se não a detivesse." Não dou a ninguém a oportunidade de me acusar de ser insensível ou crítica da nossa cultura. Só falo como profissional de saúde. Os direitos das mulheres têm seu lugar, mas não no meu campo de batalha. Não quero sobrecarregar as coisas.

Acredito, de coração, que meu pai teria aprovado o que fiz. Sua única preocupação era com seus pacientes, e ele também deve ter lidado com uma mortalidade infantil desnecessária e com a morte de mães que, de outra forma, seriam saudáveis. Teria feito qualquer coisa para salvar os doentes que tratava e nunca se intimidou em expressar sua opinião contra essa barbárie, e gosto de pensar que, em algum lugar, ele está sorrindo e concordando com isso tudo.

Minha mãe, por outro lado, era o oposto. Acho que nunca me perdoou por envergonhá-la publicamente com uma campanha tão ostensiva. De todas as coisas terríveis que fiz aos olhos dela, essa foi de longe a pior, e nunca consegui convencê-la do contrário. Também resultou no fim do meu segundo casamento, pois Bulbul jamais imaginou que, depois do meu primeiro discurso, o assunto se tornaria minha ocupação diária ao organizar os recém-formados comitês e desenvolver diretrizes, explicações e estratégias. Meu casamento terminou em divórcio menos de um ano depois que me tornei diretora do Serviço de Saúde. Embora tenha apoiado meus esforços iniciais para trazer a questão ao escrutínio público, Bulbul se ressentia com o tempo que eu dedicava a conferências por todo o planeta. Tinha a impressão de que eu preferia qualquer coisa a ficar em casa e desempenhar o papel de uma esposa tradicional. Acho que ele tinha alguma razão.

Quando um casamento se dissolve na nossa cultura, a culpa é sempre da mulher. É o marido que requisita o divórcio e é o marido que pode fazer e dizer o que quiser. Espera-se que a mulher aguente tudo. Na verdade, eu nunca tive boa mão para os meus casamentos. O último durou quatro anos, mas todas as tentativas de reconciliação e mediação não conseguiram pontificar o abismo entre nós. Como sempre, minha mãe foi muito enfática quanto às minhas deficiências. Segundo ela, eu deveria ter ficado em casa e implorado perdão por minhas muitas falhas. Nunca deveria ter dado a Bulbul razões para desconfiar ou causar tantos problemas, e assim por diante. Não entendia o fato de eu querer continuar num casamento que não estava dando certo e que nos tornava infelizes. Disse que a vergonha de me divorciar por uma segunda vez constrangia ainda mais a família toda. Nem ela nem Bulbul entendiam que, se uma mulher é uma profissional e tem meios de ganhar a vida, sua carreira deve ser considerada tão importante quanto a do marido. Isso nunca foi levado em conta.

Quando eu e Bulbul resolvemos que não dava mais e o processo do divórcio começou, ele voltou para uma de suas esposas anteriores (assim como Mohamed), minha mãe se mudou para sua antiga casa e eu fui morar num apartamento. Não queria mais homem nenhum, disse a mim mesma. Nunca, nunca mais vou me casar.

16

Mascate, Omã, 1978

APESAR DO MEU VOTO SOLENE, é provável que Hassan Kayd sempre estivesse destinado a ser meu terceiro marido. Nossos caminhos vinham se cruzando desde os anos 1940 e acho que tínhamos "assuntos pendentes". Crescemos juntos quando crianças, chutando bola de trapo pelas ruas de Hargeisa. Estive na sua formatura em Sandhurst. Salvei sua vida depois do golpe de 1961. Chorei muito quando ele foi preso e me lembrei de seu charme numa recente visita ao Norte.

Quando meu casamento terminou e me mudei para meu apartamento, certo dia Hassan Kayd apareceu na porta.

— Olá, Edna — disse, simplesmente.

Quando a Guerra de Ogaden terminou, houve poucas notícias sobre quem estava vivo, quem fora ferido e quem ainda estava desaparecido. Meu irmão tinha voltado magro, de barba e cabelo comprido e as roupas em farrapos e não tinha ideia de onde estava Hassan. Ver Hassan vivo fez meu coração bater mais forte e eu soube que estava mais uma vez em perigo. Não consegui me controlar. Sentia falta de ter um marido. Ansiava por companheirismo. Esperava que cada homem com quem me casasse fosse diferente; que entendesse que casamento é uma parceria e que a mulher não é uma propriedade do homem. Tinha esperança de que

Hassan, de todos os homens, finalmente me prestasse o respeito que eu sentia merecer.

Casamo-nos em 1978, num período de mais agitação política no nosso país depois de mais um golpe militar fracassado — dessa vez por oficiais do clã Majeerteen que queriam depor Siad Barre. Pouco depois, Barre chamou Hassan para uma conversa no meio da noite. O Presidente Botas era insone e fazia muitas de suas reuniões nas primeiras horas da manhã. Naquela época, ser chamado significava somente duas coisas — prisão ou promoção. Quando Hassan partiu num automóvel do governo de aparência sinistra, eu não fazia ideia de quando, ou se, voltaria a vê-lo. Esperei acordada a noite toda para saber. Quando voltou, às três da manhã, ele desmoronou por causa do estresse.

— O que aconteceu?

— Eu vou ser nomeado como o novo embaixador da Somália em Omã.

— O quê? Onde? Omã? Onde fica isso? — Tive que procurar no mapa. — De onde ele tirou essa ideia? — perguntei.

Sabia que Barre tinha nomeado Mohamed como embaixador na Índia só para prendê-lo de novo. Seria essa a mesma tática para mandar Hassan para a cadeia?

— O sultão também estudou na Sandhurst, e eles querem que eu promova as relações entre nossos países. — O regime tinha feito a lição de casa.

— Certo, e quando você começa?

— Logo que minhas credenciais forem aceitas, em um mês ou coisa assim.

Pensando no meu trabalho importante no ministério, respirei fundo.

— Você quer ir sozinho? — perguntei em voz baixa.

Ele pareceu horrorizado.

— Não, não, Edna! — gritou. Em seguida disse as palavras mágicas: — Eu preciso de você!

— Mas e o meu trabalho?

— Você pode voltar periodicamente e também pode fazer parte dele estando lá.

Nenhum de nós dois sabia então que o protocolo diplomático dizia outra coisa. Como esposa do embaixador, eu deveria me mudar para Mascate com ele, como um acessório, e também desistir da minha carreira. Ninguém sabia se eu concordaria em dar esse passo, mas no fim acabei aceitando, principalmente porque gostava de Hassan e queria cuidar dele o melhor possível. Também me senti apreensiva com o que poderia acontecer comigo se ficasse na Somália. Mohamed Egal estava de novo em prisão domiciliar em Mogadíscio, e eu temia por sua segurança e sanidade, pois sabia como seria difícil, psicologicamente, sofrer outra perda de liberdade.

Apesar de estar determinada a que meu terceiro casamento fosse mais bem-sucedido que os dois anteriores, os desafios foram enormes desde o começo. Gostei de Omã, mas logo me entediei por não me ser permitido trabalhar lá, nem sendo remunerada nem como voluntária. A ideia de não trabalhar mais no meu departamento no ministério ou usar meu uniforme todos os dias para ajudar no parto de bebês ou ensinar enfermagem me era impensável. Tentei não enlouquecer jogando bridge, colecionando conchas e selos, mas não funcionou. Na companhia das mulheres de outros diplomatas ou de expatriados, também proibidas de trabalhar, passei a jogar golfe e fazer geleia e origami.

Desnecessário dizer que, quando a OMS me convidou para falar sobre MGF e mortalidade materna no Sudão e no Senegal, eu aceitei na hora. Estive fora de Omã por dois longos períodos depois disso. Um foi em 1982, como consultora da OMS, trabalhando para convencer o governo de Djibuti a apoiar um programa de treinamento de parteiras. Como Hassan não quis que eu aceitasse o contrato de dois anos que me foi proposto, descobri uma maneira de concluir a consultoria em apenas oito meses. Depois em 1983, quando aceitei uma bolsa de estudos da Usaid para um curso de quatro meses na Planned Parenthood de Nova York para estudar planejamento familiar e também aprender sobre a explosão da nova epidemia de HIV/aids que devastava a comunidade homossexual.

Foi um período fascinante, mas a coisa mais importante que aconteceu nos Estados Unidos foi o renascimento do meu sonho de construir um hospital. Eu já estava na metade da casa dos quarenta e começava a sentir que o tempo estava passando. Quando fui mandada para um projeto para os sem-teto de Harlem, meu sonho renasceu. Eu queria muito construir um hospital — agora não pelo meu pai, mas uma pequena maternidade onde pudesse ensinar parteiras e usá-la como um exemplo de excelência em cuidados da saúde, como os que conheci em Nova York. Quando voltei a Omã, com a ajuda de um arquiteto suíço amigo do meu irmão que muitas vezes almoçava conosco, esbocei alguns planos baseados no que tinha visto de melhor em todos os hospitais em que trabalhei, combinados com minha experiência com o projeto da maternidade do Medina que depois deixei de lado.

Eu quase nunca voltava para o meu país durante esse período, pois as notícias eram cada vez mais aflitivas. Quando o golpe de 1978 fracassou e seus autores foram executados, os generais de Barre castigaram cruelmente o clã de origem dos líderes golpistas. Cerca de 2 mil anciões foram presos e mortos; centenas de mulheres, estupradas; e os poços e reservatórios dos nômades, destruídos, provocando fome em escala bíblica. Meu irmão foi um dos muitos dissidentes que se opuseram publicamente a Barre depois do fracasso da Guerra de Ogaden, que custou tanto do território da Somalilândia. Temerosa de que Farah fosse um alvo óbvio para ser preso e possivelmente torturado, eu o convidei para me visitar em Omã.

— Fique algumas semanas até as coisas se acalmarem — pedi.

Ele veio e nunca mais voltou, assentando-se em Mascate com a família e trabalhando como engenheiro na Oman Mining Company. Fiquei aliviada por ele estar em segurança.

Em Hargeisa, um grupo de jovens médicos, professores e outros nativos da Somalilândia mais preparados se uniu para melhorar as condições e reformar hospitais do governo, tão deteriorados que não havia nem mais portas nos banheiros femininos. Eles pediram minha ajuda e — se eu morasse lá — sem dúvida teria me juntado ao seu esforço. Tragicamente para eles, a iniciativa foi considerada subversiva pelo governo e todos foram presos e condenados, primeiro à morte e depois à prisão perpétua por "ofender a revolução" ao dizer ao mundo que o regime era ineficaz. Todos cumpriram de sete a oito anos, boa parte do tempo em confinamento solitário ou no corredor da morte.

Nesse clima político, sabia que enquanto Siad Barre estivesse no poder eu jamais conseguiria construir um hospital, principalmente porque a capital da antiga Somalilândia era a sede de um dissenso cada vez maior. Percebi que meu hospital teria que ser em Mogadíscio, se chegasse a ser construído. Eu ainda não sabia onde ou como.

О período de Hassan como embaixador terminou em 1984, e a vida não foi fácil para mim quando voltei à capital somali. Eu tinha passado os melhores anos da minha vida naquela cidade. A casa em que morei durante meu primeiro casamento era lá; meu período como primeira-dama começou lá; e foi lá que assumi minha primeira diretoria no ministério. Mas Mogadíscio era também o lugar onde passei por prisão domiciliar, fui presa e detida, sofri incessantes assédios e humilhações do governo, no meu trabalho e na minha vida particular, e testemunhei pela primeira vez a brutalidade de Barre e seus homens. Por essas razões, tinha sentimentos conflitantes a respeito da cidade e das lembranças que me deixaram.

A não ser que eu optasse por desertar e levar meus parentes comigo, sabia que não tinha escolha a não ser morar lá, por isso resolvi seguir em frente com o meu plano do hospital. Queria que algo de bom resultasse da minha experiência de mais de vinte anos como enfermeira, parteira e professora; então requisitei uma licença ao Ministério da Saúde. Estava pronta para usar parte das minhas economias para comprar o terreno e começar a construção, mas precisava do aval do governo para conseguir um local adequado para um hospital. Eles acabaram concedendo — um lote abandonado de vegetação rasteira perto de um local designado para abrigar uma nova prisão. Custou 45 mil dólares e ficava a sete quilômetros da cidade, mas foi só o que consegui. A área total de 15 mil metros quadrados era mais baixa que os terrenos adjacentes, por isso meu primeiro desafio foi encontrar terra para nivelar o lote. A partir daquele dia, passei a literalmente perseguir caminhões e tratores de aterros com meu pequeno Volkswagen, buzinando para chamar a atenção dos motoristas. "Ei! Para, para! Escuta, eu tenho um terreno para aplainar. Vocês têm tempo pra me acompanhar?" As pessoas costumavam me dizer: "Eu vi você ontem, Edna. Você parecia estar sendo perseguida na estrada por um trator!". Tornou-se uma espécie de piada, mas foi assim que consegui nivelar o terreno.

Em seguida, construímos um muro ao redor do que planejamos como um prédio de dois andares com sessenta a cem leitos. Instalamos água e eletricidade e começamos a fazer entradas de carro e alamedas. Tenho uma fotografia minha posando orgulhosa em frente às cem colunas erguidas ao redor da fundação de concreto. Gastei bem mais do que 150 mil dólares do próprio bolso para construir a infraestrutura e pagar por todo o material de que precisava até o dinheiro acabar, mas por conta de várias e complexas razões políticas e outros motivos meu hospital nunca foi construído. Meu primeiro grande problema aconteceu quando um policial armado acampou no terreno e se recusou a sair. No fim tive que pedir a intervenção do ministro do Interior para mandá-lo embora. Depois fiquei sabendo que a presença do guarda era parte de um plano tosco de alguns indivíduos e de um parente para me fazer desistir do terreno para que eles pudessem tomar posse. Algum tempo depois descobri também que o sultão de Omã, a quem eu havia escrito pedindo apoio, tinha doado dinheiro para o meu hospital, mas nem o dinheiro nem a informação chegaram para mim. A traição calou fundo, e o estresse resultante foi a sentença de morte do meu terceiro casamento.

É justo dizer que naquela época cheguei ao fundo do poço da minha vida. Estava falida e divorciada pela terceira vez. Perguntava a mim mesma: "O que há de errado comigo? Será que sou uma pessoa tão terrível?". No fim, decidi que não servia para ser mulher de ninguém. A verdade é que eu era um desafio para os meus maridos. Expressava minhas opiniões. Misturava-me e trabalhava com homens e mulheres indiscriminadamente. Não achava nada de mais em sair do meu leito matrimonial para uma emergência, mesmo quando não estava de plantão. Aos olhos deles, eu era uma aberração, ainda que, na minha cabeça, eu estivesse simplesmente cumprindo meu dever com toda a dedicação com que fora treinada, como tinha visto meu pai fazer a vida toda. Eu era sua sombra e sua similar. Ironicamente, as queixas de meus maridos eram as mesmas que ouvi da minha mãe durante toda a minha infância. Isso me fez chegar à conclusão de que talvez eu e meu pai fôssemos pessoas impossíveis de se conviver.

Pela primeira vez na minha vida perdi toda a confiança em mim mesma e na minha capacidade de lidar com homens e com dinheiro. Sentia-me como se desde a morte do meu pai eu tivesse me submetido para minha família não morar na rua. Desde os quinze anos, eu nunca tinha parado de estudar ou trabalhar, a ponto de não ter tempo para cultivar nenhuma amizade íntima, o que me deixava sem apoio pessoal. Comecei até a ter sérias dúvidas sobre a minha carreira. O sonho de construir um hospital tinha consumido todo meu dinheiro e energia. Estava desempregada e tinha renunciado ao meu cargo no serviço público para ir a Omã com Hassan Kayd. Muitas vezes tinha que pedir dinheiro à minha mãe para comprar combustível e cigarro. Sem a contribuição do sultão, concluir meu projeto parecia um conto de fadas impossível, mas o que eu poderia fazer em vez disso? Nos meus momentos mais infelizes, me perguntava que razão tinha para viver. Com um distanciamento quase clínico, decidi que talvez a melhor forma de acabar com a minha infelicidade fosse dirigir o meu Fusca até o precipício no fim da velha avenida do posto de correio e acabar com tudo. Felizmente, o destino guardava outros planos para mim.

Em meio ao meu desespero, me candidatei a um emprego na Sociedade do Crescente Vermelho Somali — parte da Cruz Vermelha Internacional —, que eu tinha ajudado a fundar em 1963. O salário era irrisório, e eu estava pensando se pagaria o meu transporte para o trabalho, quando inesperadamente chegou um telex do Escritório Regional da OMS para o Leste do Mediterrâneo, com sede no Egito. Foi um presente dos céus:

URGENTE: SONDANDO SUA DISPONIBILIDADE COMO ASSESSORA REGIONAL EM ENFERMAGEM E OBSTETRÍCIA PARA REGIÃO LESTE DO MEDITERRÂNEO.

Depois de quase implorar por um emprego — qualquer emprego —, agora eu recebia uma proposta que parecia o cargo ideal para mim: uma plataforma para ensinar países da África e do Oriente Médio sobre temas caros ao meu coração. Foi com alívio e alegria que aceitei a proposta, que me pagaria quase 9 mil dólares por mês e me ajudaria a terminar o hospital. Em maio de 1986, voltei à OMS como assessora regional sediada em Alexandria. Cheguei a Alexandria com trinta dólares no bolso, mas logo recebi mil dólares adiantados. Para mim, pareceram um milhão.

Da noite para o dia, e em outra mudança brusca do destino, me vi responsável pela saúde e pelo bem-estar de mulheres e enfermeiras em 22 Estados-membros — Afeganistão, Barém, Djibuti, Egito, Irã, Iraque, Jordânia, Kuwait, Líbano, Líbia, Marrocos, Omã, Paquistão, Qatar, Arábia Saudita, Somália, Sudão, Síria, Tunísia, Emirados Árabes Unidos, Chipre e Iêmen. Nos anos seguintes visitei a maioria desses lugares, num rodízio de onze países por ano. Também era encarregada de bolsas de estudo para enfermeiras, a serem distribuídas para as alunas mais qualificadas de cada país, e de repente entendi como deveria se sentir miss Udell, do Gabinete Colonial Britânico. Senti-me tão entusiasmada de me tornar uma defensora de melhores práticas em obstetrícia e enfermagem numa região tão vasta, e também de ajudar a implementá-las, que não via a hora de começar meu trabalho.

Durante os cinco anos seguintes, minhas viagens para a OMS me levaram do Cairo a Cartum, de Rabat a Karachi, do Iêmen a Cabul e outros lugares. O serviço de saúde tinha mudado radicalmente desde que era estudante, e eu me sentia ansiosa para compartilhar esses desenvolvimentos tecnológicos onde pudesse. O melhor de todos era o monitor fetal Doppler, muito mais eficiente que encostar o ouvido na barriga de uma mãe ou ouvir com uma corneta acústica (tantas vezes furtada do meu carro por crianças levadas). O mais importante de tudo, porém, era o quanto tínhamos avançado em termos de higiene e na prevenção e no controle de infecções com o uso de antibióticos.

Porém, ainda havia muita gente que precisava ser ensinada. Em Darfur e em todo o Sudão, fiquei chocada com a incompetência das aprendizes de parteira que visitei. Elas não cortavam as unhas, sempre enegrecidas de sujeira, e não cuidavam bem de seus equipamentos. Fiquei furiosa com o desleixo delas, mas sabia que precisava temperar meus sentimentos. No entanto, imediatamente relatei que elas representavam um perigo para suas pacientes e que precisavam de um treinamento mais intensivo.

No último pequeno vilarejo que visitei, conheci uma parteira de meia-idade com um grande inchaço no pescoço da glândula tireoide, conhecido como bócio. Tenho certeza de que ela achou que eu ficaria chocada com sua deformidade enquanto me esperava em seu pequeno casebre de barro, mas o que mais me impressionou foi a limpeza do seu equipamento e o quanto ela se mostrava profissional no tratamento de suas pacientes. Fiquei tão comovida com a competência e a dedicação discretas daquela mulher simples no meio do nada, com pouco apoio e nenhum reconhecimento, que continuei a apontando como um modelo para minhas alunas parteiras. Quando fui embora, dei a ela trinta dólares de presente, "de uma parteira para outra", e ela me retribuiu com um cesto de palha, provavelmente a coisa mais preciosa que possuía. Limpei todas as sementes que estavam dentro dele e pendurei seu generoso presente na parede do meu escritório, onde continua até hoje. Meu encontro com essa mulher permanece mais vívido na minha memória do que a maioria dos jantares e banquetes oficiais a que tive que comparecer nos meus vinte anos na OMS.

As notícias da Somália se tornaram cada vez mais angustiantes. Barre tinha começado nada menos que uma guerra civil contra o próprio povo e estava transformando em pó a Somalilândia Britânica. Observadores internacionais até hoje estão encontrando valas comuns daqueles tempos sombrios, com cadáveres de homens, mulheres e crianças de clãs ou aldeias que se opunham a Barre. Milhares fugiram, muitos para o Egito, trazendo com eles histórias insuportáveis e até fotografias de estupros, torturas e opressão, com brutamontes indo de casa em casa saqueando o que quisessem. Embora meus parentes mais próximos estivessem em segurança e fora de perigo, a situação do meu povo tocava fundo no meu coração e — como ex-primeira--dama — eu queria fazer qualquer coisa para ajudar.

Em 1988, concordei em fazer uma visita de três dias a Hargeisa, protegida por uma escolta armada, para monitorar um projeto de enfermagem e saúde materna. Minha chegada coincidiu com o início do chamado Holocausto de Hargeisa, o massacre sistemático de membros do meu clã, no qual entre 50 mil e 200 mil pessoas foram chacinadas em um período de dois anos, inclusive muitos primos meus. A ditadura criou uma espécie de unidade das Forças Armadas da Somália conhecida como *Dabar Goynta Isaak,* ou Exterminadores de Isaaq, para fazer seu trabalho sujo. Eles também plantaram entre 1 e 2 milhões de minas terrestres não identificáveis, armadilhas e outros dispositivos letais, principalmente nas áreas de Isaaq.

Menos de doze horas depois de ter voltado para minha estressada cidade natal, recebi uma mensagem dizendo que a Unicef precisava me evacuar com urgência porque tinha ouvido falar que eu estava sendo vigiada como uma "antirrevolucionária" e prestes a ser encarcerada. Apesar da minha posição de destaque e das minhas credenciais da ONU, o governo de Siad Barre ainda me considerava uma inimiga do regime, em especial depois que os homens do meu clã Isaaq lideraram uma rebelião contra ele. Não tive escolha a não ser fazer a mala e sair do meu hotel ainda no escuro, às cinco da manhã, para voltar de avião ao Egito via Mogadíscio.

Um ano depois, Hargeisa foi sitiada e um milhão de pessoas fugiram para campos de refugiados na Etiópia e em outros países, muitos sendo metralhados por aviões que sobrevoavam o local. No que foi depois descrito como "o movimento forçado mais veloz de povos na África", foi criado o maior campo de refugiados do mundo em Harta Sheikh. Os poucos bolsões de civis deixados para trás eram brutalmente punidos cada vez que um soldado do governo era morto ou ferido. Grupos de cerca de vinte pessoas eram presos e levados para Salaanta — o antigo local onde as comemorações do dia 21 de outubro costumam ser realizadas — para serem açoitados e enforcados ou fuzilados. Às vezes eram deixados expostos durante dias com cartazes no pescoço acusando-os de serem membros de grupos rebeldes, como um aviso para os outros. Nos meses que se seguiram, 90% de Hargeisa tinha sido reduzida a escombros por constantes bombardeios aéreos e terrestres. Burao sofreu um destino semelhante, com 70% da cidade destruída. Essas atrocidades ficaram conhecidas como "o genocídio esquecido", no que os relatórios da organização American Human Rights Watch definiram como "um governo em guerra com seu próprio povo".

Os cidadãos mais saudáveis, principalmente crianças e adolescentes, eram obrigados a doar sangue para o Exército da Somália até literalmente secarem e o coração parar. Soldados invadiam salas de aula e mandavam as crianças ficarem em pé para escolherem as mais altas e as mais saudáveis. Ao saberem sobre isso, mães imploravam aos filhos que se encolhessem ou parecessem menores se soldados entrassem em sua escola. Muitas crianças morreram dessa maneira, e seus corpos ressecados só agora estão sendo desenterrados de valas comuns perto das escolas. Outras conseguiram se arrastar até suas casas para alertar familiares e amigos.

Apesar das histórias horrendas da Somália, em 1988 concordei em voltar a Mogadíscio mais uma vez por um curto período para a OMS. Minha visita aconteceu pouco antes do massacre de 47 profissionais do clã Isaaq na praia de Jazeera, que foram presos em casa à meia-noite e executados numa praia comunitária no oeste da cidade. Como outros crimes semelhantes, ninguém teria ficado sabendo o que aconteceu se um deles não tivesse sobrevivido milagrosamente para contar a história. Apesar de muitos do clã Isaaq também estarem detidos, acreditava-se que o número de estrangeiros, diplomatas e pessoal da ONU na cidade tornasse segura minha estada lá. Muitos deles moravam em bairros residenciais exclusivos e protegidos por seguranças, onde um quarto de hotel podia custar quinhentos dólares por noite. Foi engraçado constatar que o local era onde ficava o antigo campo de treinamento de Halane, onde passei quatro meses sendo doutrinada no socialismo científico e marchando ao som do ritmo do tambor de Siad Barre.

Enquanto estava em Mogadíscio, quis inspecionar o meu terreno e visitar a construção do meu hospital, que eu continuava a financiar à distância. A cidade parecia extremamente tensa com a minha chegada e concordei em ficar com meus colegas da ONU e não com parentes, para não os colocar em risco. Apesar de todas as nossas precauções, correu a notícia de que eu estava na cidade, e dois tios meus me encontraram e me imploraram para localizar um parente, Mohamoud Ahmed, levado para o Hospital Digfer como ferido. Cidadãos comuns eram proibidos de entrar em Digfer; por isso eles tinham esperança de que, como funcionária da ONU, eu conseguisse entrar.

Não hesitei e parti bem cedo na manhã seguinte, ignorando todos os conselhos oficiais para fazer o contrário. Mal consegui reconhecer o lugar onde tinha ensinado parteiras como a esposa do primeiro-ministro. Assim como em Jijiga, o fedor era medonho e corpos se empilhavam no chão, tanto os dos mortos quanto os dos gravemente feridos com roupas ensanguentadas. Tapando a boca com a mão e espantando as moscas, tive que pisar em corpos malcheirosos e barbados em busca do meu parente perdido. Já tinha quase perdido a esperança quando ouvi uma voz me chamar: "Edna!". E lá estava Mohamoud, com sessenta anos, a barba e o cabelo emplastrados de suor, a mão esmagada e ensanguentada. Seu cotovelo e o pulso estavam gravemente luxados, e ele estava numa situação terrível.

Com a ajuda de um soldado, consegui colocá-lo num táxi e levá-lo à casa da minha mãe, onde meus primos estavam morando. Fiquei contente por ter conseguido salvá-lo, embora nunca vá esquecer o horror do que presenciei naquele dia. Foi a última vez em que estive em Mogadíscio, e nunca mais voltei a nenhuma região da antiga Somália Italiana. O terreno onde esperava construir o meu hospital acabou sendo usurpado por um dos muitos senhores da guerra da Somália. Minhas obras e meus documentos legais de nada valeram contra suas armas. Meu sonho estava perdido. Talvez esse tenha sido o plano desde o começo — mais uma forma de se vingar de Edna Adan Ismail.

Nunca fui de dizer não à ONU nem ao importante trabalho que fazia, principalmente naqueles tempos difíceis em que o mundo inteiro parecia estar em guerra e eu tinha a impressão de estar vivendo e trabalhando no centro do conflito.

No início de 1989, concordei em ir a Cabul, no Afeganistão, quando as tropas russas estavam se retirando depois de nove anos da malograda Guerra Soviética-afegã. Aproximadamente 2 milhões de civis e mais de 100 mil combatentes tinham sido mortos, 3 milhões foram feridos e milhões de afegãos foram deslocados ou se tornaram refugiados. Ser mandada para Cabul acabou se revelando uma das minhas missões mais perigosas para a ONU, embora tenham me garantido que eu seria supervisionada e estaria segura no quartel-general de hóspedes da ONU. O que descobri quando cheguei foi bem diferente. Aviões sobrevoavam os céus constantemente, e a cada quatro minutos eram lançados sinalizadores para desviar mísseis guiados por calor. O toque de recolher a partir das quatro da tarde restringia nossos movimentos na maior parte da cidade. Um dia antes da minha partida depois de uma estada de nove dias, dezoito foguetes caíram na cidade, matando civis e crianças. Tivemos sorte de não terem caído sobre nós, mas um deles destruiu e incendiou um hangar do aeroporto, fazendo-nos temer não conseguir sair do país.

Imaginando que houvesse feridos, corri para inspecionar as instalações da ONU e fiquei chocada ao constatar que estavam totalmente despreparadas para casos de trauma ou emergências críticas. As prateleiras praticamente vazias só tinham remédios para o ouvido e descongestionantes nasais, antialérgicos, aspirina, emplastros e laxantes. Não havia morfina ou antibióticos, nenhuma atadura ou frascos de soro, gaze, talas, fios para suturas ou instrumentos cirúrgicos. Nada disso tinha sido requisitado — e numa zona de guerra. O encarregado não teve dúvidas do quanto fiquei furiosa.

— Você está ouvindo essas explosões? — perguntei. — Faz ideia do que isso significa? Você já viu alguém ser trazido sangrando até morrer ou com o corpo salpicado de ferimentos por estilhaços? Se nosso complexo for atingido, vidas serão perdidas não por causa do bombardeio, mas pela falta de primeiros socorros de emergência e de uma administração do estado em que se encontram. As pessoas não morrem de dor de ouvido ou prisão de ventre; elas morrem por ferimentos causados por balas e bombas!

Antes de afinal sermos evacuados em segurança, eu o fiz elaborar uma lista de tudo o que fosse necessário e levei-a comigo. No caminho de volta, via Índia, fiz um pronunciamento de surpresa no Escritório de Apoio Logístico da ONU, em Nova Délhi, e entreguei a lista de suprimentos de emergência necessários com urgência em Cabul. Depois falei exatamente o que pensava a respeito.

Eu estava em Alexandria em janeiro de 1991 quando soube por amigos nas embaixadas do Quênia e de Djibuti que a guerra civil na Somália tivera uma reviravolta dramática. Uma coalizão de clãs de oposição havia derrubado Siad Barre, que tinha fugido de Mogadíscio num tanque de guerra para a fortaleza de seu clã no sudoeste da região de Gedo. Sua ditadura tinha sido deposta e o Exército Nacional da Somália debandou. Todo o pessoal da ONU fora evacuado de Mogadíscio e estava recebendo relatórios de segurança sobre o acontecia lá.

Pelo menos sete milícias rivais tinham liderado a rebelião, e assim que Barre saiu elas começaram a competir para influenciar o vácuo de poder deixado pelo ditador. Embora tenha retornado para tentar retomar o controle, Barre foi rechaçado e obrigado a se exilar, primeiro no Quênia e depois na Nigéria. Poucos anos depois ele morreu de um ataque cardíaco na cidade de Lagos, sentado na privada. Infelizmente para o povo da Somália, três décadas mais tarde ainda não havia sido encontrado um líder para resolver a situação do país que costumava ser definido como "o Estado mais fracassado do mundo". Por sorte, a Somalilândia se separou da Somália.

Barre tinha feito tantas coisas terríveis para o meu país e para o meu povo que foi uma bênção e um alívio vê-lo deposto. Ele deixou a Somalilândia destruída e traumatizada, e — quase trinta anos depois — ainda estávamos cambaleantes com as ondas de choque. No entanto, relutantemente, dou-lhe crédito por umas poucas coisas que fez em seus 21 anos de ditadura pelas quais me sinto grata. Nosso idioma era inteiramente oral antes de ele chegar ao poder, passado adiante por histórias, poemas e canções. Foi Barre quem resolveu introduzir uma escrita oficial pela primeira vez, aumentando em muito o alfabetismo. Também deu a mulheres como eu uma plataforma para falar sobre os direitos femininos e despertou a consciência do nosso papel na sociedade somali. Apesar de ter feito tudo isso por suas próprias razões políticas, ainda assim proporcionou um exemplo do que poderia ser feito. Se ao menos ele tivesse se concentrado em fazer o bem para o mundo, em vez de se envolver em todos aqueles conflitos e crueldades, ele poderia ter sido um grande líder e feito muito mais pelo país. Mas Barre será sempre lembrado como um déspota e um tirano e, por mim, sempre como o General Botas.

Não muito depois desses últimos e trágicos acontecimentos na Somália, e quando eu acabava de voltar de uma conferência em Gana, fui chamada para um encontro com meu diretor regional da OMS, que me perguntou assim que entrei em seu escritório:

— Em quanto tempo você pode estar em Djibuti?

— Por quê? O que aconteceu? — perguntei, imaginando que tivesse ocorrido um terremoto ou qualquer outra crise humanitária. Eu estava envolvida em tantos projetos importantes na época que me senti aflita em ter que deixá-los de lado.

— Você vai ser a representante temporária da OMS no país durante três meses — me explicou. — Vai assumir o cargo do representante anterior, que teve de ir ao Iraque para organizar alguns assuntos antes da antevista Guerra do Golfo.

Ser uma representante da OMS nunca fez parte dos meus planos, que eram concluir meus projetos e tirar uma licença para decidir o que desejava fazer com o resto da minha vida. Como sempre, porém, não tive escolha a não ser aceitar minha missão, por isso estacionei meu carro na garagem, fiz minhas malas, tranquei meu apartamento e voei para o país onde minha formação educacional tinha começado. Meu cargo "temporário", que começou em março de 1991, se estendeu por seis anos e meio. Não somente a Guerra do Golfo eclodiu como houve uma grande crise humanitária na Somália, no Iêmen, na Etiópia e na Eritreia. Djibuti foi invadida por refugiados, que tiveram que ser alojados em acampamentos imensos. A única água de que dispunham era suja e barrenta e fez todos ficarem doentes. Depois de fazer uma visita pelo campo Hol — com 30 mil refugiados — e examinar o problema de perto, falei para um grupo de homens que pagaria com meu próprio dinheiro a escavação de um poço profundo o suficiente para chegar a um manancial de água limpa.

— Também vou construir o encanamento e uma cerca ao redor para manter os jumentos do lado de fora, mas só depois que vocês abrirem o poço — expliquei.

Desesperados, eles fizeram o que pedi e logo conseguimos um suprimento de água potável para os milhares daquele acampamento. O projeto funcionou tão bem que, quando representantes da Unicef vieram ver o que eu tinha feito, resolveram fazer a mesma coisa em outros locais. Também abri um posto de atendimento com enfermeiras para cuidar dos doentes, e montamos um centro de controle de doenças para lidar com parasitas, infecções respiratórias, tuberculose e anemia. Foi o período mais desafiador da minha vida, mas é claro que eu adorei, pois estava arrumando as coisas para o país que tinha aberto as portas para a minha educação.

Pouco tempo depois de assumir meu novo cargo, fiquei sabendo por amigos diplomatas que Mohamed Egal estava correndo grande perigo em Mogadíscio. Ao lado de vários outros políticos de oposição e figuras de destaque, ele estava sendo mantido em prisão domiciliar havia vários meses e tivera sorte de não ter sido executado nos últimos meses da desintegração da ditadura de Siad. Fiquei perplexa por Mohamed não ter fugido para algum lugar seguro quando foi libertado da prisão em 1985, e extremamente preocupada com ele. Ansiosa por mais notícias, soube que estava detido com o ambicioso lojista de Hargeisa que tinha exigido cinquenta dólares de mim depois da morte do meu pai. Apelando para meus contatos na ONU, na Cruz Vermelha e em minhas conexões nas embaixadas, inclusive o embaixador americano, imediatamente pedi ajuda e consegui retirar os dois para

Djibuti numa evacuação da Cruz Vermelha. Minha prioridade era Mohamed, que mal reconheci quando finalmente nos reencontramos no hotel em que o hospedamos. Nós nos abraçamos, choramos e sentamos para conversar. Eu não o encontrava havia anos e fiquei chocada com o quanto tinha emagrecido. O cabelo estava grisalho e arrepiado, com a barba desgrenhada, e ele cheirava mal. O rosto estava emaciado, e os olhos fundos pareciam atormentados pelo que tinha passado. Um pedaço de fita adesiva era só o que mantinha seus óculos inteiros, e o paletó fedido que usava era pelo menos dois números maior, fazendo com que parecesse um espantalho. Eu o ajudei a se lavar e providenciei um check-up médico antes de arranjar novas roupas e uns óculos novos. Ele precisava de dinheiro e de um passaporte, algum lugar para ficar e tempo para descansar.

Apesar de sua aparência terrível, me senti tremendamente aliviada em vê-lo e me pareceu que ele também gostou de me ver. Estava muito grato, pois nós dois sabíamos que ele quase certamente teria morrido em Mogadíscio se eu não o tivesse tirado de lá. A emoção do nosso reencontro nos deu a primeira oportunidade de falarmos frente a frente desde o nosso divórcio, vinte anos antes. Mais importante, finalmente tivemos chance de discutir nosso casamento e tudo o que acontecera entre nós. Ambos nos sentimos injustiçados, mas reconhecemos que nenhum de nós tinha se empenhado muito em consertar a relação. Estávamos muito preocupados com nossa situação pessoal e competindo pelo controle. Duas décadas depois, estávamos mais velhos e mais sábios. Não apenas nos perdoamos como também nos sentimos renovados e curados. Fiquei muito feliz em podermos ser amigos e aliados de novo sem o fardo de um casamento.

Mohamed estava muito indisposto para comparecer à histórica conferência em Burao em 18 de maio de 1991, onde os anciões do clã requisitaram a separação formal da Somalilândia depois da malfadada união com a Somália e elegeram um novo presidente interino. Quando se recuperou totalmente, Mohamed recebeu uma proposta de asilo político nos Emirados Árabes Unidos e se mudou para lá por um tempo para lamber suas feridas. Antes de partir, ele voltou à Somalilândia para ver o que poderia fazer por nosso adorado país. Foi recebido como herói em Hargeisa. Enquanto o levavam pelas ruas fortemente minadas, ele usou a câmera de vídeo que emprestei para registrar as condições de vida. Foi devastador ver o quanto a cidade havia sido destruída. A casa que meu pai tinha construído encontrava-se em ruínas, e o meu bairro estava praticamente irreconhecível. Havia pouca ou nenhuma infraestrutura ou instalações médicas e, sem água potável, epidemias de cólera matavam nosso povo às centenas.

Com tanta coisa acontecendo na Somalilândia, em Djibuti e em outros lugares, a OMS estendeu minhas funções para Djibuti e também me designou como chefe de apoio logístico para a Somalilândia. Como nova chefe da OMS, alguns meses depois fui ver pessoalmente a situação de Hargeisa, e a experiência partiu meu coração. Cheguei chefiando uma equipe de nove pessoas, todas brancas, menos eu. Éramos duas mulheres e sete homens, importantes representantes de diversas agências da ONU como a Unicef, o Alto Comissariado da ONU para os Refugiados (Acnur), o Programa de Alimentação Mundial e o Programa das Nações Unidas para o Desenvolvimento (PNUD). Fomos informados de que seríamos recebidos por nossas contrapartes em Hargeisa, que deveriam nos mostrar a cidade. Nossa pequena aeronave pousou numa manhã com muito vento numa pista esburacada e cheia de valetas e atulhada de detritos da guerra, inclusive tanques capotados e jatos MIG avariados. Não havia sinal de qualquer delegação, e, como diversas milícias ainda lutavam ferozmente pelo controle do aeroporto, fiz questão de que minha cara preta fosse a primeira a sair do avião. Olhando ao redor, avistei um soldado solitário guardando a pista, levantei as mãos e gritei em somali que queria falar com ele.

Ele se aproximou, desconfiado:

— Quem é você? — perguntou.

— Eu sou a *Ina Adan Dhakhtar*, Edna Adan Ismail — respondi com um sorriso. — Eu sou de Hargeisa. Sou da Somalilândia, e estamos numa missão para avaliar a situação depois da guerra. Alguém está esperando por nós? — Ele balançou a cabeça. — Então, como vamos entrar na cidade?

O soldado deu de ombros. Avistei uma velha picape estacionada e perguntei de quem era. Ele me forneceu um nome, e eu imediatamente menti:

— Ah, é o meu tio. Ele não vai se incomodar se eu usá-la!

Pedi que chamasse o motorista para mim e o convenci a nos levar pelos cinco quilômetros até a cidade em troca do preço de vários tanques de combustível. Uma das minhas colegas, uma holandesa, sentou-se na frente comigo, enquanto os outros funcionários da ONU não tiveram opção a não ser viajar na traseira aberta. A porta do passageiro não tinha dobradiças e o veículo não tinha chave, por isso o motorista teve que dar partida juntando dois fios, e lá fomos nós, seguindo as marcas de pneu na terra — a única passagem segura pela estrada minada.

Pedi ao motorista para nos mostrar o que restara da cidade para podermos ver os estragos pessoalmente. Vimos o que sobrara da casa do meu pai, que estava exatamente como Mohamed havia filmado, mas não pude descer da picape por causa das minas. Em seguida ele nos levou para encontrar alguns funcionários da Somalilândia no que era conhecido como Casa de Morgan, por ter sido construída pelo implacável genro de Siad Barre, conhecido como o Carniceiro de Hargeisa. Quando meus tios souberam que eu estava na cidade, eles vieram falar comigo e me repreenderam por ter me arriscado a vir a Hargeisa, que ainda não estava segura. Dei a eles mil dólares que tinha trazido para comprarem comida — se houvesse algo disponível no mercado local. Quando vimos tudo o que pudemos, fomos levados de volta ao aeroporto e, relutante, deixei minha cidade sitiada para trás.

Alguns meses depois voltei com duas mulheres, minha colega holandesa e uma americana. Vimos as ruas de Hargeisa cheias de "carros de combate", veículos sem teto adaptados com morteiros e armas antiaéreas. Pareciam diferentes e mais ameaçadoras. Um desses veículos começou a nos seguir assim que saímos do prédio provisório do Ministério da Saúde. Vendo que nos seguia de perto, bati no ombro do nosso motorista:

— Para o carro — falei. Ele olhou para mim como se eu fosse insana. — Eu disse para parar o carro! — Assim que ele estacionou na estrada de terra, desci e confrontei nossos perseguidores: quatro ou cinco homens transbordando de armas e munição. — Vocês acham que seus testículos vão crescer se atirarem em Edna Adan em Hargeisa, a cidade natal dela? — perguntei, morrendo de medo, mas determinada em não demonstrar. — E vocês realmente acham que vão ficar impunes?

Falando na linguagem vulgar deles e com a ajuda de uma multidão que se reuniu e começou a agir como "advogados de rua", consegui convencê-los a nos deixar em paz.

Logo correu a notícia de que eu estava na cidade e tinha um monte de dinheiro, e logo outro grupo de homens me procurou no hotel naquela mesma noite. Às onze da noite bateram na minha porta, e um segurança do hotel me disse que havia milícias do lado de fora ameaçando explodir o prédio se eu, Edna, não descesse até o saguão.

— E você espera que eu saia? — perguntei, pela porta trancada. — Afinal, quem são eles?

— Não sei, mas eles estão num tanque.

— Você quer dizer um tanque do Exército? Só um minuto. Espere um pouco. — Peguei uma caneta e um pedaço de papel, passei por baixo da porta e disse para ele pedir que escrevessem o que queriam de mim. O papel voltou com a mensagem de que queriam dinheiro e ser contratados por mim. Escrevi no verso:

Obrigada pela visita, mas não vou sair da cama por ninguém. Tenho certeza de que, como cavalheiros somalis, vocês me trouxeram os tradicionais presentes oferecidos a uma mulher visitada e fico muito feliz por terem feito isso, pois gastei todo meu dinheiro e não sei como vou pagar a conta do hotel amanhã. Em vez de dar o presente, vocês poderiam, por favor, pagar a conta para mim? Muito obrigada, Edna Adan Ismail.

Não houve resposta, mas no dia seguinte perguntei ao guarda o que eles tinham dito quando leram o bilhete.

— Eles só deram risada e foram embora — respondeu.

Sabendo que a lei e a ordem tinham de ser reestabelecidas assim que possível, antes de partir de Hargeisa no dia seguinte fui até o hospital geral da cidade, onde tive meu primeiro emprego como enfermeira qualificada ao voltar para a Somalilândia, um prédio que agora se encontrava em tal estado que quase me fez chorar. Se havia algum lugar que precisava de um hospital, era aquele — a minha cidade natal —, mas eu não estava mais em posição ou com o estado de espírito para empreender um projeto tão grande.

Acima de tudo, aquela visita me convenceu de que meu país precisava de uma liderança forte para estabelecer algo semelhante a uma ordem. Finalmente conseguimos isso em maio de 1993, quando Mohamed Egal compareceu a outra conferência de reconciliação — dessa vez em Borama — e foi eleito presidente da Somalilândia quase por unanimidade. Eu não podia imaginar alguém melhor para o trabalho. Enquanto milhares de toneladas de ajuda humanitária da ONU eram transportadas de avião para a Somália com o nome de Operação Providência de Ajuda e Operação Restauração da Esperança para ajudar os estimados 3 milhões de famintos, a nossa região do norte do país recebia muito pouco, deixando claro que a separação formal e legal da despedaçada Somália precisava ser orquestrada com urgência.

Quase de imediato, Mohamed começou a me escrever em Djibuti implorando para eu voltar para ajudá-lo. Não era uma proposta romântica — ele tinha se casado de novo —, mas uma proposta política. "Nosso país está mais do que nunca necessitado de sua 'Mãe Edna'", me escreveu. Sempre que eu ia a Hargeisa, ele mandava um automóvel me buscar no terminal, rebatizado como Aeroporto Egal em sua homenagem. Também providenciava um guarda-costas para me acompanhar pela cidade e até oferecia sua casa para almoçar com ele e a mulher, que com certeza achava estranho ter de receber sua ex-esposa. Assim como fazíamos quando éramos casados, eu e Mohamed trocávamos ideias e discutíamos incessantemente a situação política até muito depois de sua esposa ter saído da mesa. Mais do que antes, conseguíamos falar franca e abertamente e eu valorizava seus conselhos assim como ele valorizava os meus. Ele ensaiava novas ideias comigo, e eu discutia sobre elas. Eu poderia dizer: "Fantástico". Ou o que era mais frequente: "Não, não, não, isso não vai funcionar. Por que você não tenta outra coisa?".

No meu tempo livre eu dirigia até a casa do meu pai e examinava as ruínas do lugar do qual tanto tinha me orgulhado, que agora só me fazia sentir mais saudade dos velhos tempos. Toda a área do nosso bairro estava forrada de minas terrestres, e todos os prédios haviam sido saqueados. Só o que restava da casa da família eram parte de uma parede com a moldura de uma janela e o tronco rachado de uma acácia sob cuja sombra meus pais costumavam se sentar. Nada mais. Os saqueadores tinham levado tudo. Consegui salvar uma pedra lapidada da frente da velha casa. Muitas lembranças tristes e queridas.

Eu me sentia incrivelmente dividida quanto à ideia de algum dia voltar para a Somalilândia. Estava com 56 anos e teria que me aposentar compulsoriamente da OMS aos sessenta, mas e depois? Não havia mais que ruínas e a perspectiva de anos de pesar, conflito e privação à minha espera na Somalilândia. Meu irmão Farah continuava em Omã com a família, e minha mãe e minha irmã tinham uma nova vida na Inglaterra com meus sobrinhos — dos quais eu tinha feito o parto e via quase como filhos. Ansiosa por ficar mais perto deles, fui a Londres me sentindo inclinada a morar lá quando me aposentasse, e soube por um conhecido de um apartamento à venda em Wembley por um preço razoável, todo mobiliado e não longe da minha mãe. Parecia perfeito para mim; então fiz um depósito e concordei em mandar o restante do dinheiro assim que voltasse a Djibuti.

Porém, mais uma vez o destino interveio, dessa vez na forma dos eventos da Batalha de Mogadíscio, em outubro de 1993, explicitamente retratados no filme de Hollywood *Falcão Negro em perigo*. Uma equipe de 160 soldados das forças especiais dos EUA foi mandada para capturar os líderes do clã Habr Gidr, do autoproclamado líder somali Mohamed Farrah Aidid. Deveria ter sido um ataque rápido, mas os homens de Aidid abateram dois helicópteros Black Hawk e danificaram outros dois. O mundo inteiro, inclusive eu, ficou chocado ao ver pela televisão cenas do corpo mutilado de um fuzileiro sendo arrastado pelas ruas de Mogadíscio. A força-tarefa mandada a seguir para resgatar os soldados sitiados resultou numa batalha feroz em que aproximadamente mil civis e combatentes morreram, inclusive dezoito soldados americanos. Centenas de outros foram feridos. As notícias chocaram o mundo, e quando fiquei sabendo sobre elas em Djibuti também me senti abalada.

Foi então que o corretor de Londres entrou em contato comigo para dizer que a venda do apartamento tinha sido cancelada.

— O quê? Por quê? — perguntei.

— O proprietário disse que jamais poderia vender o apartamento a uma somali.

Por mais que eu protestasse, não houve nada que pudesse fazer. No mundo inteiro as pessoas sempre tiveram dificuldade em distinguir a Somalilândia da Somália — o país mais sem lei do mundo, governado por senhores da guerra com a mais alta taxa de piratas. Durante muitos anos houve uma proposta para mudarmos o nosso nome para algo que soasse totalmente diferente. Uma das sugestões era Maiolândia, pois todas as coisas historicamente importantes que aconteceram com o nosso país foram no mês de maio, uma época de chuva e fartura. Minha sugestão favorita, contudo, era Golísia, em referência à cordilheira de Golis, que atravessa o país de leste a oeste. Na verdade, até Camelândia seria melhor do que ter qualquer relação com a Somália.

O mal-entendido com o proprietário do apartamento de Londres afinal reforçou minha decisão de voltar ao meu país e reconstruir ali a minha vida. Senão por outra razão, eu queria mostrar ao mundo que decididamente a Somalilândia NÃO era a Somália.

17

Hargeisa, Somalilândia, 1993-1996

ANTES DE ME MUDAR DE VEZ para o meu país e começar a pensar seriamente sobre talvez construir lá um hospital-maternidade, eu tinha alguns assuntos a resolver. Como filha mais velha do Doutor Adan Ismail, sabia que era meu dever reconstruir a casa do meu pai. Teria sido visto como um desrespeito e uma irresponsabilidade me atrever a construir qualquer outra coisa enquanto a casa dele continuasse em ruínas. As pessoas teriam me abordado na rua para dizer: "Você não tem vergonha, Edna? Veja só a casa da sua família!".

Viajando entre Hargeisa e Djibuti, testemunhei o trabalho incrivelmente corajoso das equipes internacionais limpando áreas inteiras de minas terrestres e outros armamentos. Também vi como famílias de sem-teto seguiam os pelotões de demolição e imediatamente ocupavam qualquer terreno que se tornasse seguro. O lote do meu pai não era exceção, e em uma das minhas visitas vi garotos que não conhecia correndo pelos escombros do quintal. Disse aos invasores que aquilo era uma propriedade privada.

— Os pais dessas crianças morreram para libertar este país. Eles têm direito de morar aqui. Se você voltar para morar aqui, nós saímos. Sabemos que este terreno não é um tapete. Não vamos enrolar e levar conosco. Mas, se você não vai morar aqui, essas crianças devem ficar — respondeu um deles.

Expliquei que precisava respeitar minha promessa à minha família desfeita de reconstruir nossa casa destruída e que minha intenção era morar lá. Naturalmente tive que pagar para eles saírem.

Com a anuência de meu irmão e de minha irmã, eu precisava contratar um mestre de obras e começar a construção assim que possível. Comecei a projetar a reforma. Em vez de replicar o que meu pai tinha feito nos anos 1950, resolvi transformá-la numa moderna casa de dois andares — como nenhuma que já havia visto em Hargeisa. Queria que fosse um exemplo para outros habitantes de que era um bom momento para voltar e investir na Somalilândia. O maior problema era encontrar pedreiros e artesãos experientes. Muitos tinham morrido na guerra e muitos mais tinham fugido para a Arábia Saudita ou para os Emirados, onde sua experiência resultava em salários mais altos. Outros tinham perdido braços ou pernas e precisavam pedir esmola para sobreviver. Mesmo quando encontrava trabalhadores, precisava trazer material de construção de Dubai. Antes de começar a construção, precisávamos retirar com escavadeira um metro de terra para garantir que não houvesse minas terrestres armadas embaixo. Com todos esses problemas, demorou três anos para a casa ser concluída, mas a experiência me ensinou algumas lições inestimáveis sobre construção. Supervisionei todas as fases e aprendi onde encontrar um bom pedreiro, quanto pagar a um carpinteiro e onde pechinchar pelo melhor negócio com concreto. Quando ficou pronta, a casa foi considerada tão diferente que as pessoas iam fotografá-la e a mim — "a Edna maluca", reconstruindo a casa do pai em tempos de guerra. "Por que ela está construindo um palácio sobre as ruínas?", costumavam perguntar. "Ela perdeu o juízo." Só posso me sentir grata por, na época, minha mãe estar em Londres e mentalmente perturbada pela demência para não saber o que as pessoas diziam sobre mim.

O Programa de Desenvolvimento da ONU (UNDP) alugou minha casa assim que ficou pronta, em 1996, o que ajudou a suplementar minha pequena aposentadoria da ONU. Meu hospital seria erguido tijolo a tijolo com meu próprio dinheiro, mas era importante para minha família e para nossa comunidade que eu antes tivesse cumprido com meu dever — a casa do Doutor Adan estava restaurada.

Em todos os dias que passei em Hargeisa meu pai nunca esteve ausente de meus pensamentos. A cidade era meu cordão umbilical com ele. Lembrava-me das ocasiões em que ele voltava depois de vários dias tratando dos nômades na floresta — a primeira vez em que vi seu cabelo grisalho. Chegava cansado, empoeirado e com a barba por fazer — mas em vez de vir direto para casa ele sempre parava primeiro no hospital. Também me lembrava de quantas vezes o havia ajudado a enrolar ataduras ou limpar o consultório enquanto ele me dizia, melancolicamente: "Eu gostaria de ter instalações melhores que essas, Shukri". Ou conjecturava: "Se ao menos eu tivesse melhores instrumentos para trabalhar...". Por mais que ainda sentisse falta dele, me sentia grata de ao menos ele não estar vivo para ver a destruição do nosso país ou o estado em que estava agora o seu hospital. Imundo e desmoronando, sem água encanada, com invasores e seus jumentos e cabras morando no terreno. Alguns até guardavam os animais no pátio, e cheguei a tirar uma foto de uma cabra mordiscando os cobertores de um paciente. Todas as parteiras tinham saído do país ou sido mortas, perdido algum membro ou estavam refugiadas em acampamentos; por isso as únicas que ainda faziam os partos dos bebês eram as ajudantes tradicionais com toda sua inexperiência e maus hábitos. As mulheres da minha cidade mereciam um tratamento de saúde muito mais qualificado.

Quanto mais tempo eu passava em Hargeisa, mais minha decisão de realizar meu sonho de infância se fortalecia. Estava mais claro que nunca que construir um hospital para o meu pai na Somalilândia era a razão do trabalho de toda minha vida. Os planos pairavam na minha cabeça havia tanto tempo que finalmente chegara o momento de pôr em prática tudo o que eu tinha aprendido e vivido — em nome dele. Agora eu só precisava descobrir como, onde e com quê.

Meu primeiro desafio era encontrar um pedaço de terra. Mohamed era a pessoa certa para procurar, apesar de ele achar que eu era maluca.

— Como assim, construir um hospital? Você não consegue deixar de pensar em hospitais? Já não passou tempo suficiente neles? E quanto à sua aposentadoria, Edna? Por que não relaxa como todo mundo? Você já não é mais tão jovem.

— Agora mais do que nunca eu preciso fazer isso, porque todo o nosso sistema de saúde foi destruído pela guerra. Claro que você deve entender isso, ou prefere ser presidente de um país sem hospitais decentes? — respondi sinceramente.

Eu o vi se contorcer.

— Bem, e o que você quer de mim?

— Antes de tudo, eu quero a sua aprovação. Depois quero permissão do governo para construir um hospital. Não quero enfrentar os obstáculos que enfrentei com Siad Barre em Mogadíscio.

O presidente Egal não apenas me deu sua bênção e permissão como também se ofereceu para ajudar a encontrar um terreno em algum lugar na periferia de Hargeisa. Minha primeira reação foi a de que a periferia seria uma localização imprópria. Mulheres podem entrar em trabalho de parto a qualquer hora do dia ou da noite e precisam de uma instalação de fácil acesso, não um lugar no meio do nada.

— Nossas mulheres não são leprosas que precisem ficar em quarentena, Mohamed. Elas precisam de um lugar aonde possam chegar rapidamente quando começar o trabalho de parto. Deve também ser suficiente grande para ser expandido de acordo com as necessidades. — Eu queria um terreno grande o bastante para abrigar todos os sonhos que tinha na cabeça.

Depois de um longo período de reflexão e discussões, Mohamed só tinha más notícias para mim:

— A cidade não tem um terreno vago grande o bastante para o seu hospital, a não ser... bem, a não ser *aquele lugar*.

Eu me contorci na cadeira. Sabia exatamente do que ele estava falando. *Aquele lugar* era Salaanta, o local onde Siad Barre e seus generais orgulhosamente faziam desfiles militares com suas armas de destruição e morte. Com o acirramento da oposição ao seu regime, tornou-se o local onde as forças de segurança do governo prendiam os dissidentes e os castigavam publicamente — em geral executando-os. Não surpreende que fosse considerado um lugar odioso, até assombrado. Evitado por todos, foi transformado em um lixão comunitário onde os moradores jogavam toda a sujeira das casas, pneus velhos e até carcaças de jumentos mortos. Desde a guerra civil e da expansão de um acampamento de sem-teto lá perto, com 15 mil pessoas desalojadas, o lugar se transformou numa terra de ninguém — sujo, malcheiroso, abandonado e desprezado. As pessoas costumavam dizer "Eu moro depois *daquele lugar*, ou eu estou indo na direção *daquele lugar*...". Todo mundo sabia o que significava *aquele lugar*. A sugestão de construir meu lindo hospital lá me ofendeu profundamente.

— Aquele é um lugar onde as pessoas morriam, Mohamed! Eu quero construir um lugar onde as pessoas vivam. Um hospital... uma instalação que precisa estar limpa. Não se constrói um hospital num lugar assombrado por almas dos que foram assassinados. Não posso usar um terreno sujo, infeccionado e malcheiroso como aquele!

Cada vez mais furiosa, levantei e apontei um dedo para ele.

— Vocês, homens, nunca vão entender! Você só fez essa sugestão ofensiva porque eu quero construir um hospital para mulheres. — Dei meia-volta e saí do gabinete batendo os pés.

Ainda fervilhando por dentro, voltei a Djibuti no dia seguinte, pronta para desistir do meu sonho, me mudar para Londres e procurar um emprego de professora. Disse a mim mesma que teria que repensar totalmente a minha vida, mas não na África. "Eles tiraram minha casa, meu marido, minha vida, e agora não me deixam construir o meu hospital?", gritava eu para as paredes. Decidi que era o momento de ir embora, sem o hospital na minha cabeça, pela primeira vez em cinquenta anos.

Quanto mais eu pensava em como seria minha vida sem o meu sonho e sobre o quanto de bom eu poderia fazer se tivesse uma clínica de serviços de saúde, mais o hospital vencia — todas as vezes. Se isso implicasse em utilizar o único terreno em oferta, então talvez eu tivesse que aceitar. Em seguida comecei a ponderar que talvez *aquele lugar* não fosse má ideia afinal. Talvez o local ao sul do rio, numa região pobre que nunca tivera um hospital, fosse exatamente onde eu deveria construir um hospital. Se uma mulher da região estivesse doente ou tivesse uma complicação na gravidez e precisasse de cuidados médicos, ela teria que andar quatro quilômetros para chegar ao Hospital de Hargeisa, pois não havia transporte público e nenhuma ponte para atravessar o rio. Se houvesse uma enchente, precisaria esperar que as águas baixassem, e a essa altura provavelmente ela e o bebê teriam morrido. Era nos bairros mais pobres que as sinistras estatísticas de mortalidade materna por eclâmpsia, infecções, útero rompido, hemorragias, doenças e sepse eram as mais altas. Talvez não fosse uma sugestão tão ridícula afinal construir um hospital num lugar que tinha conhecido injustiça, dor e sofrimento e era como uma grande úlcera no coração da cidade, numa área onde eles nunca tiveram um hospital. Voltei a Hargeisa secretamente arrependida — mas eu não ia deixar Mohamed saber disso.

— Bem, você tem alguma outra ideia brilhante sobre onde o hospital deveria ser? — comecei quando o encontrei mais uma vez.

Mohamed soltou um longo suspiro.

— Edna, nós falamos com o prefeito. Ele concordou que realmente não existe outro lugar disponível. Se quiser fazer um hospital menor, talvez a gente consiga encontrar algum outro local mais perto do centro da cidade.

Balancei a cabeça e fiz um muxoxo.

— O que é isso, Mohamed? Um hospital já é em si uma pequena cidade. Não pode deixar de ter uma cozinha e um centro cirúrgico, alas para internados ou clínicas para pacientes ambulatoriais. Um hospital de primeira linha precisa de um laboratório, uma farmácia e áreas de estacionamento. Não há como ser menor do que isso.

Mohamed deu de ombros.

— Então eu não sei mais o que sugerir. O terreno fora da cidade ainda é seu... Se você quiser.

— Além de tudo mais, o terreno está sobre uma montanha de lixo — reclamei, torcendo o nariz. — É um lugar horrível, onde as pessoas e os animais mais famintos procuram comida ou qualquer coisa que valha a pena. Mesmo se eu aceitasse, como você limparia o lugar?

Percebendo uma brecha na minha armadura, meu primeiro marido sorriu.

— Bom, se você concordar em construir lá, não precisa se preocupar quanto ao lixo. Essa é parte mais fácil. Nós podemos limpar e nivelar o terreno para você.

Não dei uma resposta na hora, mas quando saí do escritório nós dois sabíamos que o acordo estava fechado.

Mohamed manteve sua palavra — as autoridades escavaram os 9.600 metros quadrados do terreno e removeram 32 caminhões de lixo para ser queimado. O terreno foi nivelado, e depois Deus mandou chuvas para lavar seu passado. Agradeço a Deus por isso e pela brilhante ideia de Mohamed, pois eu jamais teria pensado *naquele lugar*. Mais uma vez, o presidente Egal demonstrou ser uma espécie de visionário.

Finalmente me aposentei da OMS em setembro de 1997, depois de um breve período em Boston estudando saúde pública, seguido por um relatório final em Genebra para preparar minha aposentadoria. Foi nessa descontraída reunião com outros que também iriam se aposentar da ONU que os ouvi falando animadamente que iriam comprar um barco ou uma casa na Espanha, morar mais perto dos netos ou fazer um cruzeiro.

— E você, Edna? — perguntaram.
— Eu? Ah, eu vou voltar para o meu país para construir um hospital.
Um a um, todos ficaram de queixo caído.
Voltei a Hargeisa com minhas coisas encaixotadas. Saquei minhas economias, vendi minha Mercedes e muitos de meus objetos de valor, usei o pagamento da minha aposentadoria e o dinheiro que me deviam por férias vencidas e comecei a receber minha pensão da OMS. Eu tinha calculado o custo do hospital em algo ao redor de 400 mil dólares, e foi o que usei para começar a construção. No fim, claro, custou mais do que o dobro.

Optei por morar e trabalhar no local da construção todos os dias, pois queria fazer parte da equipe. Trabalhei com os operários, chamusquei as mãos com os fabricantes de tijolos e misturei concreto para fazer lajes em moldes especiais, comendo o mesmo que eles à sombra de uma árvore — uma comida feita por uma mulher local, Samsam, que cozinhava para nós. Tenho certeza de que eles me consideravam mandona e autoritária, e algumas das coisas de que menos gostavam em mim era eu não deixar que brigassem, que mascassem *khat* ou que portassem armas na minha propriedade. Também contratei e treinei nove mulheres locais para me fazer 10 mil tijolos (o que quase provocou um abandono de emprego dos homens por elas terem se tornado as primeiras mulheres fabricantes de tijolos do nosso país), mas no fim eles acabaram aceitando, principalmente porque eu pagava um extra. Mais do que tudo, porém, acho que eles não gostavam do apito que eu usava pendurado no pescoço. Como não conseguia gritar tão alto quanto um homem, eu soprava o apito e todos se viravam para ver o que eu queria.

— Eu preciso de você, de camisa vermelha. Quero falar com você no meu escritório — dizia, apontando para um deles.

Aquele primeiro "escritório" era uma pilha de blocos de concreto sob a sombra de uma única acácia. Depois de algumas semanas alguns operários ficaram com pena de mim e construíram um pequeno barraco juntando caixas de papelão descartadas amarradas a uma estrutura de gravetos. Ficou tão bom quanto qualquer escritório com ar-condicionado em que trabalhei na minha vida anterior. Qualquer um que me procurasse seria bem-vindo ao "Escritório da Edna". Foi nessa época que comecei a cobrir minha cabeça com um lenço — não por motivos religiosos —, mas por não termos água corrente e ter me cansado de tirar o pó dos tijolos do meu cabelo.

Ao longo dos anos, e principalmente depois de minhas experiências na construção de Mogadíscio, aos poucos o projeto do meu hospital tinha evoluído. Eu contava com sugestões de muita gente diferente — inclusive de arquitetos — e acrescentava algo novo sempre que tinha mais uma "ideia brilhante". Finalmente consegui chegar a um projeto razoável para um edifício público num país em desenvolvimento. Teria três andares que deveriam incluir tudo, desde uma sala de parto a um necrotério. Além de ter espaço suficiente para receber as pacientes, examiná-las e cuidar dos nascimentos, eu tinha que pensar em áreas de estacionamento, tanques sépticos e locais para geradores a diesel, pois Hargeisa não tinha eletricidade e nós havíamos regredido a lampiões de parafina e fontes de energia independentes. Quando o layout foi decidido, contratei uma equipe para assentar as fundações. A primeira tarefa foi erguer uma série de pequenos prédios que no fim se transformariam em lojas e na farmácia, mas serviram como meu primeiro escritório até conseguir algo melhor. Eu supervisionava tudo, desde a compra e o transporte de material de Dubai até a conclusão do muro em volta do perímetro. Como tudo de que precisava era adquirido com minhas economias e com o que ganhava de pensão, eu tinha um grande interesse pessoal em que nenhum xelim fosse desperdiçado.

À noite eu dormia numa casa que dividia com meu primo, vice-gerente de um banco, e a mulher dele, e minha única outra companheira era uma linda gata de rua que me adotou. Dei a ela o nome de Shabel, que significa Tigre. Não era Sanu, mas era bastante amistosa. Todas as manhãs ao nascer do sol eu voltava à construção e continuava dizendo o que os homens deviam fazer. Quando o navio carregado de madeira, aço, fiação, encanamentos, privadas, tintas, pias, telhas, pás, baldes, andaimes e misturadores de cimento aportou em Berbera, contratei treze caminhões e percorri a cidade com eles para comprar cordas e os caixotes de que precisávamos para armazenar tudo. O comboio que partiu do porto naquela noite foi o mais longo que qualquer um já tinha visto, e ainda por cima sob a administração de uma mulher. A viagem de duzentos quilômetros demorou três dias. Em alguns trechos a estrada era nada mais que uma trilha de terra. Muitas vezes nosso comboio teve que parar porque um dos caminhões tinha furado um pneu, ficado sem combustível ou atolado no leito de um rio e precisava reequilibrar sua carga. Também tivemos que nos manter vigilantes a cada estágio do trajeto para evitar saques. Como estava com todos os recibos para provar que meu material havia entrado legalmente na Somalilândia, eu precisava ir na frente do comboio e mostrar os documentos em cada posto de controle (com uma gorjeta que só pagava depois de muito relutar) e voltar para verificar o que estava provocando cada atraso e garantir que nada havia sido descarregado.

Enquanto meu hospital progredia lentamente, minha maior preocupação era onde eu iria encontrar o pessoal para trabalhar quando estivesse pronto. Como havia ensinado muitas enfermeiras no passado, tinha esperança e acreditava que se fizesse um anúncio eu as faria voltar dos lugares para os quais tinham fugido, ainda que sem dúvida depois de tantos anos elas tivessem de passar por um novo treinamento. Para minha alegria, a oms me chamou por um curto período para atuar como consultora na reconstrução da antiga escola de enfermagem de Hargeisa, inaugurada em meados dos anos 1960. Estava em escombros, por isso trabalhei com um engenheiro para remodelá-la, com a Acnur, a Agência de Refugiados da onu, pagando pela reconstrução, e eu depositei no banco o salário do mês. Melhor de tudo, a escola proporcionou ao país o pessoal qualificado para as instalações do governo, enquanto comecei a ensinar o pessoal de que precisava para o meu hospital. Encontrar um médico era um problema bem maior — deveria haver mais ou menos uns dez (e só dois deles eram obstetras) em todo o país, com uma população de 4 milhões. Foi então que me ocorreu que, de todas as coisas malucas que já tinha feito, aquela era a mais louca — eu estava construindo um hospital-maternidade sem obstetras para cuidar das minhas pacientes. Em qualquer outro lugar isso seria considerado uma loucura, mas lembrei a mim mesma de que era exatamente essa carência de profissionais de saúde e a falta de hospitais que tinham me feito voltar à Somalilândia.

Mandei apelos a todos que imaginava que pudessem me ajudar, mas, por conta das lutas internas, dos sequestros e da pirataria na vizinha Somália, os médicos tinham medo de vir, confundindo os dois países, como o corretor de Londres. Então, entrei em contato com agências da ONU cujo pessoal já trabalhava na Somalilândia, mas eles se ofereceram para mandar suprimentos só quando meu laboratório estivesse funcionando. Um funcionário graduado da Unicef foi além e chegou a dizer que meu hospital era "um projeto ambicioso demais que jamais poderia ser concluído". Como um gesto tardio de boa vontade, ele me mandou baldes, picaretas e pás. (Felizmente, seu substituto me forneceu alguns suprimentos e medicamentos básicos quando o hospital foi aberto, e atualmente a Unicef é uma das nossas parceiras mais atuantes.) Os baldes e as pás chegaram no dia em que um repórter do *New York Times* chamado Ian Fisher fez uma visita à minha construção, depois de esperar um dia inteiro numa conferência sobre aids para falar comigo. O artigo que escreveu sobre mim, que foi publicado globalmente (mas não na Somalilândia) em 29 de novembro de 1999 tinha o título "Uma mulher pioneira e sua mais recente façanha".

Milhares de pessoas no mundo inteiro leram o artigo, inclusive o prefeito de Chicago, Richard M. Daley, que me convidou, junto com um poeta somali chamado Hadrawi, para participar das comemorações da chegada do novo milênio naquela cidade dos EUA — com todas as despesas pagas. Foi parte do Banquete para Cidadãos Simples do Milênio, em que dois cidadãos de países de todo o mundo foram selecionados para comparecer como convidados. Quando a secretária dele telefonou dizendo a quem representava, achei que era uma das minhas sobrinhas zombando de mim; por isso respondi: "Certo, e eu sou a rainha de Sabá!". Ela me garantiu que a proposta era genuína e prometeu mandar os detalhes por fax. Mas naquela época eu só tinha eletricidade duas vezes por dia, graças a um padeiro local — um homem que tinha me ajudado no passado —, que estendeu um fio de sua padaria até meu escritório para eu ter energia sempre que ele fazia pão. Alguém mais tinha me doado um velho aparelho de fax, mas o papel térmico especial era difícil de encontrar e também muito caro. A secretária do prefeito Daley manteve sua palavra, e da noite para o dia chegaram 32 páginas — desnecessariamente enviadas duas vezes — para mim e para Hadrawi. Meu papel foi todo usado.

A semana em Chicago foi certamente algo a ser lembrado, com as turnês pela cidade e uma apresentação de danças do mundo todo. No grande banquete usei meu tradicional vestido nômade, e à meia-noite houve queima de fogos de artifício. Quando a viagem acabou, fui levada a Minnesota a convite da comunidade somali que morava lá, muitos dela tinham entrado como refugiados nos Estados Unidos. Num teatro lotado de rostos negros, localizei um rosto branco e de imediato fiquei com pena dele, pois a noite toda foi conduzida em somali. Falei durante duas horas como era a vida na Somalilândia naquele momento e respondi a perguntas sobre se era seguro retornar. Depois, quando a mulher branca se aproximou de mim, pedi desculpas pelo que deveria ter sido uma noite tediosa.

— Eu não vim para ouvir você falar. Vim para conhecer você — explicou ela.

O nome dela era Sandy Peterson, uma agente de viagem que tinha lido o artigo do *New York Times* e disse que queria ajudar.

— Puxa, muito obrigada — falei. — Nós precisamos de toda ajuda que pudermos conseguir.

A única condição de Sandy era a de não doar nada antes verificar pessoalmente o funcionamento. Mantendo sua palavra, ela foi a Hargeisa logo depois para visitar o hospital e ver exatamente o que eu estava fazendo, o que, àquela altura, era ressuscitar minhas habilidades de costura de infância para fazer cortinas e lençóis. Sandy ficou tão impressionada que fundou nos EUA o Amigos do Hospital-Maternidade Edna, convocando homens e mulheres americanos simpatizantes que tinham lido o artigo e fizeram contato com outros. Suas generosas doações se tornaram o primeiro cordão de segurança do meu hospital e pagaram todas as portas e janelas e boa parte do piso. Outras doações se seguiram à da comunidade de Minnesota, que me deu 2 mil dólares arrecadados com o meu evento quando voltei de lá e falou sobre mim com outros somalis que moravam nos EUA. Os mais generosos de todos foram os homens de negócios locais da Somalilândia, que doaram material de construção, cimento e dinheiro.

Uma notícia melhor ainda foi que a Acnur, que tinha uma grande população de refugiados para se preocupar na Somalilândia, finalmente concordou em me fornecer dois médicos e a continuar pagando seus salários se eu concordasse em cobrir suas despesas de alimentação e moradia e providenciasse uma acomodação para os refugiados e o pessoal da ONU e suas famílias. Concordei de imediato. A embaixada britânica em Adis Abeba mandou leitos, berços, um esqueleto de plástico e manequins para o treinamento das minhas enfermeiras, todos em uso até hoje. Enquanto esperava a ONU mandar os meus médicos, em 23 de janeiro de 2002 o Hospital Edna Adan inaugurou sem alarde seu departamento ambulatorial e o laboratório. O prédio principal estava longe de ser concluído, e minha lista de problemas aumentava cada vez mais com os operários deixando de seguir minhas instruções a respeito de tudo, desde a localização dos interruptores de luz até a razão pela qual eu queria uma janela num lugar específico.

A jovem Samsam continuava cozinhando diariamente para o pessoal da construção no local, mas um dia ela não foi trabalhar. Ponderando sobre onde ela estaria, e sabendo que estava grávida, fiz algumas perguntas e um parente descobriu que ela estava tendo uma hemorragia em casa depois de a vizinha que fez o parto ter puxado o cordão umbilical para apressar a liberação da placenta. Quando soube o que tinha acontecido, arranjei para que fosse levada imediatamente para o hospital geral e doei sangue pessoalmente para as transfusões de que precisava. Não só ela sobreviveu como sua filha mais velha, Hamda, que tinha onze anos quando viu a mãe quase morrer, veio estudar comigo anos depois e agora é parteira e anestesista-chefe no meu hospital. A vida nunca deixa de me surpreender e me recompensar.

Quando meu primo e a mulher se mudaram para uma casa menor, não tive opção senão dar a eles minha gata Shabel e me mudar para um apartamento não terminado no primeiro andar do meu hospital, que ainda demoraria oito meses para ser concluído. Desde a ocasião, é o lugar onde moro. Tinha imaginado construir uma casa menor para mim no local, mas a construção dominou minha vida e eu não podia desperdiçar nenhum dinheiro quando precisava muito terminar meu hospital. O lugar onde imaginei construir minha casinha é hoje o bloco de banheiros dos estudantes; e, quanto mais me acostumava a morar no apartamento, melhor me sentia nele. Se o lugar era bom para minhas pacientes, também seria bom para mim. Com meu orçamento estourando, meu dinheiro começou a acabar e tive que dispensar os decoradores por seis meses, até acumular os pagamentos seguintes da minha pensão. As pessoas se juntavam no local para ver os meus progressos.

— Por que você está deixando o hospital só parcialmente pintado, Edna? — perguntavam.

E eu respondia a verdade:

— Porque não tenho dinheiro.

Não sei bem se eles acreditavam. Fazer uma visita à velha senhora que estava construindo um hospital num país arruinado tornou-se uma atração obrigatória para qualquer um que viesse a Hargeisa, particularmente voluntários estrangeiros. Era como ir a Paris e não ver a Torre Eiffel.

Em outra ocasião, desesperada, procurei meu irmão em Omã e pedi meus últimos objetos de valor que tinha deixado com ele. Vendi tudo para pagar os banheiros, torneiras e pias — foi o máximo em reciclagem. Percebi que só usava aquelas joias ocasionalmente, mas agora as usaria todos os dias, eu e muitos outros que se sentiriam gratos pelas instalações pagas por meus anéis e braceletes. Senti-me realmente livre. O hospital se tornou minha casa, meu escritório, meu tudo. Ainda não tínhamos eletricidade; então quando escurecia eu vivia com a luz do mesmo tipo de lampião de querosene que usava na infância. O cheiro do pavio queimando me transportava diretamente para aquelas noites com meu pai lendo perto da luz e as mariposas adejando nas telas contra insetos. Levava muito tempo para eu separar meus pertences nas caixas e confesso que me sentia um pouco assustada sozinha lá à noite no silêncio total, só interrompido pelo ocasional latido de algum cachorro. Como o terreno já havia sido um campo de morte, eu meio que esperava fantasmas e me imaginava enfrentando qualquer um que estivesse rondando por lá. Se eles quisessem assombrar alguém, teriam que falar primeiro comigo.

O progresso do meu hospital não se media apenas em tijolos e argamassa, mas na dedicação e no apoio de muita gente que ajudou a dar vida ao projeto. Todos o apoiavam. Vizinhos e amigos somalis me procuraram em diversas ocasiões em que precisei de ajuda, de cimento ou de um empréstimo. O pessoal das Indústrias de Bebidas da Somalilândia, que administrava a fábrica de engarrafamento de Coca-Cola mais remota do mundo, me forneceu todos os andaimes de que precisei e me doou quatrocentos sacos de cimento. A prefeitura me deu cinquenta caminhões de areia, e alguém me emprestou um caminhão para transportar o material. A companhia construtora me deu o aço para o último andar e cinquenta metros cúbicos de madeira, e gente que não tinha nenhum material para me dar se ofereceu para trabalhar de graça. Talvez o mais valioso de tudo: as pessoas me deram suas bênçãos.

Além dos maravilhosos Amigos do Hospital-Maternidade Edna Ismail, nos primeiros dias três médicos do Tropical Health & Education Trust do Hospital da King's College, em Londres, me fizeram uma visita. Garantiram que tinham médicos voluntários prontos para vir quando meu hospital estivesse terminado. Agradeci e fiquei de entrar em contato quando estivéssemos funcionando. Eles mantiveram a palavra e depois mandaram uma equipe de onze pessoas por duas semanas, que foram cruciais para começarmos. Mais ou menos à mesma época um amigo meu da Somalilândia, ligado a voluntários de uma instituição beneficente americana chamada Hope Worldwide, entrou em contato comigo. Disse que tinha alguns voluntários se oferecendo para qualquer área humanitária. Parecia bom demais para ser verdade. Fui me encontrar com eles e percebi que aqueles jovens e aquelas jovens eram a resposta às minhas preces. Formavam uma grande equipe, composta de três casais e três solteiros, todos com diferentes formações e especialidades. Eram jovens, cheios de energia e — o melhor de tudo — tinham um grande senso de humor. Em poucos dias nós os apelidamos de Os Nove Magníficos.

Quando a Hope Worldwide não renovou o financiamento do meu grupo de felizes auxiliares, incrivelmente, sete deles ficaram mais seis meses para me ajudar, mesmo eu não tendo dinheiro para pagá-los. Como expliquei a eles: "O rio está correndo na direção errada para qualquer um de nós ter um salário". Um de meus adoráveis Nove Magníficos, que se tornou minha assistente pessoal, mereceu o apelido de Jenny, a General. Era uma organizadora tão eficiente que até hoje sinto falta dela, apesar de ainda mantermos contato de longe. Outra voluntária, chamada Kara, que me ajudava na organização dos registros e na administração, ficou tão comovida ao me ver fazer o parto de um bebê que, quando voltou aos Estados Unidos, matriculou-se numa faculdade de medicina e hoje é médica. Sou muito grata a todos os nove, e eles continuarão sendo parte da família do nosso hospital porque — com toda a sinceridade — eu nunca teria conseguido terminar meu hospital se eles não tivessem vindo no momento em que vieram.

O Hospital-Maternidade Edna Adan Ismail demorou uma eternidade para nascer, mas finalmente aconteceu em maio de 2002, quando foi oficialmente inaugurado e registrado a fim de ser para sempre uma instituição de caridade. Tantas vezes fiquei imaginando se esse dia chegaria, mas o cintilante prédio branco de três andares com o nome do meu pai parecia exatamente com o que tinha sonhado quando era criança. Não só era uma testemunha contra todos os que acharam que nunca aconteceria como também se erguia em um local de morte e infelicidade para se tornar um lugar onde novas vidas seriam trazidas ao mundo.

Apesar de estarmos abertos e funcionando, ainda havia muito a fazer a respeito de incontáveis atrasos, carregamentos detidos, aumentos inesperados de custos e a periódica falta de força de trabalho qualificada que atrasavam muito a construção. Nosso plano original era que a inauguração fosse no Dia Internacional da Mulher, em 8 de março, uma data adequada para a inauguração de um hospital-maternidade. Mas a ONU e o nosso governo tinham programado tantos outros eventos para assinalar essa data que não haveria funcionários governamentais disponíveis; por isso adiamos para 9 de março.

Fiquei radiante e orgulhosa de o presidente Mohamed Egal concordar em inaugurar o nosso prédio, e posicionamos uma equipe de vídeo especialmente para registrar a ocasião. Havia muito a fazer antes do grande dia, inclusive decidir onde colocar o pódio, como organizar as cadeiras dos convidados e isolar a multidão esperada e onde montar postos de segurança para a triagem dos visitantes. Por acaso Mohamed era meu primeiro marido e um amigo querido, mas era também nosso chefe de Estado; por isso seus seguranças tinham que inspecionar o local e vigiar as ruas e os edifícios ao redor do hospital para evitar que quaisquer encrenqueiros em potencial tentassem perturbar os procedimentos, ou talvez tentar assassiná-lo.

Enquanto corríamos para fazer os preparativos necessários, lembrei-me do quanto agora agradecia pelos planejamentos antecipados de todas aquelas viagens diplomáticas que eu e Mohamed fizemos durante seus anos como primeiro-ministro. Lembrei que fiquei surpresa com o número de agentes armados do serviço secreto na Casa Branca, mas agora era eu que me preocupava em receber o presidente. Trabalhei durante semanas para assegurar que todos estariam em segurança. Então aconteceu algo totalmente inesperado; uma coisa para a qual nenhum de nós estava preparado. Às oito horas da manhã da inauguração, Mohamed me ligou para dizer que não poderia comparecer à cerimônia. Fiquei atônita e irritada, e meu primeiro pensamento foi de que ele estava apenas sendo preguiçoso.

— Não, Mohamed! Não me diga isso agora! — reclamei. — Você prometeu! Não é possível que você não consiga fazer isso. Venha inaugurar o meu hospital e depois pode ir embora.

A voz dele parecia muito cansada:

— Não posso, Edna. Estou ligando da minha cama. Realmente não estou passando bem. Sinto muito perder essa ocasião, mas prometo que vou em outro momento. Simplesmente não consigo sair da cama hoje. Vou mandar o vice-presidente no meu lugar.

— Mas você não pode fazer isso comigo, Mohamed! Este é o grande dia da minha vida. Será que eu não poderia adiar a inauguração até você melhorar? — ouvi-me dizer, apesar de nós dois sabermos que não seria possível.

— Acredite em mim. Não existe outro lugar onde eu mais quisesse estar do que ao seu lado hoje, Edna, mas simplesmente não vou poder. Desculpe.

Fiquei muito chateada, pois realmente queria que ele cortasse a fita de inauguração naquele dia especial. O Hospital Edna não existiria se não fosse por Mohamed. Ele tinha me conhecido em Londres quando eu estudava enfermagem. Lembrava-se do meu pai e do que ele significava para mim. Mais do que qualquer um, Mohamed sabia o quanto aquilo era importante para mim e como fora meu grande sonho desde os doze anos. Acho que nunca entendeu realmente o que me motivou a fazer isso, mas, quando viu minha determinação de seguir em frente, me deu sua bênção, a permissão oficial e o terreno para a construção. Sempre que chegava à Somalilândia de alguma viagem ao exterior, mandava seu motorista passar pelo hospital para ver o progresso, tamanho era o seu investimento emocional no projeto.

Por mais que me sentisse tentada a cancelar a inauguração até ele melhorar, eu sabia que o evento precisava ir em frente. Engoli minha decepção, mas a ausência dele arruinou o meu dia. Arrasada, me esforcei para mudar meu discurso de abertura, que começava com "Seja bem-vindo, sr. presidente", e estava cheio de histórias como:

> *Eu me lembro da primeira vez em que o presidente Egal me sugeriu este lugar como uma localização em potencial para o meu hospital, e do dia em que fiquei aqui neste antigo depósito de lixo tentando imaginar como poderia ser o futuro hospital.*

Nenhuma dessas lembranças significaria algo para o vice-presidente da República da Somalilândia, Dahir Riyale Kahin, que eu mal conhecia.

Diga-se a seu favor que Riyale fez um excelente trabalho. Inaugurou o hospital e organizou uma comitiva para fazer uma visita pelo centro cirúrgico, a maternidade e a pediatria. Alguns dos quartos ainda estavam inacabados, mas isso não queria dizer nada para as mães que já tinham esperado tanto tempo. Embora Mohamed não tenha comparecido pessoalmente, como eu esperava, a inauguração do Hospital Edna indubitavelmente simbolizou seu espírito de otimismo. Houve tambores e dançarinos, discursos de políticos, de profissionais da saúde e de membros da diretoria do hospital que me apoiaram muito durante a construção. Depois das formalidades, os convidados — uma série de dignitários que incluía a esposa do embaixador italiano na Somália e representantes da Acnur, da OMS e da Unicef, além de membros de outras organizações internacionais — desfrutaram de um banquete de *samosas*, carnes e doces. Sempre que assisto a trechos do vídeo daquele dia, lembro-me do quanto meu sonho foi longe.

Quando todos foram embora, com os dignitários deixando uma nuvem de pó junto com todo o pessoal da cidade que tinha vindo dar uma boa olhada no hospital *deles*, fiquei andando sozinha pelas alas e pelos quartos vazios, imaginando o que meu pai teria pensado de tudo aquilo se tivesse vivido o suficiente para ver. Acho que teria ficado surpreso e dito algo como: "Uau! Foi você que fez isso, Shukri? Essa é a minha garota!". Ou ao menos é o que eu esperava que dissesse.

A vida costuma ter um jeito de nos proporcionar profundas tristezas e grandes alegrias em rápida sucessão. Quando toda a confusão acabou, minha equipe e eu ainda tínhamos muito trabalho a fazer. Arregaçamos as mangas, limpamos o prédio e lavamos mais uma vez todos os pisos e as paredes do hospital para nos preparar para os nossos primeiros pacientes. Trabalhamos até a meia-noite até que, finalmente, exausta, subi para o meu quarto e tomei um banho com o pouco de energia que restava depois de um dia cheio de emoções. Caí na cama planejando abrir as portas ao público às oito da manhã do dia seguinte. Mas às quatro da madrugada, ainda escuro, alguém começou a bater no portão. Era uma mulher em trabalho de parto, trazida por seus parentes — nossa primeira paciente da maternidade. Quatro horas depois, estávamos comemorando o nascimento do filho dela — nosso primeiro parto —, às oito horas da manhã do dia 10 de março de 2002. O nome do menino era Harir e fui fotografada com meu jaleco verde e minha rede nos cabelos mostrando-o orgulhosamente à câmera. Filho de um policial da cidade, Harir agora é um homem-feito e nos vê como se fôssemos da família. Como foi o nosso "primogênito", oferecemos cinco anos de cuidados pediátricos gratuitos. Ele vinha fazer seus exames e tomar suas vacinas, e nós registrávamos seu peso e altura, examinávamos os sinais vitais e curávamos o que não estivesse indo bem. A irmãzinha de Harir nasceu no mesmo hospital uns dois anos depois. Encontrei-me com os dois recentemente, e Harir me informou que estava querendo ser médico e um dia trabalhar no nosso hospital. Fiquei tão animada com a perspectiva que prometi contribuir para sua formação médica se ele fosse bem no ensino médio.

Nos meses seguintes à inauguração do hospital, outra mulher veio nos procurar para saber se podíamos fazer o parto dos seus filhos. A notícia logo se espalhou. Na verdade, desde o dia em que abrimos as portas nosso hospital vem fazendo uma média de cem a duzentos partos por mês. O plano original sempre foi de ser uma maternidade sem fins lucrativos, com alas para pacientes ambulatoriais para cuidados pré-natal e pós-natal, além da pediatria. Acrescentei ginecologia, pois queria uma clínica de fertilidade que pudesse ajudar mulheres a terem os filhos que eu não pude ter. Lembrava-me do quanto tinha desejado um filho e queria ajudar as que se sentiam da mesma maneira.

Meus planos quanto à especialização do hospital mudaram menos de 24 horas depois de abrirmos, quando um senhor de oitenta anos foi atropelado na rua por uma carreta puxada por um jumento em frente ao portão. Ele bateu a cabeça quando caiu e sangrava muito; por isso algumas pessoas o carregaram pelos braços e pernas como um saco de batatas, pingando sangue no nosso assoalho. Um dos meus guardas de segurança protestou por eles o terem trazido, explicando à multidão que éramos um pequeno hospital-maternidade que só tratava de mulheres grávidas.

— Deixe ele entrar. Não perca tempo falando. Vamos estancar a hemorragia e depois você pode se preocupar se ele está grávido ou não!

Fizemos isso e demos os pontos na cabeça dele. Como estava com uma concussão e não sabia quem era ou de onde tinha vindo, ficamos com ele aquela noite — nosso primeiro paciente homem. Os parentes vieram buscá-lo no dia seguinte, quando já estava consciente e falando. Alguns dias depois, ele voltou para tirar os pontos, e assim, sem querer, tínhamos nos tornado um hospital geral.

Desde aquele dia eu sabia que não poderia recusar ninguém. As pessoas perguntariam: "Por que ele e não nós?". E eles vieram aos borbotões — com doenças que variavam de crises graves de asma a coma diabético. Como eu podia dizer não? Não demorou muito para abrir uma ala masculina para pacientes em diversas condições — picadas de escorpião, queimaduras, vítimas de minas terrestres, fendas palatinas, picadas de cobra, envenenamentos acidentais, garotos que tinham bebido querosene, malária, hepatite, meningite, herpes, sarampo, tudo. Agora somos um dos principais hospitais para tratamento de qualquer coisa, de hidrocefalia a fístulas, de aids a acidentes automobilísticos, e tratamos pacientes de todas as idades e de ambos os gêneros, independentemente se podem ou não pagar. Somos também um lugar onde bebês prematuros são tratados, onde quer que tenham nascido. O hospital agora tem um laboratório de diagnósticos, um banco de sangue de emergência e oferece tratamento para doenças sexualmente transmissíveis. As instalações estão disponíveis para pesquisas médicas, estudos e aconselhamentos, e estamos lutando contra tudo, de mortalidade infantil a aids. Temos sido ajudados e apoiados por muita gente bondosa e organizações maravilhosas, como a ginecologista australiana dra. Catherine Hamlin, de 94 anos, e seu Hospital de Fístulas em Adis Abeba, que mandou uma representante sua por um mês e tratou de 45 mulheres para nós. Mais tarde, a Fundação Fístula subiu a bordo e generosamente cobre os custos de todas as cirurgias de fístulas para qualquer mulher sob nossos cuidados.

Meus amigos costumam dizer que meu hospital é como um marido para mim. Se for o caso, seria o meu quarto marido. Já estou com este há mais tempo do que fiquei com os meus três anteriores, apesar de ter exigido de mim muito mais que qualquer um dos outros. Desconfio de que venho procurando esse marido desde que era uma garotinha chamada de Shukri, crescendo à sombra do meu pai. Se Deus quiser, vou ficar com este até meu último alento.

Melhor de tudo, sei que meu pai se sentiria orgulhoso de mim, pois ele nunca deixou de me dizer isso enquanto estava vivo. Senti que ele estava conosco no dia da inauguração do meu hospital e tenho certeza de que tem estado comigo sempre. Penso nele com frequência, até hoje, principalmente quando me sinto cansada demais para fazer alguma coisa que precisa ser feita; nesses momentos as recordações da dedicação do meu pai me fazem seguir em frente. Espero que seja o hospital que ele desejava. Tem suas limitações, mas eu o construí o melhor que pude e ele já foi além das minhas expectativas. Uma coisa é certa: meu pai está comigo em espírito todas as vezes em que faço o parto de um bebê. Sempre que uma nova vida chega a este mundo, olho para o céu e peço secretamente: "Espero que esteja vendo isso, papai. Espero que tenha feito a coisa certa". Acho que sei o que ele diria.

Epílogo

Estava almoçando com o embaixador italiano na Somália em Nairóbi, no Quênia, em maio de 2002, quando a mulher dele me informou sobre relatos de que Mohamed Egal tinha morrido. Ela me assegurou que parecia um alarme falso, pois ele havia anunciado pela rádio que estava bem.

Sabia que a saúde dele vinha se deteriorando recentemente e que tinha viajado a Pretória, na África do Sul, para se tratar, mas não o via desde que ele não pôde comparecer à inauguração do hospital, dois meses antes, e a partir de então não soube de mais nada. Fiquei preocupada com ele durante todo o almoço e também durante a conferência sobre saúde materna e infantil na qual eu me encontrava, no Quênia. Quando voltei ao hotel, pensei em ligar para a esposa de Mohamed para ver como ele estava. Antes disso o telefone tocou. Era a esposa do embaixador da Itália.

— Edna, querida, sinto informar que Mohamed Egal morreu. Teve um segundo infarto e morreu no hospital. Estava passando por uma operação de câncer e o intestino foi perfurado.

Minhas pernas bambearam, e me sentei na cama. Mohamed parecia indestrutível; tinha sobrevivido a muitas coisas. Foi o único homem que realmente amei, e a notícia me deixou arrasada. Chorei muito por ele, como tinha chorado pelo meu pai. Chorei pela Somalilândia e chorei pelo meu povo.

O corpo dele foi transladado da África do Sul para a Somalilândia, e seu enterro contou com todas as honras oficiais, mas ao qual — assim como o do meu pai — eu não pude estar presente. Se estivesse no país, teria lutado pelo meu direito de estar lá. Mais tarde, visitei seu túmulo em Berbera, mas, assim como o túmulo desolado do meu pai em Mogadíscio, o de Mohamed também não significou nada para mim. Quando afinal aceitei que ele tinha morrido e que nunca mais ouviria seus conselhos, não consegui deixar de pensar no passado, quando nos conhecemos em um baile em Londres quase cinquenta anos antes. Com seu vistoso carro esporte vermelho e sua posterior proposta de casamento muito arrogante via meu pai, Mohamed era um jovem cheio de confiança e esperança no futuro.

Tínhamos vivido muita coisa juntos: prisões, perseguições, uma quase falência, diversas perdas e uma guerra civil devastadora. A principal coisa que tínhamos em comum era o nosso amor pela Somalilândia e nossa determinação de não desistir do país. Muitas e muitas vezes ele tinha arriscado tudo para lutar pelo nosso povo e por seu direito de viver em segurança e boa saúde. Foi o único responsável por nos salvar das garras da Somália e ajudar o país a se separar dela. Filho do homem mais rico da Somalilândia, ele perdeu tudo o que tinha por causa de Siad Barre, e quando sua primeira esposa ficou velha e doente fui eu quem cuidou dela no hospital e paguei a conta.

Até hoje acredito que Mohamed foi a melhor coisa que aconteceu com o meu país. Algum poder superior deve ter decidido que coisas tão ruins acontecessem com o nosso povo a ponto de haver a necessidade urgente de um líder forte e esclarecido, alguém para resolver as coisas e nos colocar em um novo caminho. Não consigo pensar em ninguém mais que conseguisse desempenhar tão bem esse papel. Desde 1993, quando foi eleito presidente de um país totalmente destruído, só alguém como Mohamed poderia ter detido o processo e arrumado as coisas no curto período de nove anos. Ele ajudou a criar a Constituição e estabeleceu um Parlamento, com uma Casa de Representantes e uma Casa de Anciãos. Trabalhou pela reconciliação entre os clãs, pressionou pela desmobilização voluntária de milícias rivais e estabeleceu partidos eleitos democraticamente. Sob sua liderança, a Somalilândia introduziu sua moeda, passaportes e selos postais e começou a recolher impostos de homens de negócios e exportadores de gado para corte. Estabeleceu as fundações que possibilitaram à Somalilândia o progresso que teve, a despeito de uma chocante falta de reconhecimento formal da comunidade internacional. Até mesmo quando a Grã-Bretanha e o resto do mundo viraram as costas para nós e se recusaram a aceitar nossa votação democrática nacional para nos separarmos da Somália — uma situação que perdura até hoje —, Mohamed se recusou a se curvar.

As fundações que ele estabeleceu têm sido fortes o suficiente para sobreviver à ineficácia e à incompetência dos governos posteriores. As pessoas costumam falar da Somalilândia como um "raro milagre africano". Concordo totalmente, mas esse "milagre" exigiu intervenção humana e uma forte liderança em um momento crítico da história do nosso país. Mohamed é alguém que sempre vou amar, respeitar e admirar. Era apaixonado por seu povo e pelo seu país. A Somalilândia está onde está hoje por causa dele.

Foi em parte por causa de Mohamed que três meses depois da sua morte cedi à pressão e aceitei o cargo de ministra da Saúde da Família e do Desenvolvimento Social, tornando-me a primeira mulher com esse cargo no currículo.

Era um ministério recém-criado, projetado para ganhar o voto feminino e formado pelo governo sem muito planejamento sobre como seria administrado e o que faria. Acabei me sentindo como se fosse apenas uma cota, a mulher no gabinete, e uma presença simbólica; alguém nomeada numa época em que estava tão ocupada que provavelmente eles pensaram que eu não teria muito tempo para tal aborrecimento. Quando cheguei para minha primeira reunião de gabinete, eles nem tinham uma cadeira para mim. Não havia sequer um ministério para despachar; por isso me organizei no último andar desocupado do hospital e despachava de lá, dizendo às pessoas: "Quando estiver no andar térreo, eu sou uma parteira. Quando estiver no primeiro andar, eu sou Edna; e quando estiver no último andar, eu sou a ministra".

Fiz um acordo pelo qual seria ministra só meio período, pois continuava "amamentando" o meu bebê — meu hospital —, que ainda exigia muito do meu tempo e da minha atenção. Continuei no meu relativamente ineficiente gabinete até a eleição seguinte, oito meses depois, quando fui eleita ministra de Assuntos Externos, um cargo que realmente nasci para desempenhar. Ao menos isso tinha um propósito claro, pois meu papel era participar de reuniões governamentais, conversas abertas com diplomatas, nomear pessoas e planejar o futuro. Em outras palavras, o tipo de trabalho de relações públicas que vinha fazendo durante toda a vida. Viajei pelo mundo todo, e diversas vezes para os mesmos países, como os EUA, o Reino Unido e diversas nações que fazem parte da União Europeia. Era minha missão pessoal e meu mais caro desejo convencer o mundo de que nosso país tinha sido o Protetorado da Somalilândia Britânica que se tornou independente da Grã-Bretanha em 1960, quando a vizinha Somália Italiana ainda estava sob um governo colonial. Por isso, a Somalilândia não era uma região destacada da Somália, mas um país mais antigo que a Somália Italiana, com fronteiras legítimas e internacionalmente definidas, que deveriam ser formalmente reconhecidas como as de um Estado soberano independente. Queremos nossas próprias legitimidade e identidade, um lugar à mesa e uma voz na plataforma internacional. Atualmente não temos representação na ONU, nem na Liga Árabe ou na União Africana — só a Somália tem esse privilégio. De forma muito injusta, nem sequer costumamos aparecer na maioria dos mapas!

Antes de qualquer coisa, porém, entendi que era importante mostrar ao mundo quem éramos, o que éramos e onde estávamos. Tudo que eles sabiam de nós via Somália era que o povo da Somalilândia era formado por dissidentes e rebeldes que tinham intencionalmente fragmentado o próprio país e desafiado sua integridade territorial, quando a verdade era o oposto. Ao sermos ignorados por tanto tempo, fomos punidos pelos crimes da Somália, que era recompensada com bilhões de dólares de dinheiro dos contribuintes e pela presença de milhares de soldados internacionais para manutenção da paz. Pedi à União Africana para enviar uma missão à Somalilândia para ver o quanto éramos pacíficos, democráticos e estáveis em comparação com o caos criado pelos senhores da guerra de Mogadíscio. Finalmente, uma delegação nos fez uma visita em 2005 e elaborou um relatório extremamente positivo, que nos pareceu uma grande vitória, até percebermos que quase ninguém o leu e ninguém estava preparado para ser o primeiro a agir. Não somente eles tinham medo das repercussões da Somália, como também das acusações de que seu apoio poderia levar à desintegração da União Africana. Eles argumentaram, e continuam argumentando, que cabe apenas à Somália concordar com a nossa separação, quando a Somália não tem mais direito legal sobre a Somalilândia. Em resumo, o mundo permitiu à Somália, o país agressor, representar a Somalilândia, a vítima — que é um pouco como indicar Adolf Hitler para defender os direitos das pessoas que ele prendeu nos campos de concentração.

Venho repetindo constantemente que tudo o que estamos tentando fazer na Somalilândia é voltar à maneira como éramos antes de nossa desastrosa união. Foi exatamente o que fizeram Senegal e Gâmbia quando suas breves unificações não deram certo, e o mesmo com o Egito e a Síria. Nenhum desses países foi punido por se unirem voluntariamente com outro país e depois democraticamente mudarem de ideia e voltarem a se separar. Por alguma razão, a Somalilândia continuou sem voz e invisível ao mundo por mais de 28 anos. Meu povo se sente muito abandonado por ex-aliados, como a União Europeia e os Estados Unidos, e particularmente traído pelos britânicos — que achamos que deveriam ter apoiado seu antigo protetorado. Em vez disso, como um país dissidente que não existe oficialmente, precisamos lutar pelas sobras e pelos restos do imenso auxílio internacional para o desenvolvimento que é mandado para a Somália e que em grande parte é desviado de nós. Só conseguimos obter algumas migalhas de ajuda humanitária. Mesmo quando se trata de levantar fundos para o meu hospital, preciso deixar bem claro que não temos nada a ver com terroristas e piratas e que qualquer dinheiro doado irá diretamente para a compra de comadres e seringas e não para os bolsos dos senhores da guerra para comprar suas bombas e bazucas.

Como ministra do Exterior, eu sabia que a mudança não aconteceria da noite para o dia, mas tinha esperança de que ao menos as pessoas aceitassem que o nosso desejo de divórcio da Somália não somente era legal, mas também justificado à luz da nossa história. Foi uma das poucas missões em que fracassei e na qual todos os meus sucessores se depararam com os mesmos obstáculos. Até hoje foi negado ao povo da Somalilândia ser ouvido num julgamento justo.

Continuei na minha função durante três anos, mas meu hospital sofria sem meu trabalho no dia a dia e também minha saúde ficou abalada. Em 2005 quase morri de pneumonia e pleurisia, além de me preocupar com as finanças precárias do meu hospital, agora afundado no vermelho. Eu tinha feito todo o possível como diplomata, e em 2006 achei que chegara a hora de sair. Talvez a política ainda não tivesse se encerrado para mim — pois continuo sendo chamada para aconselhamento e consultorias, para falar a delegações como enviada especial e designada para missões —, mas para mim é assunto encerrado. Uma coisa de que me orgulho, contudo, é o fato de ter quase certeza de ter sido a única pessoa a ocupar o cargo de ministro no mundo a ter feito um parto de trigêmeos ainda no cargo.

No ano em que o Hospital Edna foi inaugurado e pouco tempo depois da morte de Mohamed, minha mãe, Marian, morreu. Estava com 92 anos, morava em Londres com minha irmã Asha e tinha se tornado financeiramente dependente. Familiares cuidavam dela em Londres, mas eu paguei por suas acomodações e por todas as suas necessidades até o fim. Eu, Farah e Asha organizamos seu funeral em Hertfordshire, no Reino Unido, não longe do Hospital Clare, onde eu e meu pai tínhamos trabalhado.

Devido à sua demência, minha mãe nunca soube realmente o que eu havia realizado. Nos primeiros anos, sempre que eu falava sobre os meus planos, ela me perguntava:

— Mas por que você está construindo um hospital?

— Porque eu quero.

— Mas você não é uma construtora, Edna. Por que o governo não faz isso?

— O governo está construindo seus próprios hospitais. Eu quero construir o meu para poder tratar as mulheres do jeito que acho que elas devem ser tratadas. Quero formar enfermeiras do jeito que acho que elas devem ser formadas. Quero as coisas feitas do meu jeito e preciso estar no comando.

— Mas por que você?

Já no fim da vida, ela se tornou uma senhora frágil, com quem eu fiz as pazes. Meigamente, mesmo quando não conseguia se lembrar de mais nada, ela ainda se recordava das letras das canções que costumávamos cantar juntas com seu antigo gramofone, tocando os discos que meu pai trazia de suas viagens. Minha mãe sempre teve uma linda voz, e um de meus pertences mais preciosos é uma fita gravada de minha mãe cantando quando já tinha 91 anos, um ano antes de morrer. É uma pena ela nunca ter entendido realmente o quanto de prazer e satisfação meu trabalho me proporcionava, ou ter percebido o quanto eu me sentia privilegiada. Eu poderia ter sido duas vezes milionária com meu histórico e minhas ligações, mas nunca recebi um salário do hospital, usei todas as minhas economias e provavelmente vou morrer tão pobre quanto meu pai. Mesmo assim, sou a mulher mais rica do mundo. Meço minha riqueza não em dinheiro ou em camelos, mas nas vidas que trouxe a este mundo e as que salvei. Construir o hospital foi minha maneira de me curar depois de tantas tristezas. Mantê-lo funcionando é escolha minha. Por que pessoas escalam o monte Everest? Porque precisam fazer isso. O hospital é o meu monte Everest.

A mulher que me deu o nome de Edna está enterrada em um cemitério em Hertfordshire, Reino Unido, a 8 mil quilômetros da Somalilândia. Mesmo se quisesse transportar os restos mortais do meu pai da Somália para descansar ao lado dela, isso seria impossível, pois o imenso cemitério de Mogadíscio onde ele foi enterrado foi aterrado para construir moradias. Nunca mais voltarei lá. Quando era criança, quase certamente era a única Edna no país. Agora há centenas de Ednas, pois o povo da Somalilândia dá meu nome às suas filhas. Temos pelo menos duas Ednas trabalhando no meu hospital, inclusive uma anestesista conhecida como Pequena Edna, a mais velha de onze irmãos, que era tão frágil e pequena quando veio me procurar quando adolescente que, de início, relutei em admiti-la. O que pesou no equilíbrio da balança foi o fato de que, quando foi treinada, ela era o único ganha-pão da família. Revelou-se uma excelente parteira e anestesista e agora dá treinamento para anestesistas. Quando a Pequena Edna está de plantão, eu posso dormir tranquila. Ela seria uma excelente candidata a uma faculdade de medicina.

Quase todo mundo com quem falo me diz que tem esperança de que suas filhas se formem em enfermagem e um dia trabalhem comigo. "Nós queremos que elas sejam iguais a você", dizem.

"Não, não como eu", corrijo. "Melhores."

Quando meu hospital foi concluído, publiquei um anúncio pedindo minhas primeiras quarenta enfermeiras; apareceram mais de trezentas. Essa reversão de meus primeiros esforços de recrutamento, quando enfermagem era considerado algo indigno para a maioria, é lisonjeadora e motivo de orgulho. Nossa profissão agora não só é considerada respeitável para garotas, mas também altamente desejável. Fazer partos e ajudar mulheres é uma capacitação para jovens parteiras e enfermeiras e fonte de orgulho para seus pais, incansáveis em exercer sua influência para aprovar a admissão de suas filhas nos nossos programas.

Todos os dias em que vou trabalhar e ensino essas jovens a serem o melhor possível, sinto-me inspirada não só por meu pai, mas por todos os notáveis profissionais de saúde que tanto me influenciaram. Quando abri meu centro cirúrgico e tive que ensinar minhas enfermeiras, evoquei as lembranças da Monja Tigre, fazendo-as aprender da maneira mais difícil, com treinos e mais treinos feitos com manequins no laboratório ou com instrumentos na sala de esterilização antes de participarem de uma cirurgia ao vivo. Também nunca deixo de pensar nas tragédias que afetaram os meus pais, como a perda de uma irmã em um nascimento a fórceps e a morte do meu irmão ao cair no chão. Essas lembranças ajudam a motivar minha missão de evitar que outras famílias sofram o que sofremos. Qualquer um que me conheça vai dizer que tenho chiliques se vir minhas alunas sendo descuidadas com as preciosas novas vidas que seguram nos braços.

Meu pai nunca está longe de meus pensamentos, particularmente quando ensino parteiras nos hospitais de Berbera e Erigavo — dois lugares que me remetem a uma torrente de emoções. Só de sentir o cheiro do mar de Berbera já me faz retornar ao passado. Foi naqueles hospitais que subi os degraus que meu pai subia e andei pelos pisos em que ele andava. Tento me lembrar de suas lições de confiança quando minhas alunas lutam para se firmar em seus estudos e sou novamente inspirada por aquelas que me surpreendem e me dão alegria. Posso não ter tido filhos, mas tenho todos esses bebês que eu trouxe ao mundo e essas jovens, cujas vidas consegui mudar. Lembro-me de muitas delas como estudantes tímidas e assustadas com tudo, e depois de vê-las ganharem confiança e se tornarem as médicas que eu gostaria de ter sido. Ontem elas eram minhas alunas. Depois se tornaram minhas colegas. Agora são minhas gerentes. Mais da metade dos meus clínicos residentes é formada de mulheres. Esta é a minha evolução.

A diretora-associada do meu hospital, Shukri Mohamed Dahir, é um desses exemplos, e não só por seu nome ser Shukri. Quando ela chegou, dezoito anos atrás, achei que não duraria uma semana. Ela e a família tinham fugido do bombardeio de Hargeisa, de 1988, e ela foi criada num campo de refugiados. Teve uma educação básica no que eram as chamadas Escolas Nido, em referência às latas de leite em pó vazias que serviam como bancos para os alunos. Mentiu sobre sua idade para ingressar no nosso programa, dizendo ter dezoito anos quando na verdade tinha só quinze, mas quando começou não houve dúvidas de que seria uma estrela. Seu desempenho logo ganhou minha confiança, e eu ajudei a pagar seu curso de medicina. Agora ela é tão valiosa para mim quanto minha mão direita. Shukri tinha garra, e nosso treinamento lhe proporcionou confiança para se tornar uma excelente enfermeira, parteira, médica, cirurgiã e educadora de saúde. A ironia é que, mesmo depois de termos chegado tão longe, alguns pacientes e familiares ainda insistem em que qualquer cirurgia seja realizada por um homem, e especificamente um médico branco. Sempre que isso acontece, eu peço a um dos nossos motoristas ou a algum europeu para se apresentar fingindo ser médico só para deixá-los felizes. Depois, quando os pacientes estão anestesiados, Shukri ou qualquer uma de suas talentosas colegas assumem o comando.

Na verdade, as mulheres percorrem um longo caminho na Somalilândia. Apesar de ainda termos enfermeiros e médicos homens, de alguma forma as estrelas se alinharam e agora temos uma cirurgiã, uma assistente de cirurgia, uma anestesista, uma supervisora do centro cirúrgico, todas operando pacientes homens num hospital de propriedade de uma mulher. Para mim, isso é uma prova viva do nosso progresso.

Também posso falar da professora das minhas parteiras, Ridwan Mohamoud, cujo pai foi designado como meu guarda-costas quando eu era ministra do Exterior. Estava sempre me dizendo o quanto a filha era inteligente; por isso mandei para ela livros, papel e canetas para incentivá-la a ler e escrever. O pai sofreu um AVC e morreu alguns anos depois, deixando a mulher e dezesseis filhos. Com minha ajuda, Ridwan se formou como uma das melhores alunas na minha escola de enfermagem e agora trabalha para mim como instrutora clínica. Sua irmã mais nova também está em treinamento; por isso a família logo terá duas fontes de renda. É para isso que eu vivo, bem como para aqueles que ajudei com o que chamo de "coleções de dez dólares" — em que eu pedia dez dólares por peça a amigos e colegas para pagar uma pequena pensão a viúvas ou fundos para a educação de órfãos. Sempre que ando pela rua em Hargeisa, não consigo deixar de encontrar pessoas me chamando "Edna! Edna!" ou *"Edo! Edo!"* (Tia), ansiosas para me dizer que nasceram no meu hospital, que suas irmãs e tias ou mães foram treinadas por mim, ou que meu pai salvou a vida da avó delas.

Meu hospital funciona com base na bondade, no profissionalismo e no incentivo do meu corpo de funcionários, meus amigos e vizinhos, meus ex-colegas, voluntários, organizações governamentais e não governamentais e nossos muitos doadores e apoiadores em todo o mundo. Ainda não temos um poço próprio; por isso toda nossa água tem de ser transportada por uma distância de 45 quilômetros a um altíssimo custo. Não há oxigênio prontamente disponível na Somalilândia, então temos que fazer nosso oxigênio com máquinas de concentração que demandam eletricidade, que por sua vez requer combustível. Todo nosso equipamento é importado e boa parte de segunda mão. Assim como a incubadora doada ao Hospital Medina por um paciente agradecido, nós agora temos uma velha ambulância da Agência de Refugiados da ONU, um gerador do Conselho Dinamarquês de Refugiados, um caminhão-tanque de um homem de negócios somali, um aparelho de ultrassonografia de um médico alemão visitante que nos mandou seu antigo equipamento, duas incubadoras dos holandeses, uma cadeira de rodas da Grécia e um refrigerador para sangue de um somali que me devia um favor. Meu primeiro computador veio de um somali que mora em Londres, que ia ser jogado fora quando ele comprou um novo, e a maioria dos oxímetros portáteis usada pela minha equipe também foi doada. Meu ambulatório e o laboratório foram construídos com uma doação da Usaid (Agência dos Estados Unidos para Desenvolvimento Internacional), e os britânicos nos deram leitos e berços e equiparam nosso centro cirúrgico — tudo isso ainda está sendo usado depois de dezoito anos.

Com muito mais a ser conseguido e em busca de mais apoio, tenho um milhão de razões para levantar todas as manhãs e trabalhar uma média de dez horas por dia, apesar das minhas oito décadas nesta terra. Ainda há muito a fazer, desde lutar contra a superstição somali de que marcar a ferro o peito de um bebê evita a tuberculose até dirigir centenas de quilômetros em comboios a fim de distribuir lentilhas enriquecidas para centros voltados para mães e filhos, escolas e comunidades assoladas por enchentes, onde tentamos educar pessoas sobre alimentação saudável. "Vocês dão espinafre para as suas cabras, mas também precisam comer espinafre." Toda semana o número de pacientes admitidos vindos da selva ameaça nos sobrecarregar. Mães ainda morrem de complicações como toxemia e eclampsia, que não matam mais as mulheres no Ocidente, mas são as maiores assassinas na Somalilândia, onde 70% da população não mora em cidades, mas em pobres comunidades nômades sem quaisquer cuidados de saúde. Algumas mulheres chegam até nós depois de uma extenuante jornada de cinco dias em trabalho de parto ou com a placenta ainda dentro do corpo uma semana depois do nascimento do filho. Uma mãe chegou com a filha morta ainda dentro do corpo, faltando um braço, que foi arrancado por sua traumatizada filha de oito anos, chamada para ajudá-la quando o bebê ficou atravessado na pélvis com o braço para fora. Algumas dessas pacientes morrem no nosso portão. Outras morrem logo depois da admissão. A maioria das mães e dos bebês poderia ter sido salva se contasse com um cuidado pré-natal básico e tivesse nos procurado mais cedo, ou se quem as atendesse tivesse algum conhecimento sobre obstetrícia ou cuidados médicos. Conhecimento é o presente mais valioso que podemos dar ao nosso povo e passar para as futuras gerações.

Até hoje, com o auxílio do meu pessoal treinado, já demos à luz 25 mil bebês, muitos dos quais de outra forma teriam morrido. Desde 2011, meu hospital tem sido o Hospital-Universidade Edna Adan, onde formamos médicos, farmacêuticos, técnicos de laboratório e educadores de saúde, bem como enfermeiras e parteiras para toda a região. Também oferecemos cursos certificados em pós-graduação em saúde para mães e filhos e para médicos e bacharelados em todos os aspectos de enfermagem, obstetrícia e saúde pública. Mais de mil parteiras e centenas de enfermeiras, anestesistas, farmacêuticos e técnicos de laboratório voltaram aos seus vilarejos ou saíram pelo mundo formados pelo meu hospital ou por uma de nossas sete escolas de treinamento em todo o país. Com seus uniformes diferenciados — vermelhos para parteiras comunitárias, verdes para farmacêuticos, azuis para estudantes de enfermagem, e assim por diante —, eles vão para onde forem mais necessários. A atividade médica qualificada que realizam e o treinamento que propiciam não só causam mudanças significativas nessas comunidades como também incentivam outros a procurar uma educação.

Os preços que cobramos são uma fração dos cobrados no Ocidente, e em geral são pagos por diversas instituições de caridade e pelos muitos grupos que nos apoiam no mundo todo, alguns dos quais ficaram me conhecendo a partir de outros artigos sobre mim publicados no *New York Times* e em um capítulo sobre mim no livro *Metade do céu: transformando a opressão em oportunidades para as mulheres de todo o mundo*, dos jornalistas Nicholas Kristof e Sheryl WuDunn, publicado em 2009 e ganhador do prêmio Pulitzer. Também me tornei conhecida por minhas palestras no TED e pelos muitos prêmios internacionais que comecei a receber, como o francês *Légion d'honneur* e doutorados honorários da Universidade Clark de Massachusetts, da Universidade Ahfad do Sudão, da Universidade da Pensilvânia, da London South Bank e da Universidade de Cardiff. Também agradeço muito a Medalha da Chancelaria por minhas "notáveis contribuições aos Direitos Humanos", conferida pela Universidade de Pretória.

Nunca deixei de fazer campanhas contra a MGF, ainda muito presente na minha região do mundo, com uma estimativa de 3 milhões de meninas cortadas por ano só na África. Como parte da nossa determinada luta contra a circuncisão feminina, em 2018 conseguimos ganhar o apoio do *mufti*, a maior autoridade religiosa da Somalilândia, ao decretar uma *fatwa*[*] condenando a MGF tipo 3. Foi o primeiro decreto desse tipo na África, e espero que estimule muitos outros países a seguir o exemplo. Conseguimos o mesmo tipo de condenação da OMS, que definiu a MGF como uma violação aos direitos humanos. Apesar dessas declarações condenatórias, essa práti-

---

[*] Decisão sobre determinada questão relacionada à lei islâmica dada por uma autoridade reconhecida pelos dirigentes da religião. (N. E.)

ca continua sendo feita às escondidas. Recentemente salvei a vida de uma garota de onze anos com síndrome de Down, que lutou tão violentamente contra a mulher que a circuncisava que quase morreu por perda de sangue. Quando a família afinal a trouxe até nós, ela precisou de algumas unidades de sangue. Sua uretra e tudo mais tinham sido cortados até o osso e agora ela enfrenta uma vida de incontinência e outros problemas. Foi a pior coisa que vi na minha longa carreira como enfermeira; e, apesar de ter salvado sua vida, ela nunca estará livre das consequências ou do trauma. Embora ilegal, a MGF ainda é praticada em várias partes do mundo e, por causa da migração, parteiras britânicas, europeias, americanas e de outros países vêm tendo que lidar com suas consequências. Em fevereiro de 2019, uma mãe de Uganda se tornou a primeira mulher a ser condenada por MGF no Reino Unido. Sua filha de três anos teve de ser levada ao hospital com um grave sangramento depois de ser imobilizada e cortada. Tinha perdido muito sangue, e os médicos alertaram a polícia. Foi só o quarto julgamento por MGF no Reino Unido, e os três primeiros terminaram em absolvições. Nos EUA, casos semelhantes também têm dado em nada, e um juiz de Detroit recentemente decretou que a lei aprovada em 1996 pelo Congresso proibindo essa prática em todo o país era "inconstitucional" e deveria ser vetada de acordo com cada estado. Sua decisão levou à eliminação de todas as acusações contra uma médica que cortou nove garotas entre seis e oito anos. A luta para impedir essa prática bárbara ainda está longe de terminar.

Minha campanha para melhorar os cuidados de saúde no nosso país também ainda não terminou. As estudantes de enfermagem e de medicina cujos cursos eu paguei e às quais me dediquei contribuíram coletivamente de forma geral para a paz, a estabilidade e o crescimento econômico que nosso povo desfruta nos últimos 28 anos. Com a ajuda delas, desde o fim da guerra civil nossa taxa de mortalidade infantil — que era uma das mais altas do mundo — caiu para um quarto do número de antes da guerra. A mortalidade materna também caiu, de 1.600 para cerca de 300 para cada 100 mil nascimentos, em comparação aos 12 a cada 100 mil nascimentos nos países desenvolvidos. Infelizmente, perdemos 67 mães — a maioria por eclampsia, por nunca terem tido cuidados de pré-natal para medir a pressão sanguínea ou ter a saúde monitorada. Esse é um número alto demais, e continuo fazendo o possível para reduzi-lo a zero. Será o meu legado.

Infelizmente, os estudantes de que preciso para conseguir isso e muito mais estão sendo sistematicamente roubados por hospitais e organizações internacionais. São em geral as mesmas pessoas que nos dizem não ter dinheiro para nos ajudar com treinamento e não nos oferecem nada para reduzir nossos custos, mas depois mandam seus recrutadores para atrair meus melhores médicos, enfermeiras e parteiras no momento em que se qualificam. Agora tenho ex-alunos trabalhando nos Estados Unidos, no Canadá, na Noruega, na Europa e no mundo todo, uma fuga de cérebros que nos é motivo de orgulho e ajuda a nos comparar a outras instituições. Mas também pode me fazer sentir como se essas pessoas ricas estivessem arrombando a minha casa, abrindo o meu cofre e roubando o meu tempo, minha energia e meus recursos. O que elas fazem é uma forma de desperdício do trabalho da minha vida e uma espécie de pirataria a respeito da qual nada posso fazer.

As pessoas sempre me perguntam quando eu poderia me aposentar, mas por que desacelerar se o motor ainda está funcionando? Uma de minhas canções favoritas é "Non, Je Ne Regrette Rien" [Não, eu não me arrependo de nada], cantada por Edith Piaf, mas só me arrependo de uma coisa além de não ter socado mais alguns narizes — ter rejeitado a oportunidade de estudar medicina quando recebi a proposta em Londres.

Na minha velhice, cheguei a considerar voltar para a faculdade, pois acho que não ter me formado médica pode ter sido um dos maiores erros da minha vida. Às vezes, às duas da madrugada, quando estou com uma mulher sangrando e preciso mandar uma ambulância para buscar um médico que não quer sair de casa a essa hora, eu penso: "Se tivesse feito medicina, eu mesma poderia fazer essa cesariana". Os médicos que trabalham para mim ou que me ajudam têm sido incríveis. Ainda recentemente um bebê nasceu na minha sala de parto e o intestino grosso dele saiu depois, como uma cobra. Sem uma operação de urgência, ele teria morrido. Nossos médicos nunca tinham feito um procedimento desse tipo; por isso imediatamente pensei no dr. Suleiman, o melhor cirurgião da Somalilândia e duas vezes ministro da Saúde, que agora é diretor de um hospital particular. Em 1994, quando trabalhava na OMS, eu o mandei estudar na Suíça; por isso ele tem uma dívida comigo — um fato que sempre lembro a ele. Liguei para ele e expliquei a situação:

— Eu preciso de você imediatamente.

— Chego aí em vinte minutos — respondeu. — Pode preparar o centro cirúrgico.

Quando ele chegou, a dra. Shukri já estava com minha equipe de tratamento intensivo totalmente preparada, com anestesistas e cirurgiões-assistentes prontos. A longa e complicada operação foi bem-sucedida, e o bebê foi para casa com sua mãe feliz algumas semanas depois. E é claro que nada foi cobrado, pois a mulher vivia na selva. Não posso dar um preço a esse tipo de cuidado, e foi exatamente para esse tipo de paciente que construí o hospital. Eu e meu pessoal nos sentimos orgulhosos e honrados por ter salvado esse menino. Com certeza ele é um lutador e um dia poderá se tornar o presidente do país. Quem sabe? Ou, melhor ainda, um médico no meu hospital.

Continuo imaginando que, se fosse dez anos mais nova, eu faria um treinamento para ser cirurgiã, mas de alguma forma fico contente por não ter feito isso. Acho que não conseguiria ter passado o resto da vida trancada em centros cirúrgicos. Teria sentido falta dos bebês e das tomadas de decisão como parteira, que são igualmente imediatas. A autoridade e a responsabilidade que assumimos é enorme, que é a de garantir que mãe e filho sobrevivam. Se tivesse sido engolida pelo mundo dos médicos, o serviço de saúde teria continuado nas mãos dos doutores da Somalilândia, enfermeiras não teriam conseguido seus status atuais, garotas não teriam escolhido essa profissão e poucas mulheres teriam um emprego. A profissão de parteira em especial jamais teria se desenvolvido como se desenvolveu, e duvido de que a Somalilândia tivesse alcançado o status de ter o maior número *per capita* da África de parteiras formadas. Se conseguirmos estabelecer uma meta para formar um milhão de parteiras no nosso continente ao longo da próxima década, posso morrer sabendo que a experiência do parto e o sofrimento desnecessário de mulheres da África terão mudado para sempre.

Apesar dos muitos desafios, das frustrações e dos reveses que enfrentamos — e continuamos a enfrentar diariamente —, é a minha fé no futuro da saúde do meu país que me mantém trabalhando cada vez mais arduamente. Sei que não vou conseguir manter esse ritmo para sempre nem continuar fazendo os sacrifícios que tenho feito, e por isso finalmente aprendi a delegar — uma coisa que meu pai teria me aconselhado muitos anos atrás. Gastei todo o dinheiro que tinha e uso minha aposentadoria pela ONU para viver e pagar as coisas de que preciso para o hospital, e quando eu morrer essa pensão também morre comigo. Tem gente que acha que eu devo ao hospital, mas na verdade é o hospital que me deve. Estabeleci legalmente que o hospital jamais poderá ser vendido e sempre será um provedor de serviço de saúde gratuito ou subsidiado. Espero encontrar alguém tão apaixonado quanto meu pai para assumir o comando; alguém que tenha o mesmo senso de coragem e comprometimento, de dever, de ética e de determinação, alguém que proteja o meu hospital, que o proteja e siga com ele.

Em 2017, com oitenta anos, fui convidada para trabalhar no Conselho Independente de Anciãos, para supervisionar as futuras eleições da Somalilândia. Meus companheiros do comitê incluíam três ex-vice-presidentes. Quero que meu povo busque a excelência, que compita consigo mesmo e melhore a cada dia que passa. Somos um país pobre e em desenvolvimento, mas não quero que pensem que isso significa que estamos em desvantagem na nossa formação. É o que costumo dizer: "Não digam que vocês não têm nada. Vocês têm um cérebro, e isso é tudo. Deveriam deixar de dizer 'eu não consigo fazer' e dizer 'eu vou tentar fazer'".

O treinamento de professores é outro grande empenho para manter a qualidade da educação no nosso país e criar um efeito cascata. Meu mantra sempre foi "Se eu não fizer, então quem vai fazer?", e isso é outro exemplo. Desde que me foi negada a oportunidade de estudar quando eu era menina as coisas vêm mudando radicalmente na Somalilândia, mas ainda há muitos jovens sem acesso às mesmas oportunidades que me foram oferecidas. Um dos piores legados que Siad Barre nos deixou foi uma geração inteira que cresceu em campos de refugiados, onde aprenderam a ler e escrever fazendo marcas na areia. Infelizmente, eles também aprenderam que os espertos são os que ganham dinheiro fácil, procuram atalhos e se dão bem na vida. Existe o risco de isso se tornar uma mentalidade nacional. Farei tudo o que puder para garantir que eles não só aprendam a ler, escrever e fazer suas contas, mas que também aprendam sobre respeito, dignidade e orgulho em nosso país. Quero que saibam que está errado mentir, roubar ou enganar, cuspir ou quebrar as coisas. Se não aprenderam com os pais, isso terá de vir dos professores, que precisam ser ensinados a se engajar totalmente e a incentivar seus alunos, como fizeram comigo.

Em 2018, tive a satisfação de ser agraciada com um doutorado honorário pela Universidade London South Bank, o novo nome da Politécnica de Borough, onde fiz meu curso de pré-enfermagem nos anos 1950. Foi surpreendentemente emocionante vestir a beca azul e preta e o barrete e dizer a quinhentas pessoas o quanto me sentia grata por essa honra ser concedida a "uma garota magricela de dezessete anos com uma bolsa de estudos da Somalilândia Britânica".

> *A educação e o treinamento que recebi aqui me prepararam para todas as muitas responsabilidades subsequentes que se seguiram na minha vida [...]. Hoje, não só me orgulho por tudo o que a Grã-Bretanha me ensinou como também ainda me lembro de todos os jovens do meu país que não têm acesso às mesmas oportunidades que me foram dadas quando eu tinha a idade deles. Esta é a razão que me faz dedicar a maior energia possível para disponibilizar aos nossos jovens o mais valioso presente que já me foi dado, que é a dádiva da educação.*

Concluí com agradecimentos aos meus pais, que "perceberam minha fome por aprender e não pouparam esforços para me ajudar a seguir minhas ambições profissionais".

Em Hargeisa, depois da guerra, meu pai contratou um professor particular para as crianças do bairro porque queria que fossem mais bem-educadas — e para mim também. Instilou em mim um forte sentido de honradez, determinação e disciplina pelo qual eu agradeço todos os dias. Não só o meu hospital é uma prova de tudo o que ele defendia; eu também sou, assim como todos os que mandei para o mundo em seu nome. *In sha'Allah* que a luz deles continue a brilhar muito tempo depois que eu estiver enterrada no solo vermelho da Somalilândia, onde meu epitáfio provavelmente será: "Ela era maluca, mas tentou". Mas ainda não estou pronta para pendurar meu uniforme de parteira. Ainda tenho trabalho a fazer e contas a pagar e pessoas a patrocinar e enfermeiras e médicos para mandar para o mundo para praticar o que tenho pregado. Eu morreria se não fosse necessária ou não tivesse um desafio a enfrentar. Nasci com a motivação de consertar coisas. Não consigo me imaginar não trabalhando e espero morrer com minhas proverbiais botas no pé.

Recentemente apareci no programa *Desert Island Discs*, da BBC, e tive que listar os oito discos mais importantes para mim. Além das músicas cantadas por Edith Piaf e Ella Fitzgerald, mencionei uma gravação do poeta Robert Frost lendo "Stopping by Woods on a Snowy Evening" [Parado entre árvores no entardecer nevado], que ouvi pela primeira vez na faculdade em Londres. Eu o escolhi porque o poema ressoa fundo em mim, particularmente o verso final: "Pois eu tenho promessas a cumprir,/e milhas para percorrer antes de dormir./E milhas a percorrer antes de dormir".

Para doar

Cinquenta por cento de todos os direitos autorais recebidos pela venda deste livro serão doados pela família de Edna Adan Ismail ao Hospital Universitário Edna Ismail.

Por favor, confira as instituições de caridade que apoiam o nosso trabalho na Somalilândia.

Hospital Universitário Edna Ismail, Somalilândia

Acesse: http://www.ednahospitalfoundation.org. Se quiser apoiar o trabalho do hospital, por favor visite o site da Fundação Hospital Edna Adan: https://donatenow.networkforgood.org/EAHF.

Amigos da Edna

Você também pode doar diretamente para o Fundo de Doações de Amigos da Edna para ajudar a garantir a sustentabilidade dos programas de treinamento do hospital, da equipe de profissionais e das instalações de ponta para as gerações futuras. Para doar, entre em contato com: **donate@friendsofedna.org**.

Fundação Hospital Edna Adan

Organização sem fins lucrativos que apoia o treinamento de enfermeiras e parteiras, cria materiais educacionais para o combate da mutilação genital feminina e oferece procedimentos médicos necessários, equipamentos e suprimentos. No momento, a fundação também está levantando fundos para a construção de um novo prédio para a universidade.

Para mais informações, acesse o nosso site: **https://ednahospitalfoundation.org/#about**.

Apoie-nos doando em: **https://donatenow.networkforgood.org/EAHF**.

Para entrar em contato conosco:
• Tel. – 00 (202) 849-0125
• E-mail – info@ednahospitalfoundation.org

Fundação Edna no Reino Unido

Somos uma organização internacional sem fins lucrativos que arrecada fundos para o Hospital Universitário Edna Adan e em prol do avanço do sistema de saúde na Somalilândia e em todo o Chifre da África. Promovemos a segurança da maternidade formando parteiras, lutando contra a MGF e possibilitando o surgimento de mulheres como líderes dessa mudança.

Para mais informações, entre em contato: **contact@ednafoundation.org.uk**.

Você pode nos apoiar doando pelo website: **https://www.justgiving.com/edna-adan-foundation**.

Com sua doação, você estará ajudando a reduzir a mortalidade materna e infantil no Chifre da África e possibilitando gestações e partos mais seguros. Graças aos cursos de treinamento comunitário gratuitos para parteiras com alunas de vilarejos e distritos remotos, você estará assegurando que bebês recém-nascidos tenham acesso a cuidados médicos imediatos, a vacinações que salvam vidas e, enquanto crescem, a serviços de saúde de qualidade.

Você estará garantindo que as chances de vida das crianças aumentem de forma significativa para que, quando estiverem prontas, também possam ingressar no movimento de melhores serviços de saúde na Somalilândia ao se tornarem profissionais formados. Com suas doações, Edna e sua equipe conseguem treinar mais parteiras e expandir seus programas de ensino para outras áreas de serviços de saúde, inclusive enfermagem, anestesiologia, farmacologia, tecnologia de laboratório, odontologia, saúde veterinária, agricultura e saúde pública. Suas doações também propiciarão uma maternidade segura a mulheres por meio de clínicas, suprimentos e, quando necessário, partos com cesarianas.

Sejam quais forem as circunstâncias, todos os bebês nascidos e todos os pacientes do hospital da Edna recebem o melhor tratamento possível. Sua doação não só fará diferença como também todo o dinheiro doado será investido nesse importante trabalho, principalmente para os pacientes mais pobres para os quais o tratamento é gratuito, inclusive partos, cesarianas, medicação e acomodações no hospital.

Agradecimentos

A LISTA DE APOIADORES E PARCEIROS do Hospital Edna Adan é longa, e são muitos os que lhe desejam o melhor. Em especial, Edna gostaria de estender seus agradecimentos a seus principais apoiadores: Amigos do Hospital-Maternidade Edna, Fundação Hospital Edna Adan e o governo da Somalilândia, com agradecimentos especiais aos ministérios da Saúde e da Educação. Ela agradece também a parceria com a SOFHA (Somaliland Family Health Association) por seu trabalho em MGF, saúde sexual e reprodutiva e com os inúmeros hospitais, universidades e agências de ajuda no mundo todo.

Esta história cita os nomes da maioria dos indivíduos que tem ajudado Edna em seu caminho. Muitos não estão mais vivos, mas sua gratidão continua e eles agora estão registrados para a posteridade. Edna também é grata a cada um de seus alunos e alunas e ao corpo de funcionários e a todos os que a incentivaram, deram sua amizade e apoio, bem como a todos os médicos, enfermeiras e estudantes de medicina do mundo todo que viajam à Somalilândia regularmente e ajudam como voluntários em suas especialidades.

Lee Cassanelli, escritor e professor associado da Universidade de História da África da Pensilvânia, EUA, reuniu-se com Edna por um período de cinco anos e gravou trinta horas de entrevistas, que foram transcritas e reunidas numa inestimável narrativa cronológica de suas recordações e reflexões. A escritora inglesa Wendy Holden passou depois um número equivalente de horas e usou material próprio de outras entrevistas e seu considerável talento como escritora para elaborar e aperfeiçoar este livro. Edna é grata a ambos.

Wendy e Edna são gratas a Annabel Merullo, da Peters Fraser and Dunlop, por todo o trabalho árduo no agenciamento deste projeto e em garantir o contrato para o cinema. Sem sua interferência e diligência, este livro jamais poderia ter acontecido. Também gostariam de agradecer a Lisa Milton, Kate Fox e a toda a equipe da HQ por acreditar no trabalho. Por último, Wendy é grata pelo amor e pela amizade de Edna e às muitas lições inspiradoras que ensinou sobre generosidade, coragem, determinação e altruísmo.

Edna Adan Ismail e Wendy Holden

Este livro, composto na fonte Fairfield, foi impresso em papel Pólen Soft 70g/m², na gráfica AR Fernandez São Paulo, julho de 2021.